Color Therapy
컬러테라피

컬러로 건강을 지키는
컬러테라피

초판 1쇄 인쇄 | 2012년 10월 10일
초판 1쇄 발행 | 2012년 10월 25일

글 | 김현숙

발 행 인 | 김남석
편집이사 | 김정옥
디자이너 | 임세희
전   무 | 정만성
영업부장 | 이현석

발행처 | ㈜대원사
주   소 | 135-230 서울시 강남구 일원동 642-11 대도빌딩 302호
전   화 | (02)757-6711, 6717~9
팩시밀리 | (02)775-8043
등록번호 | 제 3-191호
홈페이지 | http://www.daewonsa.co.kr

값 23,500원

ⓒ 김현숙, 2012

ISBN | 978-89-369-0815-7 13510

잘못 만들어진 책은 바꾸어 드립니다.

컬러로 건강을 지키는

컬러 테라피

글 김현숙(아큐플러스 한의원·힐링센터 원장)

대원사

• 저자 서문

    현대에 살고 있는 인간은 의학의 발달로 건강하게 오래 살 수 있는 반면 질병이 아닌 외부적 스트레스나 심리적 고통으로 더 많이 시달리고 있다. 결국, 과학기술이 만개한 21세기인 지금, 질병이 스트레스와 자리바꿈하고 있는 것이다.
    컬러란, 창조주가 우주를 만들 때부터 사람과 함께 있어 왔고, 지금도 우리는 많은 분야에서 컬러와 밀접한 관계를 가지며 살아가고 있다. 모든 컬러에는 고유의 진동과 주파수가 있어서 아름다운 바이올린의 선율이 우리의 마음을 기쁘게 하거나 우울하게 만들듯이 색깔 또한 고유의 진동과 주파수에 따라 우리의 감정은 좌지우지된다. 가령, 형광 불빛의 하얀색은 그 안에 포함된 여러 가지 컬러 입자들을 포함하고 있어서 우리의 감성과 에너지를 움직여 우리 몸에 영향을 주게 되는 것이다.
    대부분의 사람들은 살아가면서 음식과 의상, 그리고 집안의 인테리어 등 컬러를 선택함에 있어서 '내가 좋아하는 컬러라서 선택'을 한다고 생각한다. 그러나 단호하게 '그렇지 않다'고 한의학적인 견해로 말하고 싶다. 우리 몸은 작은 우주로, 오장육부에 이미 자연에서 필요로 하는 모든 의미가 있어(각 장부마다 맛, 색, 성격, 계절 등등이 있기 때문) 우리가 컬러를 선택하는 것이 아니라 각 개인의 현재 건강 상태에 따라서 음식을 선택하거나 옷을 입는 것이다. 덧붙이자면 성격까지도 다르다는 것이다.
    컬러의 자극은 시신경을 통하여 대뇌에 전달, 성장 조직으로 연결되어 우리 몸에 직접적으로 영향을 주게 되어 사람의 감성을 자극해 심리적인 변화를 겪게 만든다. 그래서 최근에는 컬러테라피(Color therapy)를 성인병 및 질병 치유와 건강 유지를 위한 각종 테라피에도 많이 적용하고 있다. 청색이나 차가운 계통의 컬러에 의해 식욕 억제 효과를 부여해 다이어트를 한다거나 기분이 우울하거나 피곤할 때 그린 컬러를 이용하여 활력을 불어넣어 주는 등 컬러테라피는 여러 분야에 응용되어 다방면으로 좋은 효과를 얻고 있다.

사람은 오감을 통해 얻을 수 있는 정보 중 87%는 시각을 통하는데, 이 중 80%는 색에 의한 것으로 학계에서는 보고 있다. 현대인이라면 누구나 자신의 건강을 위해 생활 전반에 걸쳐 컬러테라피 이론을 활용하는 것이 꼭 필요하다. 컬러테라피는 질병 치료보다는 신체가 가진 자연 치유 기능을 강화시켜 주는 역할을 하게 되는데, 개개인의 건강 상태에 따라서 컬러마다 가지고 있는 고유의 에너지 파장이 각기 장부에 영향을 주어 건강한 삶을 영위할 수 있도록 변화시켜 주는 역할을 한다.

컬러는 우리가 볼 수 있는 유일한 에너지이다. 눈과 피부를 통해 흡수된 컬러는 우리의 면역 체계, 자율신경 등 신체와 정신 건강에 모두 유익하며 의식주 전반에 영향을 미치는 '영양분'이자 '에너지'라고 할 수 있다.

피로와 수면 장애로부터 질병에 이르기까지 컬러가 가지고 있는 특징을 이용해 질병의 원인을 진단하여 색의 에너지를 통해 다양한 질병을 직접, 간접적으로 치료하는 컬러테라피는 21세기의 획기적인 대체보완의학이다.

이 책을 쓰는 내내 많은 사람들의 건강지침서가 되길 하나님께 날마다 지혜를 구했다. 뉴질랜드에서 특별한 삶을 살게 하심으로 이 책을 집필할 수 있도록 시간을 주시고 지혜를 주신 하나님께 감사드릴 뿐이다.

자신의 건강은, 지금 내가 좋아하는 음식의 맛과 옷을 입을 때 선택하는 컬러를 통하여 알 수 있듯이 우리들이 살아가면서 자연의 섭리에 따라 순응하며 살아간다면 현대의학에서 치료하지 못하고 있는 질병까지 치료가 될 것으로 본다. 올바른 컬러 선택은 질병을 치료할 수 있음은 물론, 전반적인 우리들의 삶을 행복하게 바꾸어 주기도 하므로 이 책이 많은 분들의 건강에 도움이 되길 기대한다.

2012년 10월 뉴질랜드에서
저자 김현숙

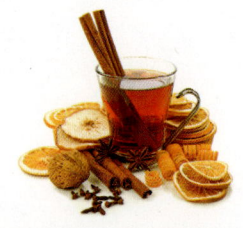

목 차

• 저자 서문 4

컬러테라피 Color therapy
컬러테라피란? 10
컬러테라피의 기원 12
컬러테라피의 원리 15
컬러의 특성 17

컬러테라피와 건강 Color therapy & Health · Healing
치료 관점에서의 컬러의 영향 26
컬러테라피의 치유 원리 29
각 컬러가 건강에 미치는 영향 32

컬러테라피와 음식 Color therapy & Food
컬러와 음양오행의 개념 40
컬러와 음양오행으로 본 각 장부별 병증과 치료 식품 43
컬러로 알아보는 각 장부에 좋은 식재료 49
음양오행과 음식 컬러 95
컬러를 이용한 치료식 101

컬러테라피와 피부 미용 Color therapy & Skin care

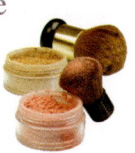

컬러테라피와 피부 114
컬러 메이크업테라피 119

컬러테라피와 패션 Color therapy & Fashion

체질에 맞는 색깔 134
컬러와 성격 143
컬러와 코디 150
사계절 유형별 코디 152
패션 코디와 음양오행의 색채 치유 원리 156
컬러와 보석 163
탄생석의 의미와 유래 165
계절 보석과 건강 177

컬러테라피와 인테리어 Color therapy & Interior

색채 심리 190
각 컬러가 심리 치료에 미치는 영향 192
컬러와 인테리어(Color & Interior) 201

아로마테라피 & 컬러테라피 Aroma therapy & Color therapy

아로마테라피 220
컬러와 아로마 247

Color Therapy

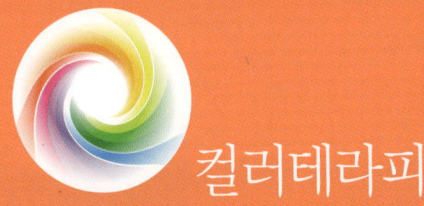

컬러테라피

컬러테라피란? | 컬러테라피의 기원 | 컬러테라피의 원리 | 컬러의 특성

컬러테라피란?

인간은 눈과 호흡기관 그리고 피부를 통해 각기 다른 고유한 파장을 가지고 있는 컬러를 받아들임으로써 색의 에너지를 흡수하게 된다. 컬러를 이용한 색채요법은 인간의 신체에서 발생하는 면역 체계·자율신경 체계 등의 신체 기능을 정상적으로 돌아갈 수 있도록 하며, 정신이나 감정에도 영향을 미치기 때문에 안정된 기분이나 감정, 나아가 영혼의 조화를 조율하기도 한다. 이러한 컬러는 인간의 생리나 감정에 영향을 미치는 힘을 가지고 있는

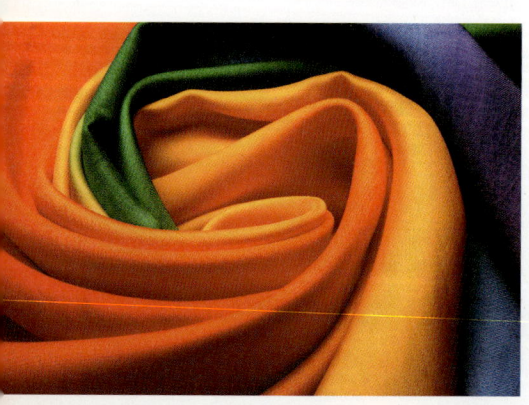

데, 이는 인간이 색을 단순히 눈으로 보는 것뿐만 아니라 마음으로도 받아들여 감정을 움직이기 때문이다. 색은 에너지의 형태로 살아 움직이고 있기 때문에 색의 특성에 따라 사람에게 영양소를 공급하고 역동적으로 사람의 심신 상태를 조화롭고 균형 있게 유지·복원시켜 주는 작용을 할 수 있다.

'컬러테라피'는 색의 에너지와 성질을 이용해 여러 분야의 치료와 의학에 활용하는 방법으로, 색채

는 심리뿐만 아니라 물리적인 신체 활동이나 질병에도 많은 영향을 준다. 우리의 몸은 색이 우리에게 미치는 파장을 통해 정상적으로 기능하고 건강을 유지한다. 그래서 고유한 파장의 색채가 주는 영향을 치료에 활용하는 것이다. 색채가 가진 일정한 물리적 파동과 시각적 자극을 통해 중추신경계를 활성화시켜 심리적 안정감을 취하게 하고, 오장육부의 밸런스를 바로잡아 주는 것이 컬러테라피이다.

컬러테라피는 정확한 의학적 효과는 아직 입증되지 않았으나 현대의학 분야에서는 정신과 분야뿐만 아니라 색채 심리 연구에까지 영향을 미치는 기초가 되었다. 현재는 스트레스를 치료하고, 심리학·비즈니스 분야뿐만 아니라 인테리어·의상 등에도 활용되고 있는 등 여러 치료 분야에서 보조요법으로 많이 활용되고 있다.

컬러테라피의 기원

컬러테라피는 고대 그리스, 중국, 인도는 물론 고대 이집트의 헬리오폴리스(Heliopolis)에서 빛과 컬러의 힐링 템플에 사용되었다고 전해진다.
강렬한 태양을 에너지의 근원으로 숭배했던 고대 이집트 인들은 태양 에니지인 색상을 일찍감치 질병 치료에 사용하였는데, 시젼에 있는 각 방에 다른 색의 빛이 들어오도록 장치하여 그 빛으로 질병을 치료했다는 기록이 남아 있다.

고대 중국에서는 삼라만상을 목·화·수·토·금의 오행으로 구분하였고, 각각의 녹색·빨강·파랑·노랑·흰색·검정 등의 음양오행색의 에너지가 모든 자연 현상으로부터 인간의 건강과 정서까지도 좌우한다고 생각했다.

고대 인도에서도 비슷한 컬러의 활용법이 있었는데, 물질의 본질이나 성격을 바람·물·불의 세 가

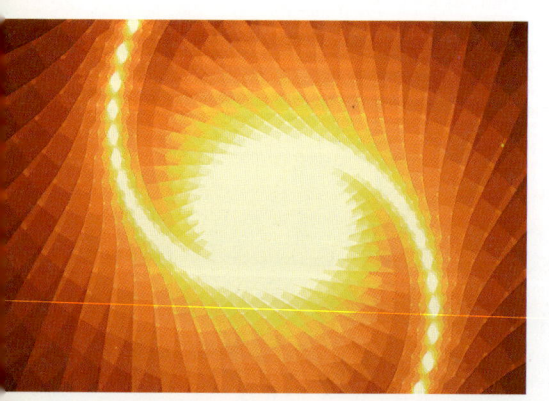

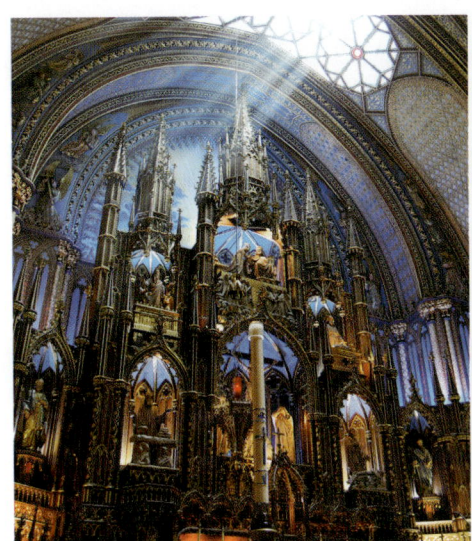
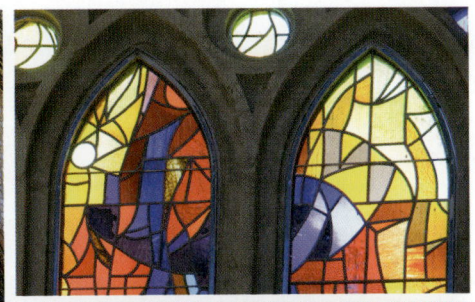
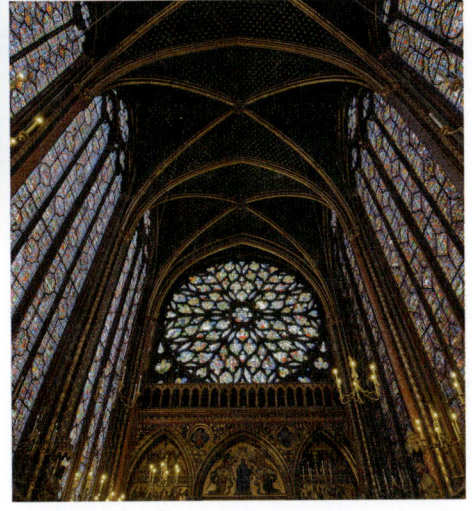

고대 유럽 건축물에 쓰인 화려한 스테인드글라스

지로 분류하고, 이 세 가지를 사용한 치료법이 행해졌던 것으로 기록하고 있다.

또한 고대 유럽의 건축물 중에는 특히 교회가 많은데, 이들 교회의 천장과 유리 장식은 거의 화려한 스테인드글라스로 장식되어 있다. 이들 교회의 스테인드글라스는 주로 빨강·자주·청색 그리고 황색 등이 사용되었는데, 특히 반투명으로 빛이 투과되도록 만들어져 있다는 데 주목할 필요가 있다. 당시 사람들은 교회가 심적 질병은 물론 육체적인 질병을 치유해 주는 것으로 믿고 있었다. 이때 주로 사용된 질병 치유법으로 기도와 음악 등이 사용되었는데, 스테인드글라스의 등장은 바로 음악요법을 색채에 응용한 질병 치유법의 일환이었다는 사실이다. 이 유리를 통과한 다양한 색깔의 빛이 치유 효과를 가지는 데는 '파장'이라는 직접적인 에너지를 통하여 색을 인식한 사람이 스스로 질병을 극복하는 심리적 에너지로 작용했다는 뜻이 된다.

중세에는 일광욕을 할 때 어느 한쪽에 치우치지 않기 위해 색깔 있는 천으로 적당히 컬러를 조절했다는 기록이 있는데, 이것은 컬러의 파장이 중요하다는 것을 이미 알고 있었다는 의미이다.

이렇게 색채 반응에 대한 실험이나 생활 응용 사례는 고대부터 적용되고 체계화되어 고대 이집트 빛의 신전에도, 그리스의 황금 시대에도 사람의 눈부터 몸으로 연결되는 색채요법을 많이 활용했음을 알 수 있다. 고대부터 있어 온 컬러테라피는 이제 현대에 와서 새로운 대체의학의 한 치료 분야로 과학의 옷을 입고 다양하게 활용되고 있을 뿐만 아니라 폭넓게 연구되고 있다.

컬러테라피의 원리

사람의 건강 상태는 색에 나타난다고 한다. 개개인마다 선호하는 색이 있기 마련이어서 자신이 왜 그 색을 선택했는지 파악하는 것이 컬러테라피의 시작이다. 즉, 컬러테라피는 색채 심리를 기반으로 하고 있다.

각 개인 컬러는 선천적인 성향의 지시일 뿐만 아니라 생각하고, 느끼고, 행동하는 우리의 자연적인 양식의 중요한 열쇠이다. 각 개인에게 맞는 컬러가 무엇인지 알게 되면 색채가 주는 에너지로 인하여 각 개인의 삶과 건강을 지켜 나갈 수 있다.

사람은 각기 다른 이미지를 가지고 있다. 이미지는 개인마다의 취향과 건강 상태를 나타낼 수 있는데, 컬러가 갖고 있는 느낌과 에너지에 따라 자신만의 이미지가 달라진다. 더 나아가 각 개인의 현재 건강 상태에 따라 좋아하는 의상과 음식도 달라진다. 컬러의 효과는 색깔마다 우리 몸에 각기 다르게 나타나기 때문에 모든 사람에게 이들 색채 효과가 공통적으로 적용되지는 않는다.

컬러가 우리 건강에 어떻게 영향을 주는지 예를 들어 보면, 녹색은 간에 도움을 주는 컬러로, 스트레스를 완화시키고 심신을 안정시키며 긴장을 해소시키는 효과가 있어 혈류를 회복시켜 마음을 진정시키는 역할을 한다.

빨간색은 혈압을 높여 주는데, 이 레드 에너지가 너무 많으면 자율신경을 자극하여 성격이 급해지고 얼굴이 붉어지며 고열이 생긴다.

푸른색은 혈압을 낮춰 주고 감정을 억제시켜 차분하고 평화로움을 느끼게 만들어 불면증이나 불안감을 해소시키며 자신감을 준다. 그러나 블루 에너지가 많으면 몸이 쳐지고 저혈압이 되며, 손발이 차가운 증상을 보이고 우울증이 생길 수도 있다.

이렇듯 자신의 건강 상태에 따라 자신에게 맞는 컬러를 쓰게 되면 몸의 긴장을 해소하고 스트레스를 잊음으로써 몸 속의 자연 치유력을 극대화시킬 수 있다. 어떤 사람에게는 빨간색이 열을 올리기보다는 오히려 진정 효과가 있는 등 정반대의 경우도 나타나기 때문에 치료로 컬러를 사용할 경우에는 사람의 체질이나 성격, 환경, 현재의 건강 상태 등에 따라 여러 가지 요건을 감안하여 치료에 임해야 한다.

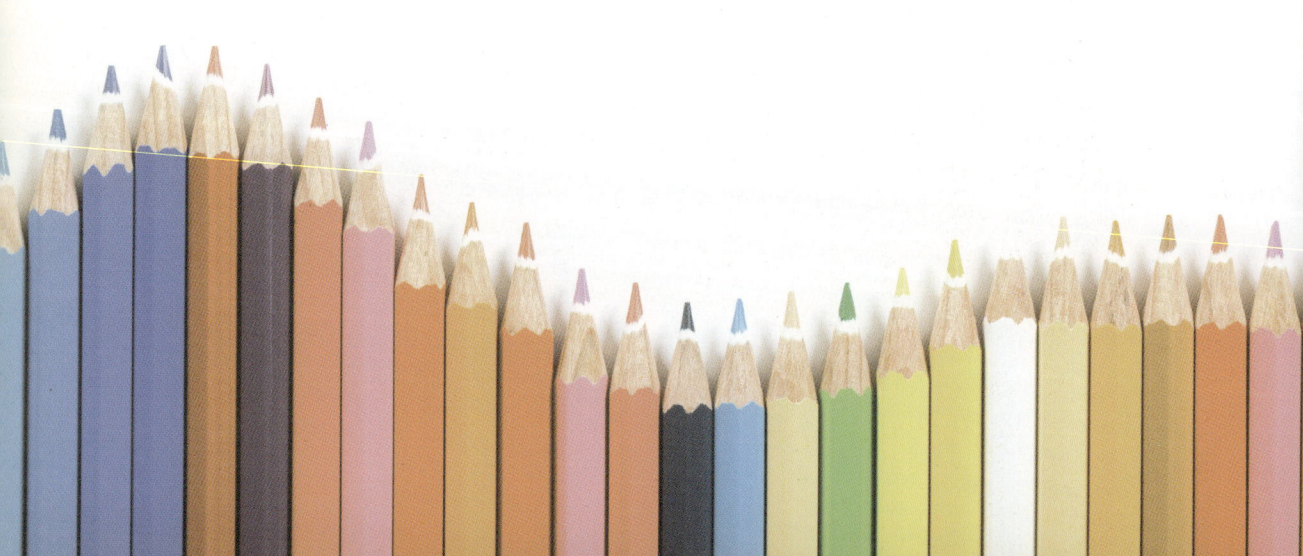

컬러의 특성

자연계를 보면 여러 가지 색이 있다. 색은 빛을 통해서 볼 수 있으며, 빛은 여러 가지 색 파장으로 이루어져 있다. 우리가 물체에서 느끼는 색은 어떤 파장이 어느 정도의 비율로 반사되는가에 의해 결정되며, 색을 본다는 것은 색의 파장을 느낀다는 것이다.

빛이 프리즘을 통해 일곱 색이 나오는 것처럼 사람은 대뇌 작용을 통해 오욕칠정이 나온다고 한다. 빛으로 사람의 오감을 볼 수 있고, 색으로 사람의 오감을 느낄 수 있다. 우리가 색을 본다는 것은 보이는 색과 그 성질만으로 느끼는 것이 아니라 보이지 않는 색까지도 그 파장이 우리에게 영향을 미치게 된다.

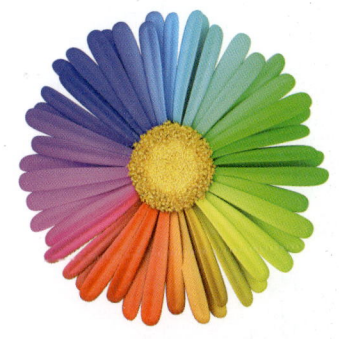

초록색 Green

초록색은 마음의 평정과 고요와 관련이 있다. 동정·이해·수용·배려·협조 등의 심리 상태와 관련이 있으며, 균형과 조화를 상징하는 색이다. 초

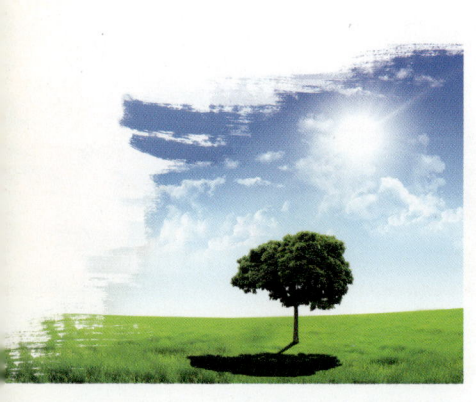

록은 자연의 세계에서 가장 지배적이고 탁월한 자연스러움을 가진 색이다. 자연의 색인 초록은 새 생명과 에너지이며, 성장·재생·치료의 컬러이다.

생명을 상징하는 컬러의 특성상 환경 보호론자들은 자연보호의 상징처럼 그린 컬러를 사용해 왔다. 그린 컬러는 의지력이 강하며, 새로운 도전을 위해 기회를 놓치지 않도록 하고, 희망찬 출발을 암시하는 것이 특징이다. 그린 컬러는 인생의 방향을 알려 주며 희망을 안겨 준다.

파란색Blue

파란색은 고요, 평화와 관련이 있다. 파란색은 자연에서 온 컬러이다. 사람들은 자연의 색을 선호하며 친숙하게 생각한다. 자연의 색은 무의식중에 늘 접하게 되는 색이므로 특별한 거부감이 없기 때문이다.

신성함과 희망의 색소인 하늘색 옷을 입은 여자는 남자들의 보호 본능을 자극한다. 하지만 지나친 파란색 노출은 우울한 감정을 유발하기 때문에 우울증 환자에게 사용해서는 안 된다.

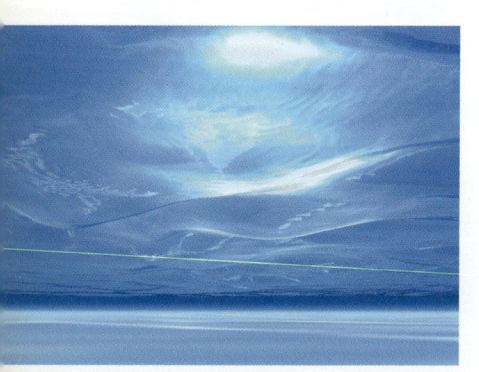

파란색은 '하늘'을 의미하는 영적인 컬러로, 고대 이집트에서는 신에 비유하여 천국의 이미지를 연상시키는 색이기도 했다. 러시아와 그리스 전통적인 교회에서는 푸른 금별로 장식한 돔을 가지고 있다.

블루 컬러는 차분함과 평화로움을 느끼게 해 불면증이나 불안감을 해소시키며, 편안한 자신감을 준다. 우리는 바다를 통해 블루 컬러를 보고 있다. 이것은 하늘의 컬러가 바닷물에 반사되어 우리는 블루 컬러를 매우 푸른 것처럼 보게 되는 것이다.

노란색 Yellow

노란색은 태양의 색이다. 희망, 모든 것이 잘될 것이라는 느낌, 화사함과 밝음, 쾌활한 분위기를 지니고 있다. 지혜, 이해심, 휴식 등을 주는 색조여서 부엌에 사용하면 좋은 색이다. 그러나 너무 밝은 옐로 컬러를 자주 사용하게 되면 분열 증세를 나타낼 정도로 정신적 초조감을 유발할 염려가 있다.

노란색은 감정에 쉽게 움직이는 컬러로, 보기보다는 따뜻함이 부족한 컬러이다. 노란색은 태양의 컬러이기도 하지만 모든 컬러를 정확하게 구분하는 색으로, 국제적인 표식을 위해서 사용했다.

마음의 문을 열고 옐로 컬러를 명상하면 정신적인 활동과 창조적인 영감, 창작적이고 독창적인 사고력에 도움을 준다. 새로운 아이디어를 얻고 싶을 때나 자신의 생각을 명확하게 찾고 싶을 때, 살아가면서 우리들이 큰 결정을 해야 할 때 옐로 컬러에 의지하면 도움 받을 수 있다.

노란색은 신경계와 심장과 근육을 강화시켜 더 나은 순환 작용을 이끌어 낸다. 일상 생활에서 노란빛의 광선이나 햇살을 흡수하는 것은 혈관 계통이나 신경, 그리고 살에 건강한 영향을 준다.

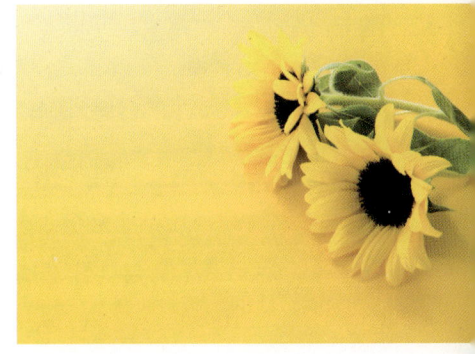

강화 · 개방 · 밝음 · 조화의 컬러 노란색은 신진대사, 근심 걱정, 수면, 소화 등을 조절한다. 실제로 정신적으로 우울, 초조한 상태에 있을 때 노란색 분위기의 카페나 공간에 있으면 도움을 얻을 수 있다.

노란색을 실내에 사용할 경우 당뇨 · 변비 · 소화 불량·신장 질환·마비 등에는 효과를 볼 수 있다. 그러나 설사·고열·염증·흥분 상태의 경우 노란색은 위험하다.

노란색은 뇌를 자극하는 힘이 있다. 또 자신을 나타내어 상대를 편안하게 해 주고 싶을 때 효과적인 색상이다.

주황색Orange

주황색은 빨강의 육체적인 자극과 노랑의 정신적인 자극 양자를 모두 가지고 있다. 오렌지 컬러는 행복과 즐거움을 주는 색으로, 삶에 풍요로움을 느끼게 한다. 밝고 경쾌한 오렌지의 에너지는 회복, 탄력의 효과가 있기 때문에 신체의 밸런스를 맞추어 주름 세포 조직의 조기 노화 및 호르몬의 이상 분비로 인한 피부 트러블을 개선할 때 사용된다.

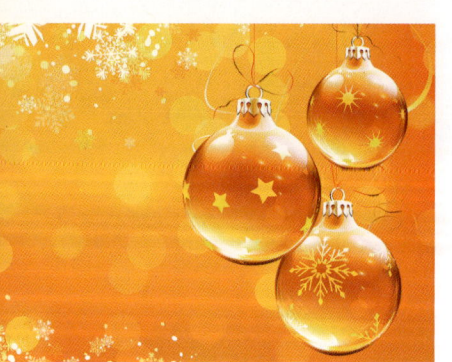

주황색은 일종의 항진정제로서 정신을 고양시켜 주고, 몸을 따뜻하게 해 주며, 면역 체계를 강화시켜 수고, 소화에 도움을 준다. 비장·허파·췌장을 강화시켜 주며, 무기력증·천식·월경 불순·빈혈·신장암·대장암에 효과가 있다. 또 임파선을 많이 가라앉혀 주며 순환기에 좋은 색이다.

빨간색Red

빨간색은 부귀를 불러들이는 색이라고도 한다. 빨간색과 주황색인 공간에 오랫동안 머물 경우, 혈압이 상승하고 호흡이 가빠지며 감정이 자극되어 극도의 흥분 반응이 나타날 수 있다.

레드 컬러의 파워는 신앙을 대표하는 컬러로, 그 이미지가 강하다. 레드 컬러는 주로 종교적인 의식에서 매장의식에 사용했으며, 신체의(물리적인) 강함(힘)을 나타내 '정열'이라든가 '혁명' 등을 떠올리게 한다. 그래서 레드 컬러는 우리의 경험과 기억에 의해 열정 · 분노 · 탐욕 등을 연상케 한다.

경고 표식을 붉은색으로 표시하는 데는 많은 사람들이 자연스럽게 빨강은 '위험'을 의미한다고 생각하고 있기 때문이다. 사실 모든 가시광선 색들 중에서 가장 느린 진동파를 갖고 있기 때문에 다른 색보다 즉각적으로 감정에 영향을 미치며 위험, 긴급 전달에 많이 쓰인다.

레드 컬러는 따뜻함을 느끼기 때문에 신체에 이상이 있을 때 강한 에너지로 다가오기도 한다. 21세기에 들어서면서 레드는 에너지와 힘을 표현하는 매우 인기 있는 컬러로 자리잡았다. 레드 컬러는 에너지가 필요할 때 우리를 도와준다.

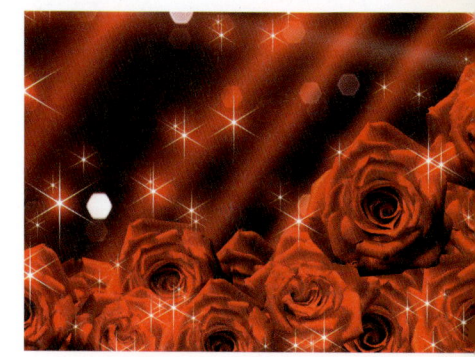

흰색 White

흰색은 정신적인 영혼의 순수함과 깨끗함을 상징한다.

하얀 눈, 빛 등으로 순결 · 순수 · 냉정 · 신성함과 깨끗한 느낌을 갖고 있어 정적이고, 올바름과 긍정적인 마음을 연상시킨다.

화이트는 순수함을 나타내지만 감성적인 면에서는 자신의 감정, 사고를 순화하고자 할 때 화이트를 연상하게 된다. 즉 감성적으로는 시원함과 긴장감을 느끼나 색채 조절에서 제외시킬 만큼 반사율이 높아 공허함과 공포 등을 느끼게 한다.

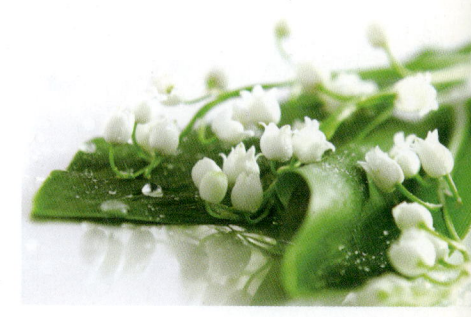

감정을 억누르고 결단이 필요할 때도 화이트를 연상하는데, 신경 과민이나 격한 성격의 사람에게는 투쟁심을 억제시키는 데 효과적이다. 또한 무지개의 일곱 색깔의 표현이기도 하다.

하얀 깃발은 평화, 화합, 정전을 의미한다. 갓난아기와 신부에게 흰색으로 옷을 입혀 주고, 또 정신적인 생활에 들어갈 때 종교 의식을 위해 흰 옷을 입기도 했다.

검정색 Black

검정색은 어둠을 상징하는 대표적인 색으로, 검정색만큼 자신을 숨기는 데 적당한 색은 없다. 검정색은 죽음을 상징하는 색으로, 서양에서는 죽은 자의 영혼을 달래는 의미로서 검은 상복으로 예의를 갖추는 것이 상식이다.

검정색 옷은 사람의 마음을 억제시키고 감정의 흥분을 가라앉히는 효과가 있다. 그래서 신경 과민한 사람을 차분하게 하고, 격한 투쟁심을 누그러뜨려 주는 데 효과적이다. 그러나 과도한 검정색은 우울증을 야기할 수 있으므로 주의해야 한다.

빛의 색을 모두 합하면 흰색이 나온다. 이 흰색은 위와 같은 검정색의 특

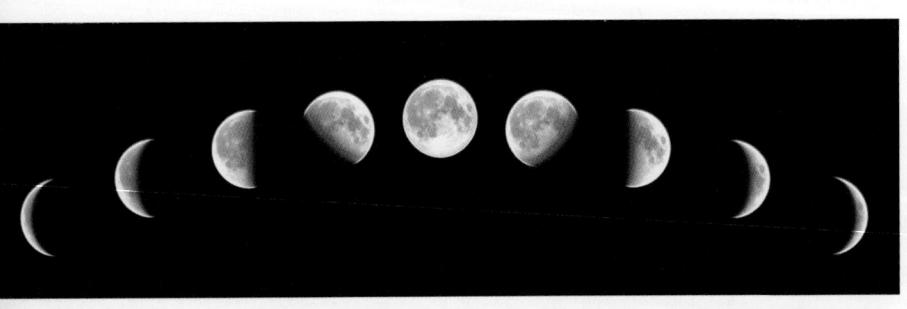

성상 결합하게 되면 균형을 유지하도록 한다.

   검정색은 행동에 대해 통제할 수 있게 하며, 상황에 대해 올바른 견해를 갖는 데 도움을 준다.

Color Therapy

& He

컬러테라피와 건강

치료 관점에서의 컬러의 영향 | 컬러테라피의 치유 원리 | 각 컬러가 건강에 미치는 영향

치료 관점에서의 컬러의 영향

컬러는 피부가 아닌 눈으로 받아들여져 차례차례 내분비계를 자극하여 건강에 영향을 준다. 현대인은 의학의 발달과 생활 여건의 향상으로 삶의 질이 높아진 것은 물론이고 건강하게 오래 살 수 있는 반면, 스트레스나 심리적 고통으로 크게 시달리고 있기도 하다. 첨단과학의 발달로 인간의 생활 여건은 좋아졌을지 모르지만 인간은 새로운 환경 때문에 오는 여러 가지 질병으로 또 다른 문제에 직면하고 있다.

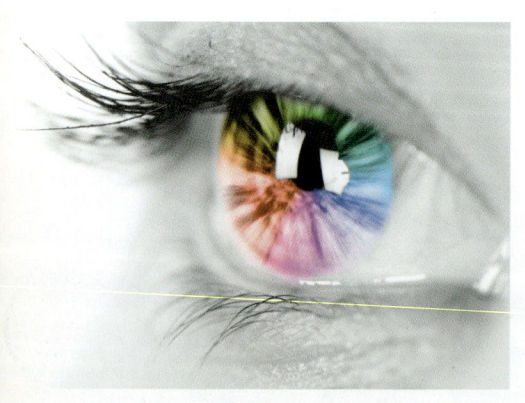

덴마크의 철학자 키에르케고르(Søren Aabye Kierkegaard)는 19세기 당시 '절망이야말로 죽음에 이르는 병'이라고 설파했다. 그것이 과학 기술이 만개한 21세기에 이르러 '스트레스'와 자리바꿈하고 있는 것이다.

사람의 안색은 건강한 사람과 비교했을 때 다섯 가지의 상대적인 색조를 띠게 되는데, 얼굴이 푸르면 간의 병을, 붉으면 심장의 병을, 누런색이면 비장의 병을, 창백하게 백색이면 폐의 병을, 거무스레하면 신장의 병을 의심한다. 사람의 안색이 다 다른 것은 그 체질과 건강 상태가 모두 다르기 때문이다. 같은 사람이라도 감정의 변화나 건강 상태의 차이에 따라서 얼굴빛이 늘 바뀐다. 성이 몹시 나면 안색이 새파래지고, 기쁘면 붉어지고, 겁나면 검어지고, 애를 쓰면 하얘지고, 몹시 생각하면 누렇게 되는 것은 모두 이러한 이유에서 자신의 현재 오장육부의 건강 상태를 말해 주는 것이다.

컬러테라피는 색채를 건강에 활용하는 방법인데, 이때 색채는 기본적으로 100% 천연 색채가 효과적이다. 빛의 원리로 본다면 물체는 고정된 색을 가지고 있지 않다. 물체가 일정한 색깔을 보이는 것은 반사광 때문이지 물체의 고유색 때문이 아니라는 것이다. 물체가 고유색을 지녔다면 과일이 새순일 때와 풋익었을 때와 완전히 익었을 때의 색깔이 달라야 할 이유가 없다. 색이 바뀐다고 하는 것은 반사하는 색, 흡수하는 색이 바뀐다는 뜻이 된다. 다시 말해서 필요로 하는 색이 바뀌었다는 것은 이처럼 매우 중요한 조짐으로 받아들일 수 있다. 오렌지가 오렌지색을 띠는 이유는 대부분의 빛은 흡수하고 오렌지색만이 표면에서 반사되어 우리 눈에 오렌지 빛깔로 보이기 때문이다. 이는 매우 기초적인 내용이지만 오렌지가 성장하기 위해서는 일곱 가지 무지개색 가운데 오렌지 계열 이외의 여섯 가지 색이 필요하다는 것으로 이해될 수 있다.

우리는 몸이 불편할 때 '안색이 나쁘다'는 말을 듣게 된다. 이때는 자기 몸에 필요한

컬러는 내분비계를 자극한다.

광선이 바뀌고 있다는 강력한 메시지로 받아들일 필요가 있다.

이제 우리는 우리의 생활 공간에서 컬러를 빼고는 말할 수 없다. 컬러는 의식적 혹은 무의식적으로 우리 인간의 생활에 영향을 주어서 시대와 장소를 초월하여 정치, 종교, 문화, 예술 등에 중요한 상징적 의미를 갖는다.

일반적으로 컬러는 외부로 향하는 색(빨강, 주황, 황색)과 내부로 향하는 색(청색, 남색, 보라), 그리고 그 중간에 위치하게 되는 색(녹색)으로 우리가 만나는 자연의 모든 색의 스펙트럼에 놓이게 된다.

컬러테라피의 치유 원리

지구상의 모든 물체는 각자 고유한 진동 주파수를 가지고 있다. 살아 있는 모든 세포와 조직, 기관, 그 밖의 인간의 신체 부위는 건강할 때 각각의 고유한 진동 주파수를 유지한다.

질병은 스트레스에 대한 신체의 자연스러운 반응이다. 일종의 변형된 생리적 기능으로 스트레스를 일으키는 자극 때문에 발생되는 진동 주파수의 변화는 자율신경의 불균형을 초래하여 오장육부에 영향을 주게 된다.

스트레스를 일으키는 자극은 화학적 또는 물리적 요소나 환경에 관련된 요소에 의한다. 정신적이고 감정적인 자극은 호르몬 자극과 자율신경의 균형에 영향을 주어 신체 내의 화학적 반응을 일으킬 때 주파수의 변화를 일으키게 된다. 또한 모든 질병에도 고유한 주파수

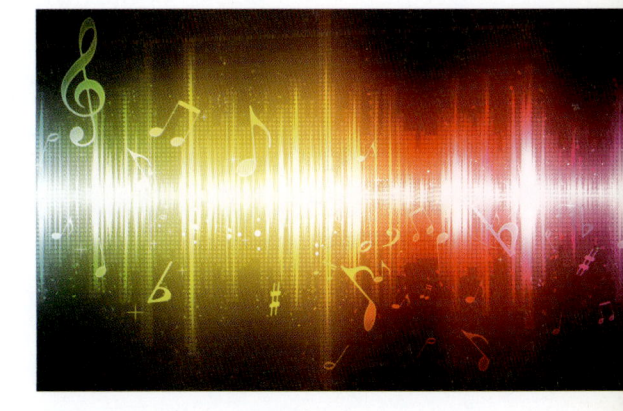

가 있다. 음식이나 물리치료, 주사, 영양제, 내복약, 운동, 컬러, 그 밖의 전기치료 장치 등에 치료 주파수를 응용하면 변형된 기능을 항상성 패턴으로 돌아가게 하는 데 도움을 준다는 것을 알 수 있다.

신체 세포는 필요에 따라 주위 환경으로부터 정상적인 광선과 진동을 선택적으로 받아들인다. 잘못된 컬러는 세포의 전자 자기장이나 주파수를 바꿔 놓을 수 있다. 주파수의 변화는 신체 기관의 힘과 관련된 자율신경계에 영향을 주게 되고, 신체 구조에 직접적으로 영향을 주게 되며, 이에 따라 인체 전반에 작용하게 된다.

순수한 진동으로서의 컬러는 건강을 유지하고, 질병을 극복하기 위한 합리적인 치료법이다. 컬러는 신체가 적절한 시간과 장소에서 적절한 형태로 받아들여져 오장육부에 직접·간접적으로 영향을 주게 된다. 컬러테라피는 질병에 직접적으로 접근하는 것이 아니라 바로 신체의 자연적 치유 능력을 강화시켜 주는 역할을 함으로써 질병을 이길 수 있도록 도와주는 것이다. 따라서 컬러를 활용해 스트레스를 줄일 수 있고, 심리적 안정을 가져올 수 있는 등 많은 질병 치료에 활용할 수 있다.

예를 들면, 인간이 살아가면서 가장 많이 직면하는 '스트레스'는 뚜렷한 의학적 증상을 발견할 수 없는 심리적 영역이다. 현대의학의 한계 영역인 스트레스를 극복하기 위해 의학계는 예방의학 또는 대체의학 등에 관심을 쏟고 있고, 비의료계 쪽에서는 컬러나 음악·아로마를 이용한 심리치료요법이 활발하게 진행되고 있다.

우리 몸은 기본적으로 질병을 이겨 낼 수 있도록 자연 치유력을 갖고 있다. 이 자연적 능력이 강할 때는 문제가 없지만 약할 때는 병에 걸리게 된다. 질병은 몸에서 균형이 깨졌을 때 나타나는 현상인데, 건강하고 아름다운 삶

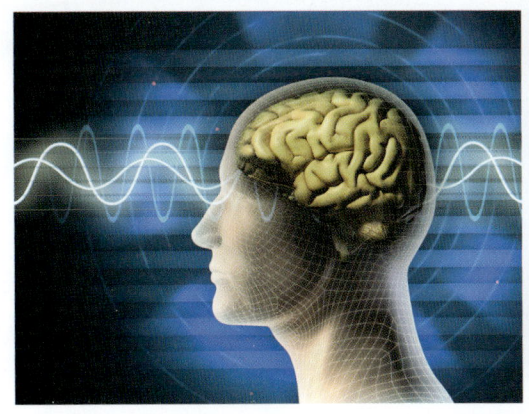 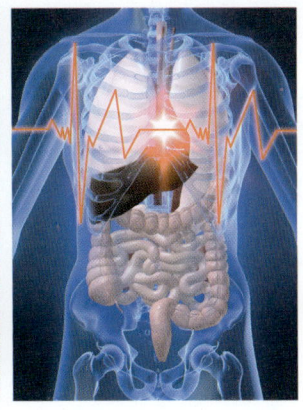

각 컬러마다 고유한 진동 주파수를 가지고 있는데, 모든 잘병에도 고유한 주파수가 있다.

을 위해서는 균형된 장부의 건강이 얼마나 중요한지를 우리 자신이 제대로 인식하는 것이 무엇보다도 중요하다.

한의학 학문의 기틀이 되는 음양오행의 원리는 시대가 가면 갈수록 더욱 더 절실하게 요구되고 있다. 이미 인간이 생겨나면서부터 있어 온 컬러테라피의 사례들은 대부분 어떤 체계적인 지식에서 시작된 것이 아니지만 자연의 원리에 따라 오랜 세월 경험을 통해 지혜가 쌓이면서 얻어진 소중한 생활철학이라고 할 수 있다. 넓게 보면 이 컬러테라피는 중요한 자연과학이라고 할 수 있다.

각 컬러가 건강에 미치는 영향

컬러마다 가지고 있는 고유 에너지는 사람으로 하여금 편안함과 흥분, 따뜻함과 차가움 등으로 변화를 느끼게 하는 원리로써 여러 가지 신체 트러블을 치유한다.

정신의학에서는 사람에게 특정 컬러를 보여 주는 방법으로써 근육 활동은 물론 정신 활동에까지 변화하게 만들어 준다.

컬러가 건강에 미치는 효과는 여러 가지이다. 우선, 컬러 자체가 가진 에너지를 이용하여 각자 체질과 상태에 맞는 색채를 찾을 수 있다. 또 컬러는 심리 상담 효과, 심리적 안정감, 집중력 강화 등을 시켜 준다. 뿐만 아니라 신체 밸런스 조율과 유지, 또 나에게 필요한 색과 어울리지 않는 색을 찾게도 한다. 컬러는 빛의 양과 주변 환경에 따라 같은 색이라도 다른 느낌을 줄 수 있다.

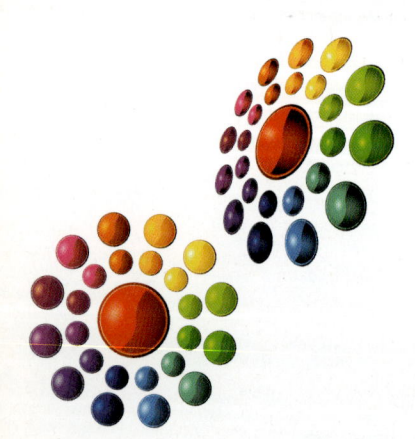

빨간색 Red

빨간색은 따뜻하고 자극적인 색이다. 우울증의 치료에 효과가 있고, 몸을 따뜻하게 해 주어 혈액 순환에 도움을 준다. 그러나 빨간색은 고혈압이나 불안증 환자에게는 사용되지 않는다. 장시간 붉은색에 노출되면 오히려 매우 화를 내거나 공격적일 수 있다.

이비인후과에서 사용되는 불빛이 레드 계열인 경우가 많은데, 상처 부위를 완화시켜 주며 충혈된 부위를 풀어 주는 효과가 있다.

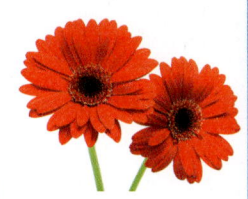

주황색 Orange

주황색은 빨강의 외향적이고 충동적인 성질과 노랑의 직관적인 성질이 혼합되어 있다. 주황색은 에너지를 상징하는 색으로 면역과 성적 능력을 증가시키는 데 유용하며, 모든 소화기병·흉부와 심장병에 도움이 된다. 또 신장의 활력을 자극하며, 변비에 효과적이고, 감정의 긴장과 막힘을 극복하는 데 도움이 되며, 우울증 또는 무기력증 환자들에게도 좋다.

마른 기침을 할 때 왼쪽 가슴 밑 갈비뼈 부위에 주황색 색종이를 붙이면 완화된다. 그러나 주황색도 빨간색처럼 너무 오랜 시간 노출시키게 되면 신경이 예민하거나 쉽게 성을 낼 수 있다.

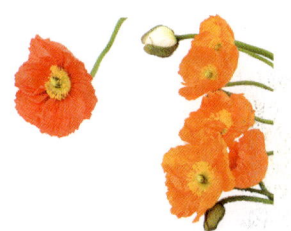

노란색 Yellow

노란색은 스펙트럼의 중간에 위치한 색이며 따뜻한 색과 차가운 색의 중간 역할을 한다.

노란색은 지성의 색이어서 정신 자극에 사용되는데, 빠르게 사고하는 것을 돕는다. 혼탁한 머리를 맑게 해 주며, 명철함과 인지를 높여 주고, 흥미와

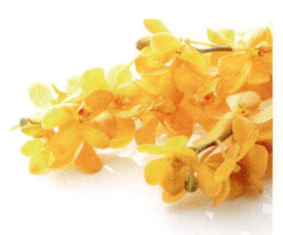

컬러테라피와 건강 **33**

호기심을 유발한다.

노란색은 좌뇌를 자극함으로써 공부에 도움이 되고 신경계에도 영향을 주어 긍정적인 자극으로 작용한다.

초록색 Green

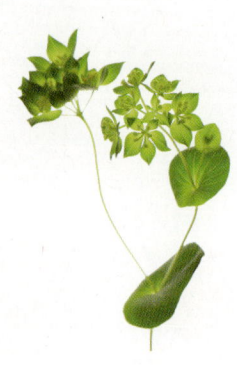

자연의 컬러 초록색은 새 생명과 에너지를 상징하며, 성장·재생·치료의 컬러이다. 내면적 감정을 조화시키는 능력을 가지고 있어서 다른 모든 컬러에 에너지 균형을 제공해 준다.

컬러테라피에서 그린 컬러는 '가슴'을 상징하며, 차분함과 여유로움을 느끼게 하여 스트레스 감소 및 감정의 균형과 불안정감 해소에 도움을 준다. 그래서 휴식이 필요할 때 본능적으로 그린 컬러가 있는 자연을 찾거나 연상하게 되는 것이다.

부드럽고 선명한 색조의 그린은 편안함과 상쾌함을 느끼게 하지만 탁한 그린은 소극적이고 집착이 강한 성격으로 변하게 할 수 있다.

초록색은 스트레스 해소와 집중력 향상에 효과적이며, 신경과 근육의 긴장을 완화시켜 주고, 마음을 평온하게 해 준다. 따라서 집중해서 일해야 하는 장소는 그린 컬러의 페인트나 벽지를 이용 또는 녹색 식물, 소품 등을 놓아 두면 효과적이다.

식물이 가진 그린 컬러를 그대로 이용해도 좋다. 실제로 관엽식물의 진한 그린 컬러는 혈압을 내려 주고, 호흡을 편하게 해 주며, 근육의 긴장을 감소시킨다.

공간 하나를 그린 컬러로 꾸미는 것도 좋겠지만 집안 곳곳에 크고 작은 화분을 놓아 두는 것만으로도 충분히 효과를 낼 수 있다.

파란색 Blue

파란색은 긴장과 불안감을 가라앉히고 알레르기와 피부 개선, 피로 회복 등에 효과적이다. 림프와 혈액 순환을 원활하게 해 불면증도 치료한다. 스트레스를 많이 받거나 항상 피로를 느끼는 경우 파란색으로 공간을 바꾸면 도움이 된다.

블루는 산만한 아이의 방이나 집중이 요구되는 서재에 알맞은 색상이다. 또 식욕을 감소시키므로 주방이나 식당에는 잘 쓰지 않지만 다이어트에는 도움이 되는 컬러이다.

한의학에서 '간'을 상징하고 있는 이 파란색은 안정감을 주어 긴장을 풀어 주고 신경을 진정시켜 맥박을 느리게 하며 호흡을 깊게 한다. 이는 스트레스로 인한 불면증에 도움을 주어 숙면할 수 있게 하며, 마음을 평화롭게 하고, 창조성을 불러일으키는 데 도움을 준다. 따라서 공부방이나 침실의 컬러로 활용하면 도움이 된다. 또한 우리 몸의 골격, 근육의 치료를 돕고 손톱과 치아를 강화시키는 색이기도 하다.

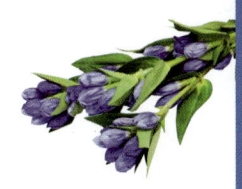

보라색 Violet

보라색은 뜨거운 계열의 빨강과 차가운 계열의 파랑의 중간색으로 고귀한 이미지를 지닌 컬러이다. 따라서 빨강의 강인함과 파랑의 불안함을 동시에 내포하는 양면성을 가진 신비한 컬러로, 비장을 자극하여 백혈구 생산을 촉진시켜 준다. 혈압을 낮추고 혈관 수축을 조절하는 것은 물론 임파선과 근육 운동을 안정시키고 소디움과 포타지움의 균형을 유지시켜 준다.

보라색은 상한 음식의 느낌을 주어 식욕을 조절해 주는 작용이 있어서 파란색과 함께 비만증 치료에 쓰이고, 심장 활동을 편안히 해 주므로 불면증

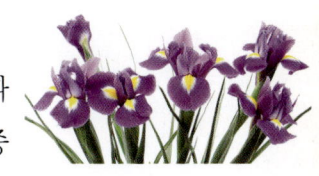

치료에도 효과가 있다.

분홍색 Pink

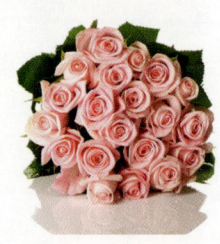

분홍색은 마음을 안정시켜 준다. 1980년대, 교도소 내의 폭력으로 고심하던 미국은 교도소 내부를 핑크색으로 바꾸었다고 한다. 이후 폭력 사고는 현격히 줄어들었다고 한다.

편안함과 안정감을 주는 핑크색은 따뜻하고 화사해 아이 방에 활용하면 좋다.

붉은색 계통은 혈액 순환을 촉진해 상처를 빨리 회복시키고, 충혈된 부위를 풀어 주는 데에도 효과적이다.

검정색 Black

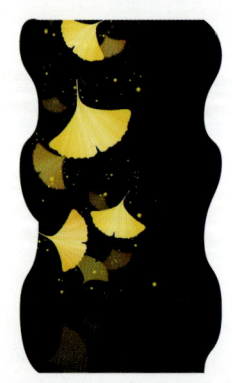

한의학에서 검정색은 '신장'과 '방광'을 의미한다. 검정색은 전체적인 기운을 가라앉히고 마음을 차분하게 만들어 주며 집중하게 한다.

신장·방광은 정기를 담고 있으며, 뼈를 주관하고, 정신적으로는 두려움을 상징하며, 컬러로는 검정색을 나타낸다. 그래서 비뇨기와 생식기 등 인체에서 아래쪽에 있는 장기의 건강과 병증을 주관하기 때문에 요통이나 하체의 관절 질환과 뼈에 관련이 있다.

검정색은 신장을 건강하게 해 주어 허리나 하체의 힘에 영향을 줄 뿐만 아니라 뼈에도 좋아 골다공증에도 효과적이다.

남색 Indigo

컬러테라피에서 '미간'을 상징하는 남색은 직관적인 것과 상상적인 생활이 함께 놓여 있는 색으로, 두뇌의 양쪽(우뇌, 좌뇌)을 같이 사용케 하고 스트레스를 해소하며 정서적 안정감을 준다. 또한 편두통과 두통·땀띠나 햇볕으로 인한 화상에 좋으며, 눈의 통증이나 피로·염증에도 좋다.

　탁한 인디고는 고립감과 우울감을 드러내므로 맑고 선명한 색을 사용하는 것이 스트레스 해소와 정서적 안정에 효과적이다.

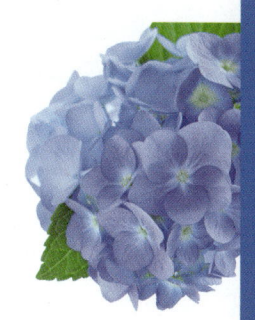

Color Therapy

컬러테라피와 음식

컬러와 음양오행의 개념 | 컬러와 음양오행으로 본 각 장부별 병증과 치료 식품 | 컬러로 알아보는 각 장부에 좋은 식재료 | 음양오행과 음식 컬러 | 컬러를 이용한 치료식

컬러와 음양오행의 개념

한의학 고서에는 '음양오행'을 이용한 다섯 가지의 색깔과 맛, 그리고 '오장육부'의 건강이 서로 밀접한 관계를 가지고 있다고 기록되어 있다. 가지의 보라색, 토마토의 빨간색, 자몽의 주황색 등 야채와 과일의 각양각색에는 각 장부의 건강을 유지해 주는 비밀이 숨겨져 있다.

경락을 대표하는 색은 장부의 각자 특정한 색을 가지고 있다. 경락은 오장육부와 피부 사이에 위치해 있으면서 체표면과 가깝게 흐르고 있는 에너지의 이동 통로이다. 깊은 곳의 에너지 센터로 직접 전달되기도 하고, 경락을 따라 우리 몸을 돌면서 장부에 귀착되기도 하는 것이다.

각 경락을 대표하는 컬러

컬 러	장 부
빨간색	심장 경락
주황색	비장 경락
노란색	위장 경락
초록색	담 경락
파란색	간 경락
남 색	심포 경락
보라색	삼초 경락

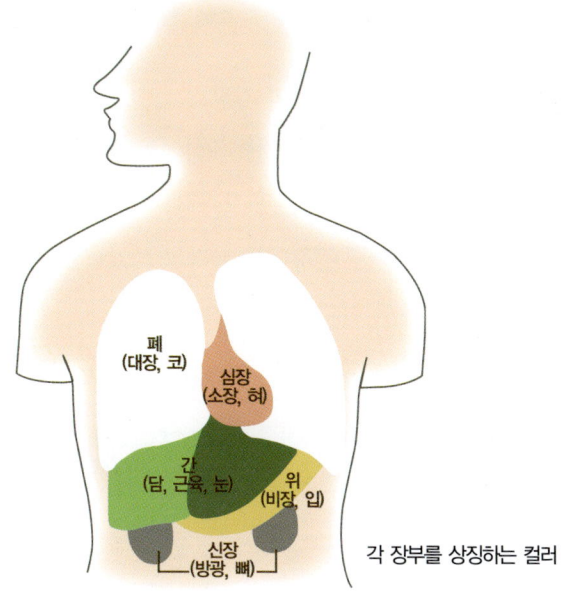

각 장부를 상징하는 컬러

　인간의 몸이 건강을 유지할 수 있는 것은 음양오행 사상에 근거한 오색(적·청·황·백·흑)을 통하여 오장육부의 건강 상태를 유지시킬 수 있다고 했다.
　"색은 신(神)의 깃발이고, 오장은 신(神)의 집이다(『동의보감』 면견오색(面見五色))." 오행 중 목(木)은 청색으로 간과 담낭에 해당하며, 금(金)은 백색으로 폐와 대장, 화(火)는 적색으로 심장과 소장, 수(水)는 흑색으로 신장과 방광, 토(土)는 황색으로 비장과 위에 대응한다. 그리고 각 장기를 상징하는 색이 존재한다.
　『동의보감』에서는 얼굴색으로 오장육부의 불균형 상태, 즉 신체의 병을 진단할 수 있다고 설명한다. 이때 얼굴에 나타나는 색은 각 장기의 상징색이기도 하다. 그래서 얼굴색으로 장기의 이상을 발견하여 치료할 때도 그 장기의 색을 이용하여 치료한다. 한약재를 오색에 따라 분류하는 것도 이 때문이다.

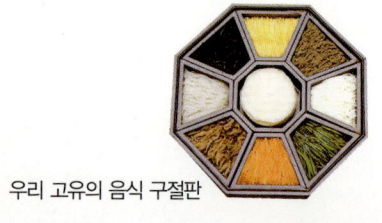

우리 고유의 음식 구절판

인간의 건강과 가장 밀접한 음식도 마찬가지이다. 탕평채나 구절판 등의 전통음식에는 다섯 가지 오행색이 골고루 들어가 있다. 자연의 오행색을 하나의 음식에 두루 담아 같이 먹게 되면 건강에도 좋다고 보았던 것이다.

한의학적인 컬러의 개념

	오행 五行	목 木	화 火	토 土	금 金	수 水
자연계	오계 五季	봄 春	여름 夏	장마 長夏	가을 秋	겨울 冬
	오화 五化	생 生	장 長	화 化	수 收	장 藏
	오기 五氣	풍 風	열 熱	습 濕	조 燥	한 寒
	오색 五色	청 青	적 赤	황 黃	백 白	흑 黑
	오미 五味	신맛 酸	쓴맛 苦	단맛 甘	매운맛 辛	짠맛 鹹
	오방 五方	동 東	남 南	중앙 中央	서 西	북 北
	시간 時間	평단 平旦	일중 日中	일서 日西	일입 日入	야반 夜半
	오음 五音	각 角	치 徵	궁 宮	상 商	우 羽
인 체	오장 五臟	간 肝	심 心	비 脾	폐 肺	신 腎
	오부 五腑	담 膽	소장 小腸	위 胃	대장 大腸	방광 膀胱
	오규 五竅	눈 目, 眼	혀 舌	입 口	코 鼻	귀 耳
	오주 五主	힘줄 筋	혈맥 血脈	기육 肌肉	피모 皮毛	골수 骨髓
	오지 五志	노 怒	희 喜	사 思	우 憂, 비 悲	공 恐
	오성 五聲	부름 呼	웃음 笑	노래 歌	곡 哭	신음 呻
	오화 五華	손발톱 爪甲	얼굴 面	입술 脣	모 毛	발 髮
	오로 五勞	걷기 行	보기 視	앉기 坐	눕기 臥	서기 立
	오액 五液	눈물 淚	땀 汗	군침 涎	콧물 涕	침 唾
	오변 五變	악 握	우 憂	얼 噦	해 咳	율 慄
	오향 五香	누린내	탄내 焦	화한내 香	비린내 腥	썩은내 腐
	오장 五藏	혼 魂	신 神	의 意	백 魄	지 志

컬러와 음양오행으로 본
각 장부별 병증과 치료 식품

초록색(Green) - 간, 담낭, 나무, 청색, 바람, 근육, 신맛
오행에서 그린 컬러는 '목(나무)'에 속하고, 계절로는 '봄'이며, 오장육부는 '간'과 '담낭'이다. 그래서 그린 컬러의 음식들은 간을 좋게 한다.

간의 균형이 깨지면 신경질적이거나 화를 잘 내는 특성이 있다. 또한 시력 장애, 편두통, 피로, 협통, 늑막염, 간장 장애, 간경화, 간염, 간암, 담결석, 산후제통, 현기증, 근육통, 눈 충혈, 황달, 흑달 등의 병증이 올 수 있다.

간에 질병이 있는 경우에는 푸른 채소나 미나리, 해산물 등을 섭취하는 것이 좋다.

간 질환 치료에 좋은 식품은 다음과 같다.

- 식물 : 봄에 채취하는 채소가 좋다. 모든 푸른 색소와 야채, 미나리, 취나물, 무 순, 해산물 등
- 동물 : 민물 고동, 홍삼, 소 겹간, 웅담,

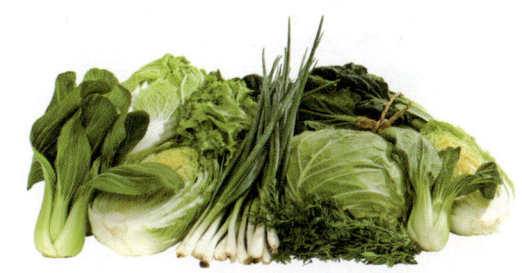

사향 등
- 차 : 작설차, 매실차, 칡차, 당귀차, 영지차, 솔잎차, 녹차, 레몬차 등
- 한약재 : 당귀, 산약(산마), 사향, 웅담, 홍삼, 하수오 등

빨강색(Red) – 심장, 소장, 불, 붉은색, 피, 쓴맛
오행에서 레드 컬러는 '화'에 속하며, 계절로는 '여름', 장부로는 '심장'과 '소장'이다.

주로 여름에 나는 음식은 레드 컬러이다. 붉은색 음식은 심장과 소장에 좋다.

심장이 두근거리거나 찌르는 듯한 통증을 느끼거나 혈압에 문제가 생기면 토마토와 같은 붉은색 과일을 많이 섭취하면 좋다.

레드 컬러는 음양오행 중 강한 색이어서 촉진, 확장, 재활동 등과 관련이 있다. 혈액 순환과 관련된 병증은 대부분 혈과 관련이 있는 심장과 관계 있다.

심장의 균형이 깨졌을 때 주로 나타나는 병증은 협심증, 심근경색, 불안, 초조, 번민, 가슴 답답, 가위눌림, 심장 판막증, 신경통, 비만, 더위, 혓바늘, 혈행 장애, 중풍, 탄식, 혈전증, 신경통 등이 있다.

이러한 병증이 있을 때 섭취하면 좋은 치료 식품으로는 다음과 같다.
- 식물 : 솔잎, 솔방울술, 송홧가루, 연근(연뿌리), 익모초, 비트, 당근 등
- 동물 : 소 심장, 옻닭, 붉은 해삼, 피문어 등
- 차 : 솔다향차, 작설차, 연자육차, 비트주스, 당근주스, 연근즙, 홍차
- 한약재 : 적복신, 원지, 익모초, 복신, 송홧가루 등

노란색(Yellow) – 비장, 위장, 흙, 황색, 입, 살, 단맛

오행에서 노란색은 모든 만물을 중화시켜 주는 '토(흙)'에 속하며, 계절로는 '장하(여름과 가을 사이)', 오장육부는 '비장'과 '위장'이다.

위장병이 있을 때 노란색 음식을 섭취하면 좋다.

한의학적인 개념에서 '장하' 라는 계절을 '비·위장' 의 계절이라고 하는데, 이 시기에 수확하는 과일·채소·약재를 섭취하게 되면 위장이 건강해진다. 노란색 과일로는 참외·망고·매실 등이 있고, 야채로는 쌀·호박·고구마 등이 있다.

음양오행에서 위장은 단맛에 관계된다. 단맛은 위장을 튼튼하게 하는데, 예를 들면 술 마신 다음 날 속 쓰릴 때 설탕물 또는 꿀물을 마시면 속이 편안해지는 것은 단맛이 위장에 좋은 음식임을 증명하는 것이다.

위장이 좋지 않을 때 나타나는 병증으로는 소화불량, 반위, 위산, 위염, 위암, 위궤양, 속쓰림, 불면증, 신경쇠약, 입술 부르틈, 신경 예민 등이 있다.

위장을 건강하게 도와줄 수 있는 치료 식품으로는 다음과 같다.

- 식물 : 양배추즙, 찰밥, 인절미, 엿기름가루, 삽주뿌리(백출) 등
- 동물 : 소 지라(빈혈에 좋음.), 계란 기름(위염, 위궤양에 좋음.) 등
- 차 : 둥굴레차, 생강차, 매실차, 꿀차 등
- 한약재 : 백출·창출(한약재의 백출과 창출은 비장과 위장, 비만 및 장 기능을 튼튼히 해 주는 좋은 약재이다.), 백출고, 백출산 등

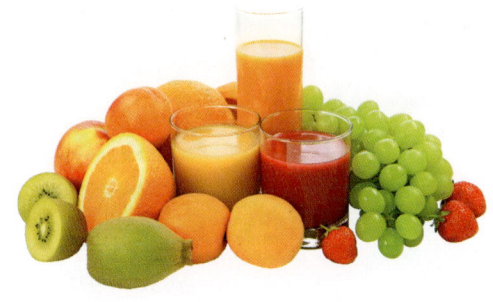

흰색(White) - 폐, 대장, 쇠, 흰색, 코, 피부, 매운맛
오행에서 흰색은 '금(쇠)'에 속하며, 계절로는 '가을', 오장육부는 '폐·대장'이다.

폐·대장은 기를 만드는 장부인데, 흰색 음식은 폐와 대장에 좋다. 대체로 가을에 수확할 수 있는 식품에는 흰색이 많으며, 이 시기의 식품이나 약재 등은 폐·대장에 좋다. 감기나 만성 기침에 파뿌리, 도라지, 더덕, 인삼 등이 좋은 이유는 주로 가을에 나는 흰색 컬러의 뿌리 식품이기 때문이다. 매운맛 또한 폐·대장의 기를 돋우는 역할을 한다.

뿌리 채소는 음양에서 '음'이므로 여기에 배 같은 '양'의 흰색 식품을 넣으면 중화되어 폐·대장의 에너지를 더욱 활성화시켜 준다. 폐·대장이 약해졌을 때 나타나는 병증은 해소, 천식, 기침, 마른기침, 폐결핵, 기관지염, 가래, 알레르기성 피부, 모든 피부병, 피부 건조, 축농증, 비염, 축혈(코피), 잦은 감기, 설사, 변비, 치질 등이 있다.

폐·대장이 건강하지 않을 때 섭취하면 좋은 치료 식품으로는 다음과 같다.
- 식물 : 율무, 은행, 살구씨, 복숭아씨, 도라지 등
- 동물 : 소 허파, 곱창, 양젖, 뱀장어, 뱀장어 뼈 등
- 차 : 율무차, 삼백초차, 생강차, 모과차, 하수오차 등
- 한약재 : 삼백초(어성초), 율무, 살구씨, 복숭아씨, 은행, 하수오, 도라지 등

검정색(Black) - 신장, 방광, 물, 흑색, 귀, 영, 뼈, 하품, 짠맛
오행에서 검정색은 '수(물)'이며, 계절로는 '겨울', 오장육부는 신장·방광이다.

검정색 음식은 신장, 방광에 좋다. 신장·방광은 뼈를 주관하고, 정기를 담고 있는 장부이면서 겨울을 주관하고, 추위와 관계가 있다. 또한 맛은 짠맛이면서 뼈나 여성의 생리와 기를 저장하는 장부이기에 에너지 저장과 관련이 깊다.

신장·방광의 균형이 깨졌을 때 나타나는 병증은 요통 디스크, 좌골신경통, 정력 감퇴, 음위증(발기력 부족), 조루증, 낭습, 신장염, 건망증, 추위, 수족냉증, 이명증(귀울림), 야뇨증(밤에 잦은 소변), 번삭(잦은 소변), 여성들의 모든 생리적인 질환(불임, 유산, 자궁 외 임신), 만성피로, 유방의 이상, 흰 머리, 탈모, 대머리, 고혈압, 당뇨, 각기병, 관절 이상, 치아 이상, 두려움 등이 있다.

신장·방광에 좋은 치료 식품으로는 다음과 같다.

- 식물 : 검은콩, 검은깨, 들깨, 호박, 산딸기, 검은쌀, 젓갈류
- 동물 : 도마뱀, 오골계, 소 콩팥, 흑염소, 멸치, 사골, 뱀장어
- 차 : 쌍화차, 두충차, 호박차, 음양곽차, 대추차, 인삼차
- 한약 : 숙지황, 산약, 산수유, 파극, 음양곽, 육종용, 파고지, 하수오, 기대보환 등

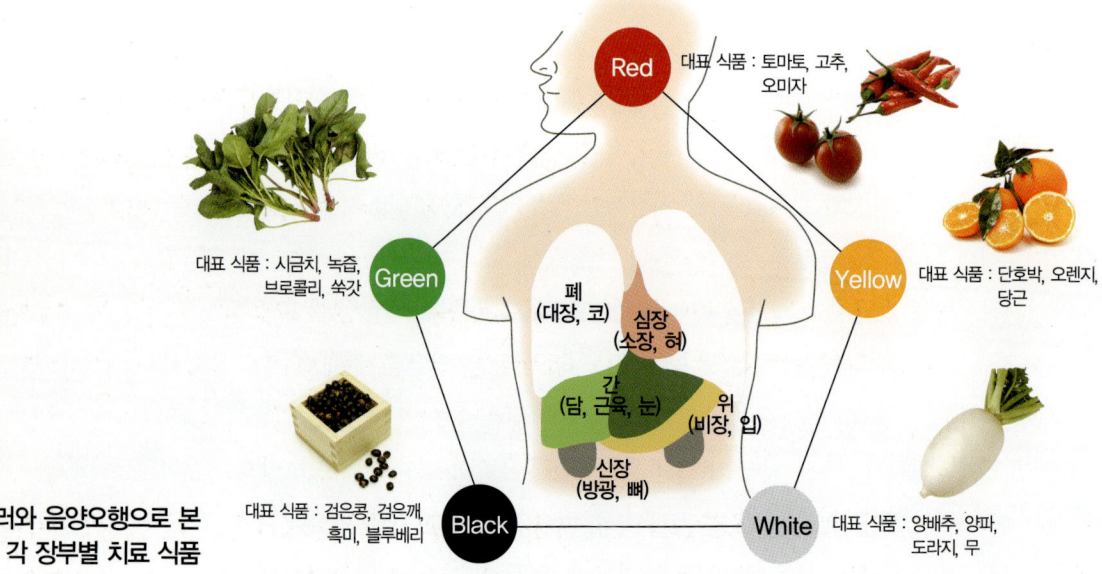

컬러와 음양오행으로 본 각 장부별 치료 식품

장기	맛	곡류	채소·과일
木 간, 담낭	신맛, 고소한맛, 누린내맛	밀, 거두(푸른 팥), 보리, 귀밀, 메밀, 동부, 강낭콩, 완두콩	부추, 깻잎, 들깨, 참깨, 키위, 포도, 귤, 신김치, 망고, 호두, 잣, 사과, 자두
火 심장, 소장	쓴맛, 탄내맛, 불내맛	수수	근대, 냉이, 상추, 쑥갓, 더덕, 파슬리, 샐러리, 피망, 자몽, 취나물, 고들빼기, 살구, 쑥, 도라지, 씀바귀, 은행, 치커리, 아스파라거스
土 비장, 위장	단맛, 향내맛, 군둥내맛, 흙내맛, 고른내맛	기장, 피, 백미	호박, 고구마, 연근, 미나리, 대추, 곶감, 연시, 감, 호박잎, 고구마줄기, 칡뿌리, 무화과, 참외, 멜론, 앵두, 망고, 아콘, 시금치
金 폐, 대장	매운맛, 비린내맛, 박하맛	율무, 현미	복숭아, 배, 비트, 양파, 배추, 마늘, 마늘쫑, 무말랭이, 생강, 무, 달래, 파, 매운 풋고추
水 신장, 방광	짠맛, 지린내맛, 고린내맛	서목태, 검정콩	피스타치오, 두부, 김, 미역, 각종 해초류, 마, 다시마, 파래, 콩떡잎, 밤

컬러로 알아보는
각 장부에 좋은 식재료

간 · 담낭에 좋은 식재료, '그린 컬러(Green Color)'

몸과 마음을 편안하게 해 주는 녹색 음식, 녹색 과일과 야채에는 풍부한 엽록소가 들어 있어 신진대사를 원활하게 해 주고 피로를 풀어 주며 신체의 자연 치유력을 높이는 효능이 있다.

한의학에서 녹색은 간 · 담낭의 건강에 해당하는 색깔로, 봄에 수확하는 음식과 신맛을 의미하기도 한다. 그래서 간에 좋은 식품을 알아보면 주로 녹색이다. 봄철에 나는 채소와 과일을 먹어 비타민을 공급해 주면 간에 좋다.

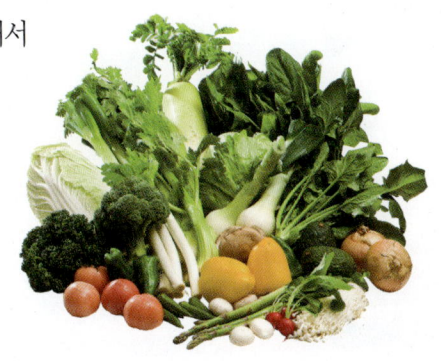

녹색 음식은 피를 만들어 세포 재생을 돕고 혈중 콜레스테롤 수치를 낮추며 간의 노폐물을 제거한다.

결명자

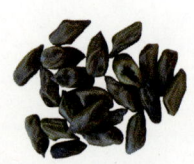

결명자는 간·신장을 돕고, 눈을 밝게 하며, 변비·고혈압에 효험이 있고, 해독 작용을 한다. 결명자는 콩과의 1년초로, 미국이 원산지이다. 우리나라에는 중국에서 전래되었다고 한다.

결명자의 성질은 약간 차고, 맛은 달고 쓰며, 무독하다. 예로부터 한방에서는 간열을 다스리는 데 주로 많이 쓰였는데, 한방적 해석으로는 간화(火)가 위로 치솟아 풍열이 상초에 머물면 눈이 충혈되며 밝은 빛을 싫어하고 빛을 쬐면 눈물이 나오는 등의 증상이 생기기 때문에 간열을 내리는 데 쓰였던 것으로 본다. 눈은 간과 직접적인 연관이 있고, 결명자는 차가운 성질이 있어 더운 간을 식혀 줘서 밝게 하는 것이다.

결명자에는 비타민 C, 에모딘(Emodin), 카로틴(Carotin, 비타민 A의 전구물질), 캠페롤(Kaempferol), 안트라퀴논(Anthraquinone) 유도체 등이 들어 있다.

넙 치

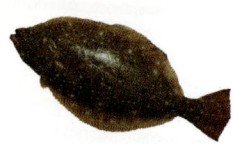

비타민이 많고 단백질이 우수하다. 당뇨병환자, 간 질환자에게 좋은 식품이다.

다슬기

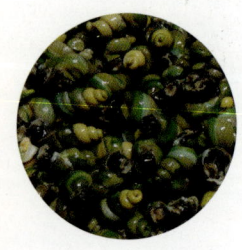

다슬기는 간 기능이 떨어지는 사람에게 좋다. 다슬기에 들어 있는 푸른 색소가 사람의 간 색소와 흡사하여 간·담계의 체질환에 이용되었다. 다슬기는 예로부터 민간요법으로도 널리 이용되어 왔다. 다슬기의 성질은 서늘하고, 맛은 달며, 독이 없다. 간과 신장에 작용하며, 갈증을 멎게 하고, 뱃속의 창을 치료하며, 간의 열과 염증·눈의 충혈과 통증을 다스리고, 대소변을 원활하게 한다. 반위와 위 냉증 및 위통과 소화불량, 만성간염, 간경화, 지방간을 치료한다.

다슬기의 성분은 16종의 아미노산으로 구성되어 있다. 그 중 Glu, Asp, Leu, Arg, Lys 등의 함량이 많고 우수한 단백질원이다. 지방산 조성 중 필수 지방산 함량이 38.3%로서 비교적 많이 차지한다. 특히 칼슘(Ca), 구리(Cu), 철(Fe)을 다량 함유하고 있어 무기질로서의 영양학적 가치가 높다.

산낙지

산낙지의 주성분은 단백질(14.6%)이다. 인간은 단백질이 부족하면 성호르몬의 분비도 줄어든다. 따라서 단백질이 모자라는 식단은 스트레스와 섹스에 약해지는데, 낙지를 구성하고 있는 단백질에는 특히나 필수 아미노산의 함량이 많다. 낙지에 들어 있는 타우린은 간의 작용을 돕고 정력을 왕성하게 만든다.

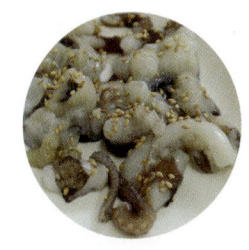

오가피 열매

오가피 열매는 잎이 다섯 개로 갈라져 '오갈피'라고 부른다. 가시오가피는 인삼과 함께 두릅나무과의 약재로, 크기는 2~3m이고, 시베리아 일대·중국·일본 홋가이도 등 북위 42~43°에서 가장 많이 자생한다.

오가피 열매는 자양강장은 물론 탄수화물과 지방질 대사를 촉진해 해독 작용, 혈액 순환 개선 등에 효과가 있는 아칸토사이드(Acanthoside)가 다량 함유되어 있다. 일찍이 『동의보감』에는 "노화 방지로 생명을 연장시켜 신선

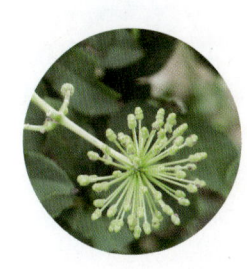

의 경지에 이르게 하는 명약"이라고 그 기록이 남아 있다.

간의 GPT 수치를 낮추는 데는 오가피의 엘레우테로사이드 이(Eleutheroside-E)가 인삼에 들어 있는 진세노사이드(Ginsenoside)보다 무려 74.9%나 효능이 더 높다.

오가피는 신체의 대사 촉진과 강장 작용을 하여 균형이 깨진 신체 기능을 조금씩 정상화하고, 신진대사를 활발하게 해 주어 피로 회복을 돕고 식욕을 증진시킨다. 뿐만 아니라 스트레스를 받았을 때 정신 신경계의 흥분을 억제하는 역할도 한다.

오가피 성분 중 아칸토사이드(Acanthoside)와 지사노사이드(Chiisanoside)는 독성이 없고 항염 효과가 탁월하여 장복이 가능하므로 류마티스성 관절염이나 축농증, 위궤양, 인후염, 요통에도 도움을 준다. 오가피 배당체(아칸토사이드 A·B·C·D, 지사노사이드)는 기초 대사(수분대사, 지방대사, 당질대사)를 조절하는 다이어트 작용이 있어 종합적으로 생체 기능을 보전하고 광범위하게 작용한다.

재 첩

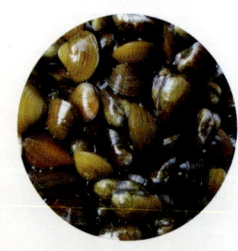

재첩에 들어 있는 '타우린'은 콜레스테롤 저하와 간 기능 회복을 도와준다. 타우린이 쓸개즙의 배설을 촉진해 간의 해독 작용이 활발해지기 때문이다. 재첩에는 비타민 A·B·C 등 각종 무기질이 풍부하게 함유되어 있으며, 음주 후 숙취 제거에 탁월한 효과가 있어 재첩국은 최고의 해장국으로도 손꼽힌다.

재첩은 비타민 B와 베타인·메티오닌 등의 아미노산이 풍부한데, 특히 재첩의 조개살은 필수 아미노산 100%로 이루어져 있다. 이 밖에도 여러 가지 미네랄과 소화를 돕는 각종 효소가 들어 있어서 성분의 복합적 상승 작용으로 간 기능을 향상시키며, 간장병·황달 등에 좋고 병을 앓고 난 후 쇠약한 사람을 보하는 데 좋다.

청국장의 푸른곰팡이

청국장의 성분은 술, 담배에 시달린 간을 보호하는 기능이 있다. 청국장에는 청국장균에 의해 소화를 돕는 활성 효소가 많이 함유되어 있다. 이 활성 효소는 제약회사에서 만들어 낸 고단위 소화 효소제보다 안전하며 효과가 뛰어나고 영양이 풍부해서 몸에 매우 이롭다.

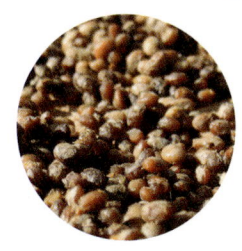

청국장균은 콩 속에 들어 있는 단백질이나 지방질, 당질 등의 영양소를 흡수하기 위해 사람의 소화기관에서처럼 여러 가지 소화 효소를 충분히 배출하여 콩 성분 속으로 침투시켜 단백질이나 기타 영양 성분을 분해한다.

청국장 단백질은 아미노산으로 분해하는 프로테아제, 녹말 등을 분해해서 포도당으로 만들어 주는 아밀라제, 지방질을 글리세린과 지방산으로 분해해 주는 리파제, 섬유질을 당질로 바꿔 주는 셀루라제, 그 외에도 유레아제, 파옥시다제, 카탈라제, 펙티나제 등이 들어 있다.

생청국장을 그대로 먹게 되면 소화 효소제와 영양소를 동시에 섭취할 수 있어 아이들의 성장을 돕고, 노화나 성인병을 예방하며, 중년 남성에게는 체력을 증진시키고 피부를 윤택하게 만들어 준다.

클로렐라

클로렐라는 콜레스테롤 수치를 떨어뜨리고 간·신장 기능에 도움을 준다. 클로렐라는 움직이는 부유 미생물 녹조식물로서 그 안에는 성장 촉진인

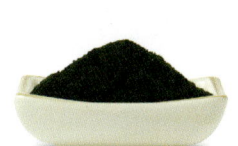

자(C.G.F)가 들어 있어 중독성 물질을 배출한다.

클로렐라의 C.G.F 성분은 세포 부활 효과가 크므로 유독성 물질에 손상된 세포를 부활시켜 준다. 그래서 농약, 중금속, 세제 등의 중독으로부터 해독시켜 주는 효과가 크다. 클로렐라의 세포 부활 효과는 음주 후 먹게 되면 숙취가 가시고, 속이 메스꺼운 증상도 사라져 술로 인한 간의 회복에 특효가 있다.

클로렐라에는 식물성 단백질·필수 아미노산·필수 지방산·복합 당질·비타민·미네랄·식이섬유소·엽록소·핵산·베타 카로테노이드·플라보노이드·류틴 등의 항산화제 식물성 영양 성분, 스테롤·감마 리놀렌산 등 천연의 식물성 영양소(40가지 이상)를 풍부하게 함유하고 있다.

샐러리

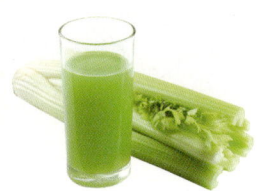

샐러리의 줄기 부분에는 비타민 A, 칼슘, 철, 카로틴, 비타민 C를 함유하고 있어서 뇌신경의 강화 및 혈액 순환을 활발하게 한다. 따라서 뇌신경을 강화해 주는 효과는 물론 정장·이뇨·강장 작용 등의 효과가 있다.

파슬리

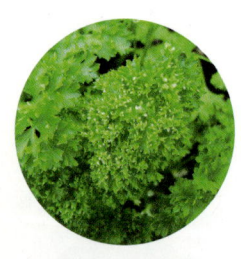

파슬리는 비타민 $A·B_1·B_2·C$, 인, 칼슘, 철 등이 많이 함유되어 있어 영양가 높은 야채이다. 특히 비타민 A와 칼슘이 풍부하고, 차조기 다음으로 철분이 많다.

생즙은 몸의 건강 유지에 필요한 영양소인 미네랄, 비타민이 많이 함유되어 있어서 육식을 많이 섭취하여 혈액이 산성으로 되기 쉬운 사람, 야채를 즐기지 않는 사람, 치아가 약해서 생야채를 먹지 못하는 사람은 꾸준히 장복하면 좋다.

파슬리 생즙은 빈혈인 사람에게도 유효하다. 장기간 복용하면 비타민 A·C의 작용으로 주근깨·기미 등을 없애고 거친 피부에 효과적이다.

파슬리의 성분은 혈관, 특히 모세관이나 동맥의 건강을 유지하는 효과가 있어서 갑상선이나 부신(副腎)의 기능을 정상화하는 데 필요한 산소대사에 없어서는 안 될 중요한 물질이다.

파슬리를 생즙으로 음용시에는 파슬리 단독 생즙보다는 당근 등 다른 야채와 충분한 양으로 혼합해서 섭취하는 것이 좋다.

인진쑥

인진쑥은 간의 열을 제거해 주고, 황달을 없애 주며, 간 기능을 개선해 준다. 인진쑥에는 간 기능을 활성화시켜 주는 영양 성분과 많은 활성 영양소, 비타민, 미네랄이 풍부하여 체내 독성 노폐물을 몸 밖으로 내보내어 간을 깨끗이 하고 해독 기능을 도와준다.

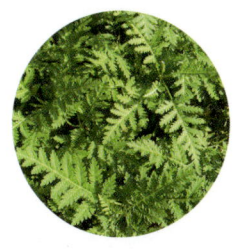

인진쑥에 함유된 양질의 섬유소와 탄닌의 흡수 작용은 대장의 수분 대사 조절 기능이 있어 묽은변을 해소시켜 주며, 장의 연동운동과 점액 분비를 원활하게 해 준다.

또 인진쑥은 여성의 이유 없는 만성적인 통증, 허리·어깨 결림의 원인인 냉기와 습기를 해소하는 데 도움이 되며, 피를 맑게 해 주고 혈액에 남아 있는 콜레스테롤을 줄여서 혈압 조절·어혈 해소·지방 분해 등에도 큰 도움이 된다.

인진쑥에는 비타민 A·B_1·B_2·C, 칼슘, 철분 등이 많다. 그 중 비타민 A는 쑥에서 그 모체인 카로틴이 존재하여 노화의 원인인 과산화지질 농도를 억제해 주고 노화를 방지하여 피부 미용에 도움을 준다.

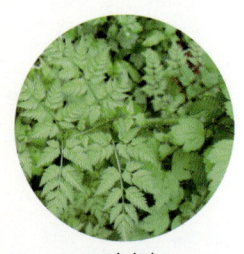
미나리

돌나물, 미나리, 씀바귀

간이 나빠졌을 때는 돌나물, 미나리, 씀바귀과의 생즙을 마시는 것이 좋다. 하루 1~2회 정도로 음용하되, 1회에 찻잔 1잔씩 마셔 주면 좋다.

부추

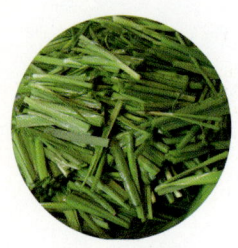

부추는 카로틴, 비타민 $B_2 \cdot C$, 칼슘, 철 등의 영양소를 많이 함유하고 있는 녹황색 채소이다. 부추 잎에 들어 있는 당질은 대부분 포도당 또는 과당으로 구성되는 단당류이며, 부추에서 나는 독특한 향은 유기 유황 화합물인 황화아릴이 주체로서 그 성분의 하나가 알리신인데, 이것이 비타민 B_1의 흡수를 크게 도와준다. 일반 비타민 B_1은 10mg 이하밖에 흡수되지 않지만, 부추에 들어 있는 활성비타민 B_1은 수백mg이나 흡수된다. 부추에 들어 있는 유황 화합물 성분이 소화를 촉진시키고 식욕을 증진시키며 땀을 나게 하여 열을 내리고 균의 번식을 막는다.

알로에

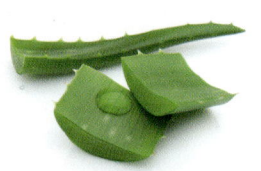

알로에의 효능은 간 유독 물질을 해독하고 손상된 간세포에 직접 작용하여 재생시키는 작용을 한다. 관절 보호, 이뇨 작용은 물론 살균력이 강해 중이염에 특효가 있다. 또 노화를 방지하며 알레르기 과민 반응을 줄이고, 손상된 혈관을 복원시킨다.

알로에에 함유되어 있는 알로인과 에모딘은 고비(입맛을 당기는 쓴맛)와 건위 작용으로 장 질환과 변비 치유에 특효가 있다. 알로에울신은 산, 알칼리, 열에 강하기 때문에 일반적인 환경 조건에서도 쉽게 변하지 않는 특성을 갖고 있다. 따라서 방사선 화상에 의한 피부 궤양과 위산에 의한 위궤양, 위산

노출에 의한 십이지장 궤양 등 소화성 궤양 치료에 효과가 있다. 알로에 주성분인 '엘로에틴'은 강력한 살균 효능이 있을 뿐 아니라 손상된 세포의 재생을 돕는 효능이 있어 위궤양 치료에 좋다.

김

김은 녹황색 채소와 함께 비타민 A의 가장 좋은 공급원이다. 베타카로틴의 양이 다른 식품에 비해 많고 그 외에도 리보플라빈, 나이아신, 비타민 C도 다량 함유되어 있다. 김에는 비타민 U가 양배추의 60배 이상 함유되어 있어 위염과 위궤양에 좋다.

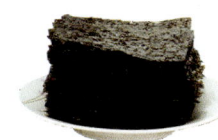

김은 10종의 아미노산 중 메티오닌 등 8개의 필수 아미노산이 골고루 풍부하게 들어 있고, 많은 미네랄을 함유하고 있다(인, 마그네슘, 나트륨, 칼륨, 규소, 철, 망간). 또 비타민 A가 많아 '톱신'이라는 단백질과 결합하여 '로돕신'을 만드는데, 톱신은 눈의 빛을 감지하는 성분이 있다. 비타민 A가 부족하면 빛에 대한 감수성이 나빠져 야맹증에 걸리기 쉽다.

브로콜리

브로콜리 속에 풍부하게 들어 있는 '셀레늄'은 노화를 촉진하는 활성산소를 중화시키는 작용을 하고 항암 작용이 탁월한 것으로 알려져 있다. 암 중에서도 주로 전립선암, 대장암, 폐암, 간암, 유방암, 췌장암 등에 효과가 크다. 특히 스트레스를 많이 받거나 환경오염 물질에 지속적으로 노출될 경우, 45세 이상부터는 셀레늄을 많이 섭취해야 한다. 그 밖에 셀레늄은 면역 체계를 강화해 질병을 예방하고 어린이 성장 발육을 촉진시키며, 고혈압과 심장병 등 각종 성인병 예방에도 효과적이다.

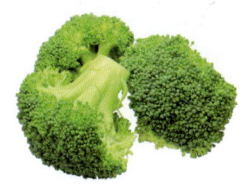

브로콜리에는 비타민 A가 풍부한데, 비타민 A는 피부나 점막의 저항력을 강화해 감기나 세균의 감염을 예방하는 효과가 있어 꾸준히 먹으면 질병을 예방할 수 있다. 특히 브로콜리 싹에는 비타민 A의 전구체인 베타카로틴이 다량 들어 있어 면역력 증진은 물론 야맹증에도 좋다.

또 브로콜리에는 비타민 C가 풍부한데 레몬의 2배, 감자의 7배나 더 많다. 빈혈을 예방하는 철분 함량도 100g 중 1.9mg으로, 야채 중에서 단연 으뜸이다. 이는 다른 야채보다 2배나 많은 양이다. 특히 브로콜리의 풍부한 식이섬유는 장 속의 유해 물질을 흡착해 몸 밖으로 배출시키는 작용을 하여 대장암 예방에 탁월한 효과가 있다.

우리 몸 속에 활성산소가 쌓이면 노화를 촉진하는데, 활성산소는 음식이 소화되고 흡수되는 과정에서 발생한다. 브로콜리는 활성산소를 억제하는 효능이 탁월하고 해독 작용도 뛰어나서 노화를 예방하는 효과가 크다.

시금치

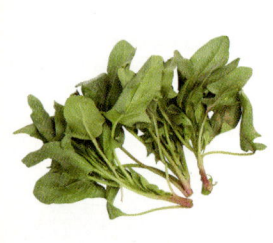

시금치는 철분이 많으며, 베타카로틴의 보고이다. 시금치에는 칼슘·인·철 등 무기 성분이 많고, 특히 철분 함량이 많아 빈혈 예방에 좋은 채소이다. 또한 비타민 A와 C도 다량 함유되어 비타민의 보급 식품으로도 매우 중요한 채소로 꼽힌다.

시금치는 잎이 부드럽고 섬유질이 적어 보혈, 식욕 증진제로서 매우 우수하여 환자용으로 이용되고, 변비·괴혈병 예방에도 효과적이다. 베타카로틴을 포함한 카로티노이드가 많고 암 예방 물질인 엽록소를 다량 함유하고 있기 때문에 암 발생의 위험을 낮출 수 있다. 또 사포닌과 질이 좋은 섬유소가 들어 있어 변비에 효과적이며, 혈액 순환을 활발하게 하며 조혈·지혈·고름을 없애고 갈증을 멎게 하여 혈기를 순조롭게 한다.

케 일

케일에는 단백질, 당질, 무기질, 비타민 A·B·C 의 함량이 매우 높으며, 특히 인체의 노화 방지와 체액의 산성화를 막는 칼슘이 많다. 또 기억력 증강과 피로 회복에 중요한 역할을 하며 소화 흡수에 영향을 미치는 비타민 B군이 풍부하다. 암이나 성인병의 원인인 활성산소를 제거해 주는 '멜라토닌' 항산화 물질이 채소 중 가장 많아 노화를 확실히 예방해 준다.

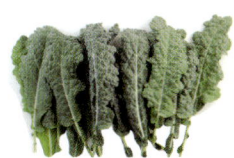

양배추의 원종인 케일은 어린 잎을 샐러드에 이용하기도 하지만 녹즙으로 다량 섭취하면 눈의 피로를 풀 수 있다. 케일 100g 중에는 비타민 A가 3300IU가 함유되어 있으므로 양배추에 함유된 비타민 A보다 약 100배 정도가 많다.

생녹즙은 엽록소나 섬유질로 장의 유해 물질 배설을 촉진하여 정장 작용을 한다. 비타민 C는 간의 기능을 높여 해독을 촉진한다. 따라서 케일은 간 기능을 향상시키고, 혈중 콜레스테롤을 저하시켜 고혈압을 개선한다. 혈당치를 정상으로 되돌리는 작용도 있다.

심장·소장에 좋은 식재료, '레드 컬러(Red Color)'

붉은색 음식은 심장에 좋다. 주로 여름에 나는 채소나 과일은 붉은색이 많은데, 이는 심장에 좋은 음식으로 심장 질환이 있는 사람은 여름 과일이나 채소를 많이 섭취하는 것이 좋다.

예를 들어 수박·토마토·자두·당근·붉은 고추 등 붉은색 음식은 심장을 맑게 하고 튼튼하게 해 주

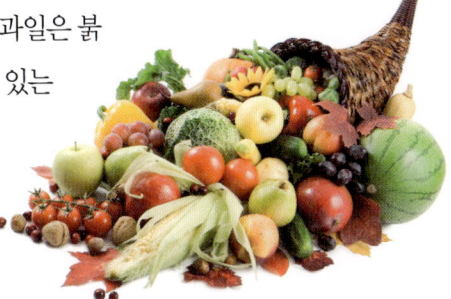

며, 혈액 순환을 원활하게 해 준다. 붉은 컬러의 채소나 과일들은 발암 물질을 수용성으로 만들어 몸 밖으로 내보내는 '폴리페놀' 성분과 암세포 성장을 억제하는 '폴라보노이드' 성분이 많아 면역력을 증가시키고, 음식 속에 들어 있는 빨간 색소인 '라이코펜(Lycopene)'은 혈관을 튼튼하게 하고 혈액 순환을 도와 동맥경화와 고혈압을 예방해 준다. 또한 열을 내려 노화 방지에도 좋다. 사람이 살아가면서 앓는 전체 질환의 80%는 심혈관계 질환이라고 한다. 5대 성인병이 고혈압·당뇨병·동맥경화·심장병·뇌졸중인데, 그 중 당뇨병을 뺀 나머지는 모두 심혈관계 질환이다.

『동의보감』에서 심장을 '열장'이라고 한다. 이는 곧 심장은 열 받는 것을 가장 싫어하고 열 받을 때 좋지 않다는 의미가 있다.

토마토

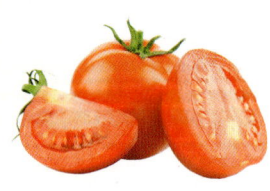

토마토는 채소 중 비타민 E를 가장 많이 함유하고 있으며 동맥경화에 좋다.

토마토의 가장 탁월한 성분은 '라이코펜'이다. 토마토의 붉은색을 내는 물질인 이 라이코펜은 세포의 대사에서 생기는 활성화 산소와 결합해 이를 몸 밖으로 배출하는 역할을 한다. 또 토마토의 '카로틴'은 눈의 이상 건조나 야맹증 등에 효과가 있고, 골격을 강화시킨다. 토마토의 '루틴'은 혈압 조절 효과로 혈압을 낮추는 역할을 하고, '시트릭산'과 '말릭산'은 소화 촉진과 이뇨 작용을, 비타민 B는 피로를 감소시키고 두뇌 발육을 도와준다.

토마토에는 비타민 A·B_1·B_2·K 등 갖가지 비타민이 포함되어 있어서 뇌세포 기능 촉진·식욕 증진·피부·신진대사 촉진·육식에 의한 유독 성분 중화 작용과 체내 산성도 유지 작용을 한다. 매일 3잔 이상의 토마토주스를 마시면 심장병이나 간염 등의 열성병(熱性病)을 피할 수 있다.

붉은 고추

고추는 키위보다 더 많은 비타민 C를 함유하고, 이는 체내에서 비타민 A로 변한다. 고추 성분의 하나인 '캅사이신'은 항암 효과가 탁월하며, 매운 음식이지만 오히려 위점막을 보호한다. 음식을 맵게 먹으면 위를 헐게 해 결국 암에 잘 걸린다는 속설과는 달리 매운맛이 오히려 위벽을 보호하고, 암 억제 효과가 있는 등 그 신비한 효능이 과학적으로 밝혀지고 있다.

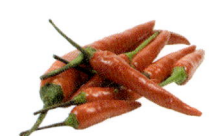

'캅사이신'은 고추의 매운맛 주성분이다. 고추에 함유된 캅사이신이 많으면 많을수록 맵다. 고추의 매운맛은 기운이 없을 때 몸에 활력을 불어넣는 역할을 한다. 입 안과 위를 자극해 소화액의 분비를 촉진시키고 식욕을 돋우기 때문이다. 또한 신진대사를 활발하게 해 체액 분비가 왕성해지고 혈액 순환에도 효과가 있다.

풋고추에는 비타민 A · B · C 등 다량의 비타민과 루테인, 베타카로틴, 무기질 등이 풍부하게 들어 있어 피로 회복에도 좋다. 고추의 비타민 C는 감귤의 9배, 사과의 18배나 된다.

그레이프프르트(자몽)

그레이프프르트에는 비타민 C와 베타카로틴이 많이 함유되어 있으며, 콜레스테롤 수치를 낮출 수 있는 물질이 함유되어 있다.

그레이프프르트는 잎에 광택이 있으며, 흰 꽃을 피우고, 황색 열매를 맺는 나무이다.

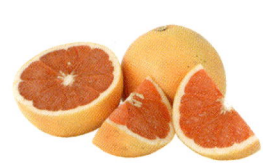

그레이프프르트는 오렌지나 레몬의 모양과 흡사한데, 오렌지나 레몬에 비하면 추출되는 향유량이 적다. 그레이프프르트는 중추 신경계의 밸런스를 잡아 주는 작용을 해 주어 스트레스, 우울증, 조울증을 안정화시켜 준다. 향유는 사람에게 행복감을 주며, 가벼운 최면 효과도 있다.

당근

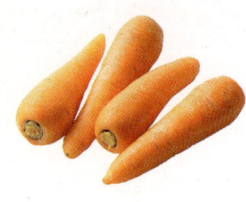

당근에는 '펙틴'과 '리그닌'이 있어 장 벽을 보호하기 때문에 설사를 멎게 하는 작용을 하고, '베타카로틴' 성분이 있어 폐암을 포함하여 담배와 관련된 암을 억제하는 데 좋은 채소이다.

혈중 콜레스트롤 및 변비를 예방해 주고 신경과민증, 천식, 폐기종, 특히 피부 질환 치료에 많이 이용된다. 강장·피로 회복에도 좋으며, 원활한 호흡과 위장이나 허파를 건강하게 해 준다. 당근주스는 빈혈, 병 후 회복, 식욕 증진 등에 좋은 식품이다.

심장이 약하거나 심장병이 있는 사람은 하루에 세 번 당근 한 뿌리씩을 장복하면 효과가 있다. 베타카로틴이 많이 들어 있어서 100g 정도면 1일 필요량으로서 충분하다.

당근은 샐러드, 카레라이스 등 단독으로 이용되기보다는 다른 재료와 함께 사용되는 경우가 많은데, 다른 채소와 함께 주스를 만들면 채소에 들어 있는 비타민 C를 파괴한다. 당근은 기름에 볶아서 먹으면 영양분의 파괴를 줄일 수 있다.

자색 양파

양파에는 주성분인 유화알린과 알리신, 비타민 A·B_1·B_2·C, 그리고 이

눌린 등이 있다. '알리신'은 장에서 비타민 B_1과 결합하여 알지아민으로 되어 비타민 B의 소화 흡수를 도와준다. 양파의 성분 중 비타민 A · B는 영양학적으로 중요한 성분이기도 하지만 특히 비타민 A는 정자의 생성에 필요하고 비타민 B_1은 성생활을 장악하는 부교감신경의 기능을 왕성하게 한다. 또한 모세혈관을 튼튼하게 보호하여 피의 흐름을 좋게 할 뿐만 아니라, 고혈압이나 동맥경화증의 예방과 치료에 도움을 주며, 콩팥의 기능을 증진하는 역할을 한다.

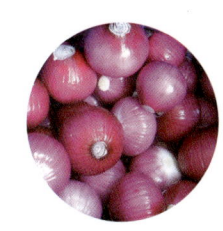

양파에는 '퀘르세틴' 이라는 성분이 있어서 기름진 육류에 포함된 불포화지방산의 산화를 막는 항산화 역할을 하고, 혈액 점도를 낮추어 피를 맑게 하며, 혈중 콜레스테롤 양을 낮춰 준다. 또 양파의 '페큐틴'은 혈액 속에 들어가 고밀도 콜레스테롤은 혈관 질환의 요인이 되는 저밀도 콜레스테롤을 줄여 이들 질환의 예방 역할을 한다. 양파를 장복하면 동맥경화증은 물론 심지어 노인성 치매를 예방해 주며, 항알레르기 성분으로 알레르기도 예방할 수 있다. 양파는 요즘 현대인들이 가지고 있는 병증의 하나인 혈압을 낮추어 주고 몸에 좋은 콜레스테롤 생성을 도와주는 역할을 한다.

딸기

딸기는 레몬보다도 더 많은 비타민 C를 함유하고 있으며 세포를 보호하고 산화를 방지한다. 과일 중 비타민 C가 가장 많은 편인데 사과의 10배, 귤의 1.5배에 이르는 비타민을 함유하고 있다. 하루에 10개 정도의 딸기를 먹으면 하루에 권장하는 비타민 C를 섭취할 수 있다.

딸기는 신진대사를 활성화시켜 피로 회복과 스트레스 해소를 도와주고 면역력을 향상시켜 준다. 또 각종 비타민과 유기산, 라이코펜과 같은 성분들이 콜레스테롤이 산화되는 것을 막아 혈액을 묽게 해 주기 때문에 혈액 순환을 돕고, 혈압을 낮추어 고혈압 증상과 동맥경화증을 예방해 주며, 세포와 혈관을 튼튼하게 해 주어 노화를 지연시키는 효과도 있다.

한의학에서 딸기는 해열과 가래를 삭이는 효능이 있어 감기에 걸렸을 때 나타나는 기침이나 고열에 효과가 있다고 본다. 딸기의 성분 중 '안토시니안'이라는 성분은 눈을 보호해 주는 역할을 하여 수험생이나 직장인들은 딸기 섭취를 하루 4개 정도만 해도 좋은 효과를 볼 수 있다.

팥

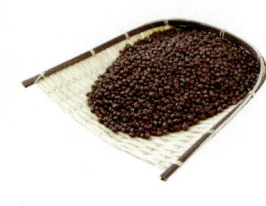

팥은 이뇨 작용이 뛰어나 신장에 좋다. 팥은 성질이 따뜻하고 맛은 달며 독이 없다.

팥에는 수분·탄수화물·단백질·섬유소·회분·지질·칼륨·칼슘·인·철·나트륨·비타민 B_1·비타민 B_2·나이아신 등이 들어 있으며, 탄수화물이 주성분으로, 전분이 대부분이다.

팥은 영양가가 매우 높은 곡물로, 피부를 보호하는 사포닌이 함유되어 있어 피부의 때와 모공의 오염물을 없애 아토피 피부염과 기미, 주근깨를 없애 준다. 팥의 이뇨 작용은 부기, 만성 신장염 등의 치료에도 효과적이다.

피하지방의 축적을 방지하는 비타민 B_1이 다량 함유되어 있는 이 팥은 다이어트에도 효과가 있으며, 순환기 계통의 질병에도 효과가 있다.

또 팥에는 섬유질과 여러 종류의 사포닌이 들어 있어서 장 기능을 원활하게 하여 변비를 치료하는 데도 좋다. 특히 각기병의 치료약으로도 널리 쓰이며, 말초 혈관을 튼튼히 하므로 당뇨병과 고혈압, 비만증의 예방 등에 치료 효과가 있다.

수박

수박의 성분은 90% 이상이 수분으로, 이뇨 작용과 관계 있는 아미노산이 많고, 씨에는 단백질과 지방이 많다.

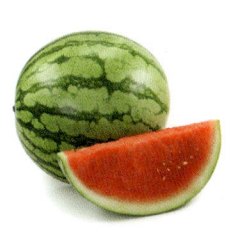

수박은 성질은 차고 달며 담담하고 독이 없다. 수분 94.5%·탄수화물 4.8g·칼슘 14mg·인 12mg·철 0.2mg·비타민 C 5mg으로 성분의 대부분은 알칼리이며, 비타민 A·B·C의 함유량이 많다.

수박에 들어 있는 '시트룰린(citruline)'과 '아르기닌(arginine)' 성분은 간에서 효소의 생성을 촉진시켜 주므로 혈압을 낮추고 알코올 분해를 촉진시키는 효과가 있다. 특히 '시트룰린'은 이뇨 작용을 하여 소변을 잘 보게 하는데, 껍질에 더 많다.

수박이 함유한 당분은 주로 과당으로, 풍부한 수분과 통리성이 우수하여 이뇨제로서 신장병·뇨도염·방광염 등에 효과가 있다. 다량으로 함유하고 있는 과당(fructose)과 칼륨은 신장 질환의 증상으로 나타나는 부종과 염증을 가라앉히는 효과가 있다.

사과

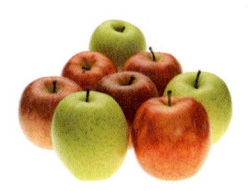

사과에는 비타민 A·B·C, 동화되기 쉬운 낭실, 사과산·구연산·주석산 등의 유기산, 풍부한 미네랄이 들어 있어서 혈액 정화에 좋다. 특히 사과산은 염증을 억제하고 간 기능을 높여서 해독력을 올리며 혈액을 정화한다. 또한 식물섬유인 펙틴과 미네랄인 칼륨은 변통을 좋게 하여 장을 정화하고 혈액을 깨끗하게 한다. 사과의 식물섬유에는 혈액의 콜레스테롤과 혈당을 낮추는 작용을 하는 '펙틴', 대변 작용을 원활하게 하는 '셀룰로즈', '리그닌', '헤미셀룰로즈' 등 유익한 섬유소가 포함되어 있다.

감

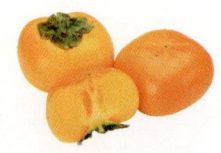

감은 포도당과 과당이 풍부하여 피로 회복에 좋고 비타민 A가 외부 세균을 차단하고 면역력을 높여 주어 감기 예방에 좋다.『본초비효』에 의하면 곶감은 숙혈(피가 마르는 것)을 없애고, 패혈·혈토·반위(구역질)·장풍(창자꼬임)과 치질을 다스리는 데 쓰여 왔다. 감에는 '타닌' 성분이 다량 함유되어 있어서 설사, 지혈, 고혈압 등 약리 작용의 효과가 있다. 감은 다른 과실보다 단백질과 지방·탄수화물·회분과 철분 등이 많고, 특히 칼륨의 함량이 많아서 먹으면 일시적으로 체온을 낮추기도 한다. 또한 감에 함유되어 있는 구연산은 청뇨, 근육 탄력 조장 등에 효과가 있어서 문화병 환자들의 애호를 받는 과실이다.

오미자

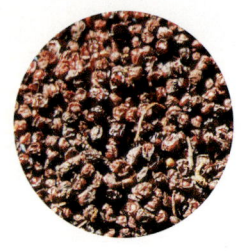

오미자의 성분은 단백질·칼슘·인·철·비타민 B_1 등으로 이루어져 있으며, 사과산·주석산·유기산이 많아 신맛이 강하고, 피로 회복에 도움을 준다. 오미자는 신맛이 가장 강한데, 한방에서 신맛은 땀의 배출을 억제하고 수분의 소모를 줄여 원기가 떨어지는 것을 예방하는 효과가 있다고 본다. 오미자차는 더위를 쫓고 열을 내리며 상체의 땀을 없애는 데 도움을 준다.

캐비어

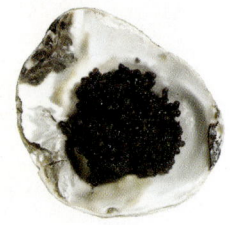

철갑상어의 알을 소금에 절인 캐비어는 고단백질이면서 DHA가 많아 노화 예방에 좋다. 특히 수술 후 빠른 회복을 위해 환자들이 많이 먹는데, 캐비어는 야채를 많이 섭취하지 못하는 추운 지방에서 결핍되기 쉬운 비타민 역할을 대신하기도 한다.

심장에 좋은 허브와 향신료

- **산사나무** : 심장의 혈액 흐름을 촉진시키고 심장 압박감을 해소시킨다.
- **곰파 잎(야생 마늘)** : 비타민 C가 많으며 동맥경화에 효력이 있다.
- **말오줌나무 열매** : 비타민 C, 미네랄 등이 많이 함유되어 있고 꽃은 면역 체계를 강화한다.
- **라벤더** : 혈액 흐름 촉진, 스트레스 감소, 신경 강화, 불면증에 도움을 준다.
- **산박하** : 숙면에 도움을 주며, 소화 장애에 효과적으로 작용한다.
- **쥐오줌풀** : 스트레스 감소와 수면에 도움을 준다. 우리나라의 쥐오줌풀 뿌리는 수면 시간을 연장시키고 자발 행동의 억제 · 수동적 회피 · 반응 억제 · 진정 작용이 있고, 항스트레스 위궤양 작용이 있다.
- **계수나무** : 심장에 압력을 가할 수 있는 헛배부름에 도움이 되며, 붓기를 가라앉히는 데 좋다. 계피는 신경을 흥분시켜서 혈액 순환을 촉진시키고, 몸을 따뜻하게 하며, 장내의 이상 발효를 억제하는 방부 효과도 있다. 계수나무의 부위 중 '계지'는 특히 심장을 강하게 하는 작용이 있고 혈액 순환을 촉진하므로 심장이 약한 사람에게 좋다.

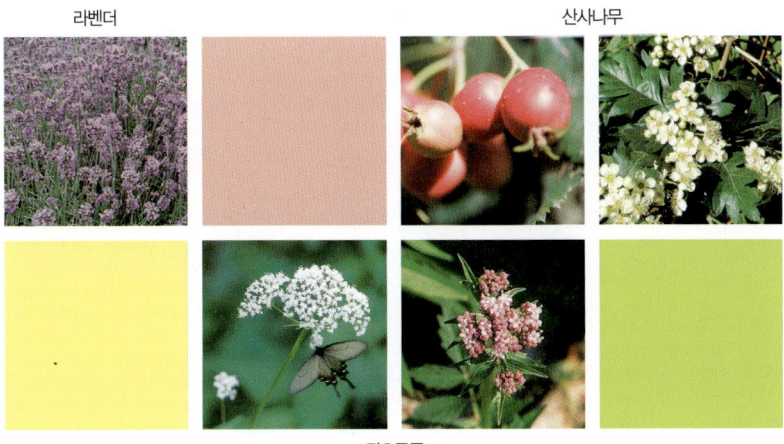

라벤더   산사나무

쥐오줌풀

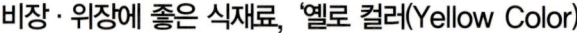

비장·위장에 좋은 식재료, '옐로 컬러(Yellow Color)'

노랑이나 황토색의 음식은 위장에 좋은 음식이다. 위장에 좋은 음식은 여름을 지나 가을 초에 나는 채소나 과일이 좋다. 호박이나 바나나, 벌꿀, 당근, 옥수수 등의 노란색 음식은 비·위장의 기능을 북돋워 주고 소화기 계통의 질환들을 비롯하여 영양 공급 및 배설이 이루어지지 않아 면역력이 약화된 경우와 성인병 예방에 좋다. 노란색 음식 속에 함유된 베타카로틴, 알파카로틴, 카로티노이드 성분이 항암 효과와 노화를 예방한다.

우리 몸의 기관 중에서 위장은 특히 민감한 곳이다. 조금만 스트레스를 받아도 쓰리고, 체하고, 특히 얼큰하고 자극적인 음식을 즐기는 우리나라 사람들에게 위장병은 자주 찾아오는 질병이다. 위장병에는 소화가 잘 되는 음식을 규칙적으로 먹는 것이 가장 중요한데, 자극적인 음식·커피·탄산음료·육류 섭취를 줄이는 것도 건강한 위장을 만드는 방법이다. 위장장애가 있다면 부드러운 아침식사를 준비하고 양배추나 감자, 율무, 호박 같은 위점막을 보호해 주는 식품을 꾸준히 섭취하는 것이 좋다.

단호박

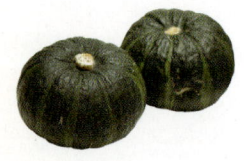

단호박에는 베타카로틴이 풍부하게 들어 있어 위점막을 보호하며, 항산화 작용이 뛰어나 위암을 예방하는 효과가 있다.

단호박은 수분이 대부분이지만 단백질, 칼슘, 인, 비타민 A·B_2·C 등이 들어 있다. 호박씨는 머리를 좋게 하는 레시틴과 필수 아미노산을 함유하고 있어서 두뇌 발달에 좋다. 호박씨 속의 지방은 동맥경화 예방 및 혈압 강화 작용을 하며, 바이러스와 항암 물질을 억제해 준다. 또한 비타민 A가 풍부해 저항력을 길러 줘 몸을 따뜻하게 해 주며, 감기에도 좋을 뿐만 아니라 냉증·보온 이외에 산후 부종·위점막 보호·신경통·화상·당뇨병·야맹증·각막 건조·장내 유해균 증식 억제·피부 미용·장 강화·다이어트·중풍 예방·불면증·기억력 감퇴·해독제·부종 등에 좋다.

늙은 호박

호박의 주성분은 당질이지만 비타민 A와 식물성 섬유가 풍부하고, 비타민 B_1·B_2·C, 칼슘, 인 등이 균형 있게 들어 있다. 이는 늙은 호박에 풍부한 성분이다. 비타민 A와 C는 점막을 튼튼히 하고, 감기에 대한 저항력을 길러 주며, 몸을 따뜻하게 하기 때문에 냉증이 있는 사람에게 더욱 좋다.

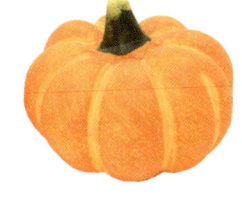

또 호박은 산후 부기를 내리는 데 특효다. 산후 부기가 잘 빠지지 않는 사람에게 호박만큼 유효한 채소는 없다. 또 당뇨로 인한 부기에도 좋다. 호박에 들어 있는 펙틴은 식물성 섬유로, 이뇨 작용이 있어 담석증 예방에도 큰 효과가 있다.

특히 늙은 호박씨에는 매우 질 좋은 불포화지방산이 있어 동맥경화를 예방하고 혈액 순환을 좋게 하여 그 가치가 더욱 높다. 또 필수 아미노산이 풍부해 간을 보호하는 데도 좋다.

양배추

양배추는 수분 함량이 많지만 단백질, 당질, 무기질, 비타민 A·B_1·B_2·C 등이 상당량 함유되어 있다. 필수 아미노산의 일종인 라이신은 영양 가치가 높아 뇌세포의 기능을 활발하게 하여 지능지수를 높여 어린이의 기억력

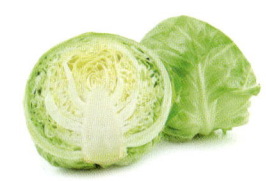

을 향상시켜 준다. 양배추에 함유된 풍부한 섬유질은 변비를 해소하고, 콜레스테롤을 배출시킨다.

양배추에는 항궤양 성분인 비타민 U가 들어 있어 위를 보호한다. '비타민 U'는 다른 야채에 거의 없는 양배추만의 비타민이라고 할 수 있다. 위궤양이 있는 사람이라면 매일 양배추즙을 마시면 효과를 볼 수 있다.

그 외에 양배추는 유방암 발병 억제·골다공증 예방·피부노화 방지 효과가 있고, 항궤양성 비타민 U를 함유하고 있어 생즙을 먹으면 위궤양에 효과가 있다. 빈혈, 위장 장애, 당뇨병 등에도 효과가 있다.

말린 밤

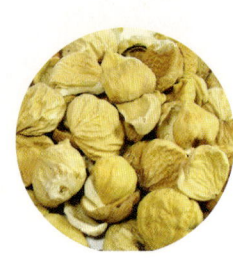

말린 밤은 신장의 특효약이다. 생밤은 강정제, 알코올 분해·산화하는 작용이 있어서 술안주로 많이 사용된다.

굵은 씨알 속에 담겨 있는 밤은 탄수화물, 지방, 단백질, 비타민, 미네랄 등 5대 영양소를 고루 갖춘 완전식품이라 해도 손색이 없을 만큼 영양이 풍부하다.

밤 100g의 영양 가치를 분석한 자료에 따르면 비타민 B_1의 함량은 쌀의 4배나 되며, 인체의 성장과 발육을 촉진시키는 비타민 D도 많다. 특히 밤의 비타민 C는 토마토에 맞먹을 정도로 풍부하다. 게다가 껍질이 두껍고 전분으로 둘러싸여 있어서 뜨거운 열을 가해도 쉽게 파괴되지 않는다. 그래서 밤은 과일과 채소가 귀한 겨울철이면 중요한 비타민 C의 공급원이 된다.

밤을 말려 약용으로 이용하는 황률(황밤)은 위장과 비장 그리고 신장을 튼튼히 해 주며 혈액 순환을 돕고 지혈 작용을 한다. 황률에 두충을 함께 넣고 달여 먹으면 훌륭한 정력제가 된다.

계피

계피는 혈액 순환을 촉진시켜 몸을 따뜻하게 해 주고, 몸의 노폐물과 바이러스를 배출시켜 준다. 계피는 녹나무과에 속하는 상록수인 계수나무의 껍질을 말린 것이다.

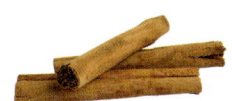

계피는 달고 맵고 신맛과 향기를 지닌 가장 오래된 향신료 중 하나이다. 음식에 넣으면 단맛을 더 높여 주기 때문에 설탕이 든 케이크, 푸딩, 쿠키나 사과잼에 계피 분말을 뿌리기도 한다.

계피는 성질이 따뜻하고 독이 없는 약재이다. 계피의 주성분은 '계피유'라고 하는 정유(Essential oil)로, 신나믹 알데히드(Cinnamic aldehyde), 캠펜(Camphene), 시네올(Cineol), 리날로올(Linalool), 오이제놀(Eugenol) 등이다. 이들 성분의 주요 기능은 위장의 점막을 자극하여 분비를 왕성하게 하고, 위장의 경련성 통증을 억제하며, 위장관의 운동을 촉진하고, 가스를 배출, 흡수를 좋게 하기도 한다. 또한 계피는 신경을 흥분시켜서 혈액 순환을 촉진시키고 몸을 따뜻하게 하며, 장내의 이상 발효를 억제하는 방부 효과도 있다.

아보카도

아보카도는 악어의 등처럼 울퉁불퉁한 껍질 때문에 '악어배'라고도 불리는 과일이다. 영양이 뛰어나고 버터처럼 부드러워 샐러드나 초밥 등에 많이 활용된다.

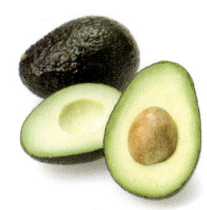

아보카도는 비타민 E가 풍부한 과일이지만 30% 정도의 지방과 그 외 많은 양의 탄수화물, 단백질이 들어 있어 귤이나 사과처럼 자주 먹는 것은 좋지 않다.

아보카도는 '숲에서 나는 버터'라고 할 정도로 지방이 많은 과일이다. 그러나 지방의 80%가 필수 불포화지방산으로서 불포화지방산에 함유되어 있는 리놀산이 피부 건조, 불임, 콜레스테롤 혈증에 좋은 작용을 한다. 또한 지용성 비타민 E가 특히 풍부하여 노화 방지에 효과가 있으며, 질 좋은 단백질과 여러 종류의 필수 아미노산(메티오닌, 트립토판, 리신) 등을 비롯하여 칼륨, 칼슘, 비타민 A · B · C 등이 풍부해 건강 증진에 좋다. 이외에 터틴, 페놀 등과 같은 항산화 작용은 암을 유발하는 활성산소를 격퇴하는 효과가 있다.

귤

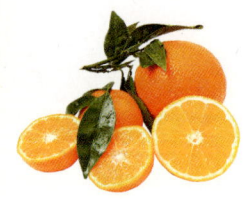

귤은 비타민이 풍부해 면역력을 높여 주고 구연산이 들어 있어 피로 회복을 도와 감기 예방에 좋은 과일이다. 귤은 컬러 푸드 중 '옐로 푸드'에 속하는 과일이다. 옐로 푸드의 노란색은 카로티노이드 계열의 색소 때문인데, 귤에는 베타카로틴이 풍부하게 들어 있어 이 색소가 풍부하고, 따라서 밝은 노란색을 띠게 되는 것이다. 베타카로틴은 비타민 A의 전구체로, 사람의 몸 속에서 비타민 A로 변하게 된다. 비타민 A는 지용성 비타민으로, 독성 화학 물질이나 흡연으로 인한 피해를 막아 주며, 면역력 증진 및 시력 보호와 항산화 효과 등의 기능을 가지고 있다. 베타카로틴은 뛰어난 항산화제로, 장에 특히 좋아 지친 장 기능을 활성화시킨다. 장이 좋아지면 소화가 잘될 뿐만 아니라 몸의 부기가 빠지고 피부가 고와지는 효과까지 덤으로 얻을 수 있다.

특히 귤에는 '베타크립토키산틴'이라는 카로티노이드 색소가 풍부하게 들어 있는데, 이는 발암 억제에 탁월한 효과를 지닌 것으로 알려져 있다.

유자

유자는 레몬보다 3배의 비타민 C를 함유하고 있어 감기와 피부 미용에 좋고, 노화와 피로를 방지하는 유기산이 풍부하다. 유자차는 몸을 따뜻하게 해 주어 땀을 배출시키는 작용을 하고 기관지 천식이나 기침, 가래에 효과가 있다.

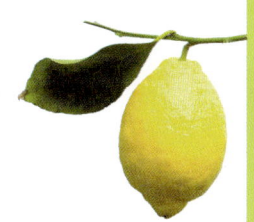

유자의 일반 성분 중 다른 과일에 비해 많은 것은 '칼슘'이다. 함유량이 가장 많은 레몬과 비슷한 100g당 49mg으로서 사과, 바나나 등보다 10배 이상 많다. 따라서 유자는 어린이의 골격 형성과 성인의 골다공증 예방에 매우 유익한 식품이다.

찹쌀

찹쌀은 위를 튼튼하게 만들고 소화 흡수가 잘 되어 위장병이 있는 사람에게 좋은 재료이다. 찹쌀은 성질이 따뜻해 위가 차서 소화가 잘 안 되는 사람에게 좋다.

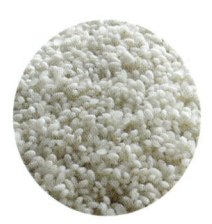

주성분은 수분이 13.2%이고 당질 74.7g, 단백질 8.7g, 지방 1.2g, 섬유질 1.2g, 회분 1.0g, 인 250mg, 칼슘 42mg, 철 1.3mg, 비타민 B_1 0.03mg, 비타민 B_2 0.15mg, 니아신 5.7mg 등이 들어 있다.

찹쌀은 비위의 기능을 튼튼히 하고 양기를 도우며, 기아를 견디게 하나 조금씩 자주 먹는 것이 좋다. 위장이 약해 설사가 심하면 콩을 조금 넣어 죽을 쑤어 먹으면 더욱 효과를 볼 수 있다.

찹쌀미음은 오랫동안 설사하던 환자에게는 지사제 역할을 하며, 마시는 링거 역할도 겸하여 위궤양으로 동통이 있을 때에는 연한 식품으로서 위점막 보호약이 된다.

율무

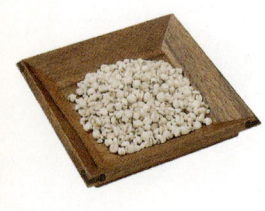

율무는 소화가 잘 되므로 위가 약한 사람에게 좋다. 또 율무에는 진통·소염 작용이 있기 때문에 위염뿐 아니라 소화성 궤양 환자에게도 효과가 있다. 소화력이 좋지 않다면 평소 율무차를 꾸준히 마실 것을 권한다.

율무의 주성분은 전분이 대부분이며, 그 외 단백질·칼슘·인·비타민 A와 비타민 B·게르마늄 등을 함유하고 있다.

율무에는 비타민 E와 양질의 단백질이 많이 들어 있어 세포에 활력을 주고, 노폐물을 배출하는 기능이 강하다. 게르마늄 성분은 각종 바이러스를 억제하고 항암 작용을 도우며, 단백질 분해 효소가 암세포를 녹여 항암 작용을 한다. 율무차를 꾸준히 마시면 암이 악화되는 것을 막고 담낭이나 방광의 결석을 녹이는 효과까지 있다. 또한 피부를 부드럽게 하고 기미·주근깨를 완화시키며, 칼로리가 낮고 이뇨 작용을 도와 다이어트를 하는 여성의 미용에도 효과적이다.

꿀

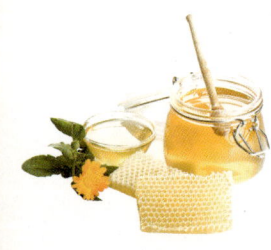

꿀에는 포도당, 과당과 같은 당분 외에 단백질, 미네랄, 비타민 B_1·B_2·B_6·E, 아미노산 등이 다양하게 들어 있는 영양 식품이다. 소화가 잘 되기 때문에 위가 약한 사람에게 좋다.

꿀은 단당체인 과당과 포도당으로 구성되어 있어서 위에서 소화 과정을 거치지 않고 바로 체내로 흡수되어 위에 부담을 주지 않는다. 벌꿀은 꽃가루 특유의 비타민, 단백질, 미네랄, 방향성 물질, 아미노산 등의 성분을 지니고 있기 때문에 '살아 있는 식품'이라고 하며, 포도당과 과당에 의한 피로 회복 효과는 없는 것이 벌꿀의 특징이다.

감자

감자에는 감자분이 들어 있어서 위의 점막을 보호하는 효과가 있다. 위산이 적은 아침시간에 점막을 튼튼하게 해 주는 감자를 생으로 갈아서 즙을 내어 마시면 위궤양 치료 및 예방에도 좋다. 특히, 감자는 아침 식전에 공복에 마셔야 효과가 더 좋다.

감자에 들어 있는 비타민 C는 혈액을 맑게 하고 모세혈관까지 잘 순환시켜 주어 고혈압과 암을 예방 치료해 준다. 감자는 점막을 튼튼하게 해 위의 기능이 약하거나 위염, 위궤양 등이 있는 사람에게 좋다. 특히 '알기닌' 이라는 성분이 위벽에 막을 만들어 위를 보호해 준다. 또 감자에는 칼륨이 풍부하여 소금 독을 해소하는 역할을 한다.

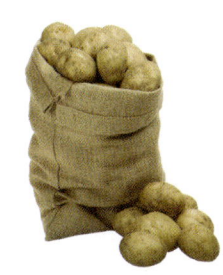

보리

보리는 위궤양을 억제한다. 특히 스트레스로 인한 각종 궤양에 효과가 있다. 보리에는 식이섬유로서 베타글루칸(β-glucan)의 함량이 높아 체내 혈중 콜레스테롤 수치를 저하시켜 심장 질환을 예방하며, 지방의 축적을 억제하는 등 성인병 예방에 탁월한 효과가 있는 식품이다. 특히 도정한 보리쌀에도 베타글루칸은 거의 소실되지 않고 그대로 남아 있는 특성이 있다. 보리는 식이섬유가 쌀보다 10배나 많이 함유되어 있어 장 운동을 도와준다.

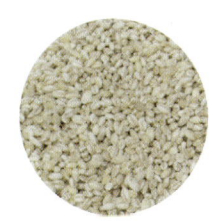

두부

두부에는 레시틴, 이소플라본 등 악성 콜레스테롤을 낮추는 생리 활성 물질이 많이 들어 있어 성인병을 예방하는 데 효과적이다. 특히 밥과 두부를 함께 먹으면 쌀에 부족한 필수 아미노산인 '리신'을 보충할 수 있어 더욱 좋다.

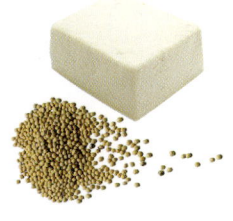

두부의 주원료인 콩의 40%를 차지하는 단백질과 필수 지방산은 뇌에 에너지를 공급하고 신경세포 성장에 도움을 준다. 특히 두부에 풍부한 레시틴은 신경 전달 물질을 이루는 주요 성분으로, 기억력을 높이는 작용을 한다. 두부에 들어 있는 단백질과 칼슘은 인체의 뼈와 근육을 이루는 성분으로, 성장기 아이들에게 매우 중요한 영양소다.

두부의 '이소플라본'은 에스트로겐이 부족할 때는 에스트로겐을 생산하지만, 체내에 에스트로겐이 과다할 경우에는 그것을 억제하는 성질이 있다. 에스트로겐을 조절해 에스트로겐 과다로 인해 생기기 쉬운 유방 골다공증 및 난소암을 예방한다. 또한 이소플라본과 리놀레산은 심혈관 질환을 예방하는 데에도 효과가 있다.

고구마

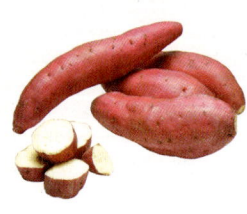

고구마에는 탄수화물, 조섬유, 칼슘, 칼륨, 인, 비타민 A의 전구체인 베타카로틴과 비타민 C 등이 들어 있는 대표적인 알칼리성 식품 중의 하나이며, 소량의 지방·비타민 B_2 등도 들어 있다. 또 고구마에는 항산화 작용을 나타내는 폴리페놀 화합물인 클로로겐산과 배변에 도움을 주는 수지배당체(고구마를 자르면 하얗게 나오는 진)가 들어 있다.

고구마는 위를 따뜻하게 하고 오장을 살찌게 한다. 또 위장을 맑게 해 주지만 녹말 성분이 체내에 들어가 당분으로 전환되므로 당뇨병환자는 적게 먹는 것이 좋다. 고구마에는 혈중 콜레스테롤을 낮추는 약인 콜레스티라민과 유사한 효과를 나타내는 성분이 있으며, 수지배당체가 배변을 도와주므로 변비 예방 및 치료에 매우 효과적이다. 껍질채 고구마를 찌거나 삶아서 먹으면 탈도 나지 않는다.

노루궁뎅이버섯

노루궁뎅이버섯에는 염증을 없애 주는 '올레아놀릭산(Oleanolic Acid)'을 함유하고 있어 위염 예방과 치료에 좋으며, 위점막 세포의 면역력을 증가시켜 위를 건강하게 한다.

노루궁뎅이버섯에 풍부하게 들어 있는 올레아놀릭산은 위산으로부터 위와 식도의 상피 세포를 보호하여 염증을 일으키지 않게 하여 역류성 식도염을 근본적으로 예방하고 치료하는 데 큰 도움을 준다. 또 위와 장의 기능을 개선시키고 염증을 가라앉히는 작용을 한다.

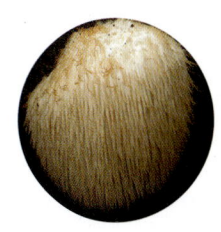

연 근

연근의 주성분은 당질이며, 대부분 녹말로 이루어져 있다. 아미노산으로는 아스파라긴, 아지닌, 티록신, 레시틴, 펙틴, 비타민 B_{12}, 인지질, 탄닌(갈변, 소염 작용) 등이 함유되어 있다. 약리 작용으로는 갈증 해소 및 코피 치료, 신위 및 설사 예방, 고혈압 예방(연화예), 지혈제(연잎)에 좋다.

연근을 자르면 가는 실과 같은 것이 엉겨서 끈끈한 것을 볼 수 있는데, 이것은 '뮤신(mucin)'이라는 물질이다. 뮤신은 당질과 결합된 복합 단백질인데, 세포의 주성분인 단백질의 소화를 촉진하여 체내에서 헛되지 않게 활용하는 작용이 있다. 연근의 강장·강정 작용은 뮤신의 이 작용이 크다.

연근을 잘라서 그대로 두면 자른 자리가 검게 되는데, 이는 탄닌과 철분 때문이다. 민간요법 등에서 연근을 천연의 건위제 등으로 일컫는 것은 위궤양 등의 상처에 이 탄닌이 작용하여 지혈시키기 때문이다. 또 탄닌에는 해독 작용이 있고 뮤신에는 위벽을 보호하는 작용이 있기 때문에 연근은 숙취 예방에 가장 좋은 식품이라고 할 수 있다.

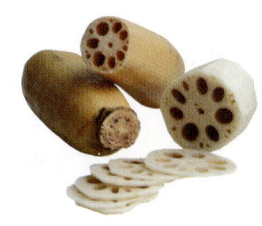

국화차

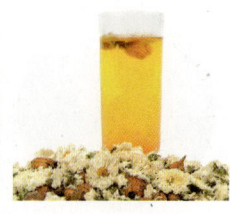

『본초강목』에서 국화는 오랫동안 복용하면 혈기에 좋고 몸을 가볍게 해 주며 쉽게 늙지 않도록 한다고 하였다. 국화차는 위장을 편안하게 해 주며 오장을 돕고 사지를 편안하게 해 준다.

국화에는 비타민 A · B_1, 콜린, 스타키드린, 아데닌 등이 함유되어 있어서 해열, 해독, 진통, 소염제, 감모, 발열, 두통, 현기증, 귀 울림, 눈병, 종양의 통증 완화 등에 이용된다.

위장에 좋은 과일
딸기, 사과, 포도, 복숭아, 배, 자두, 오렌지, 자몽, 망고, 파인애플 등

폐 · 대장에 좋은 식재료, '화이트 컬러(White Color)'

폐는 '가을'에 해당되며, 색깔로는 '흰색' 컬러이다. 한의학에서 매운맛은 폐의 기능을 좋게 한다고 한다. 그래서 폐에 좋은 음식은 가을에 나는 채소와 과일이라고 할 수 있다.

음식에서 흰색을 내는 색소에 들어 있는 안토그산틴, 플라보노이드 성분은 체내 산화 작용을 억제하며 유해 물질을 체외로 방출시키고, 몸 속에 들어오는 바이러스와 세균에 대하여 저항력을 길러 준다. 실제로 무와 도라지 · 콩나물 등은 폐와 기관지에 좋은 음식으로, 환절기에 감기를 예방해 주고 호흡기가 약한

사람들에게 좋다.

은 행

은행은 폐의 기운을 맑게 하고 기운을 북돋워 준다. 지방·단백질·당질 등이 주성분이며, 비타민 A·B_1·B_2·C, 칼륨, 칼슘, 인, 철분 등이 많이 함유되어 있다. 또 레신틴, 아스파라긴산, 에르고스테롤 등이 함유되어 있어 가래와 천식에 좋은 식품이다.

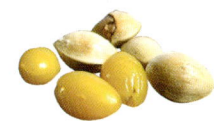

복숭아

복숭아는 폐의 기운을 좋게 하고 기침을 멎게 한다. 특히 담배의 니코틴을 제거하는 효과가 있어 흡연자에게 좋다.

복숭아에는 비타민 A와 CRK가 다량 들어 있으며, 펙틴질이 풍부한 알카리성 식품이다. 단맛이 강하게 느껴지지만 실제 당분은 10% 정도로 적다. 다량의 단백질과 아미노산을 함유하고 있고, 식이섬유가 다량 들어 있어 배변을 촉진, 변비 치료 및 대장암 예방에도 효과가 있다. 복숭아에 들어 있는 '폴리페놀류'는 항산화 작용·악취 제거·혈중 콜레스테롤 저하·발암 방지·항균 작용을 하며, '이마그달린' 성분은 한방 약재의 유효 성분으로 기침을 멎게 하고 신경 안정 작용을 한다.

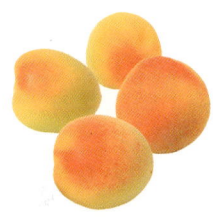

동충하초

동충하초는 폐를 강화하고 담과 가래를 삭이는 효과가 있다. 기침을 멎게 해 주어 폐결핵, 진해, 거담 등의 치료에 사용된다. 또 신장 기능 강화와 원기를 북돋워 준다.

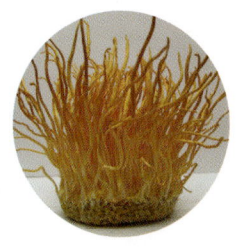

동충하초는 수분 10.84%, 조지방 8.4%, 조단백질 25~30%, 탄수화물 28.9%, 회분 4.1%로 구성되어 있다. 단백질 중에는 우리 몸에 필요한 17종의 아미노산이 포함되어 있으며, 지방 성분으로는 포화지방산이 13%, 불포화지방산이 약 82.2% 함유되어 있다.

악성 빈혈과 정신 집중 강화 등의 뇌 활동에 관여하여 신경계와 간 보호 기능을 갖는 비타민 B_{12}는 약 100m당 0.29mg 함유되어 있다. 또 동충하초에는 약 7% 정도의 '크디세핀산'이라는 항생 물질과 '폴리사카라이드'라는 충초다당체가 함유되어 있어 체내 면역력과 혈액 순환을 원활하게 하며, 각종 질환의 예방과 개선에 도움을 준다.

황기

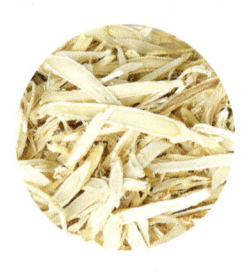

황기는 폐의 면역 기능을 강화하는 대표적인 약재이다. 황기는 플라보노이드, 알카로이드, 당류, 아미노산, 콜린, 베타인 등이 풍부하게 들어 있는 약초다.

플라보노이드, 인, 알카로이드는 몸의 신진대사와 수분 배출, 노폐물 배설이 잘 되도록 돕는다. 그 밖에 교질, 점액질, 전분, 자당, 포도당, 섬유소, 비타민 B 등도 함유되어 있다.

성질이 따뜻하고 독이 없으며 단맛이 나는 황기는 인삼과 더불어 기를 보하는 대표적인 약재다. 양기가 원활히 순환하여 몸 안의 불필요한 수분을 밖으로 배출시키고, 종기 등을 치료하기도 한다.

황기는 식은땀을 그치게 하는 효과가 있어서 땀을 많이 흘리는 사람에게 탁월한 효능이 있다. 또 소화기, 호흡기 기능의 허약 증상을 개선하고 강장 작용을 한다.

감초

감초는 진해, 거담에 효과가 있다. 또 식욕 부진, 묽은변, 심장의 혈기가 부족해 맥박이 고르지 않고 가슴이 뛰는 증상에도 좋다. 감초는 폐기를 보해 기침을 멈추며 열을 내리고 새살이 잘 돋아나게 한다. 약리 실험에서 해독 작용, 강심 작용, 간 보호 작용, 항궤양 작용, 진정 작용, 진해·거담 작용, 항알레르기 작용, 항암 작용, 위 산도 조절 작용, 콜레스테롤 배설 촉진 작용 등이 있다.

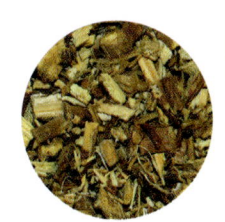

감초에 들어 있는 '글리시리진'은 콜레스트롤을 감소시키고, 담습산을 저하시켜 주며, 대장암을 억제해 준다. 또한 '칼콘' 성분은 암 손상 물질이 증식하는 것을 억제해 암세포를 억제해 준다.

감초를 장기간 과다 복용하는 경우 고혈압, 부종, 칼륨 손실을 초래할 수 있다. 임산부나 간·신장의 기능이 좋지 않을 때는 감초 과다 복용을 주의해야 한다. 감초를 과용하면 남성 호르몬 분비가 감소하여 성기능 장애가 나타날 수 있다.

인삼

인삼은 폐경과 비경에 작용해 기를 보하는 대표적인 약재로, 폐기능이 약화돼 호흡이 가쁠 때 사용한다. 당삼(黨參)은 호흡 기능을 강화시키며, 기침과 호흡이 짧고 음성이 낮은 증상을 해소시킨다.

인삼에 함유하고 있는 폴리 다당체들 중에는 다른 한약 동식물 등에는 없는 항종양 활성, 면역 조절 활성, 혈당 조절 활성 등이 있는 것으로 밝혀졌다. 인삼에는 '배당체'라는 혼합물과 인삼의 고유 향기 성분인 파나센(panacen)·폴리아세틸렌계 화합물·함질소는 인슐린과 같은 작용을 한다. 플라보노이

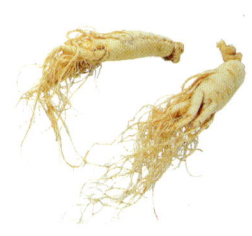

드는 인삼의 줄기와 잎에 함유되어 있는데, 비타민 B 복합체와 니코틴산·판토텐산·폴산·비오틴 등과 망간·구리·바나듐·코발트·비소·게르마늄·인·알루미늄·니켈 등이 들어 있다. 인삼의 사포닌은 고지혈증을 개선하고 혈압을 상승시키는 성분과 낮춰 주는 성분이 함께 작용해 혈압이 높은 경우에는 낮춰 주고 낮은 경우에는 올려 주어 혈압을 정상화시킨다.

인삼은 간 기능 회복 효과가 있고, 간에서 콜레스테롤 대사를 촉진하고 알코올의 체내 대사 및 배설을 촉진함은 물론 알코올로 인한 간 손상을 막아 준다. 인삼은 혈당 강하 작용과 당뇨병에 유효한 인슐린 유사 물질인 '함질소' 성분이 들어 있어서 당뇨병 환자에게 도움이 된다. 인삼에 들어 있는 성분 중에는 암세포 증식 및 성장을 억제하는 효과가 있는데, 인삼 추출물을 항암제와 함께 투여했을 경우 항암 효과가 증진되었다는 연구 결과가 있다. 인삼은 몸 안에서의 지방 대사를 개선시켜 동맥경화를 예방하고 혈중 콜레스테롤을 억제한다.

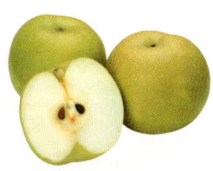

배

배즙을 마시면 갈증을 멈추고 폐를 원활하게 한다. 또 열을 내리게 하고 긴 기침과 가래에 효과가 있다.

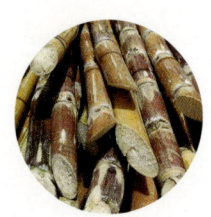

사탕수수

사탕수수를 짜서 마시면 폐에 진액을 보충하여 열을 식힌다. 사탕수수는 약간의 차가운 성질을 갖고 있으며, 폐와 대장의 기능을 활발하게 해 준다.

사탕수수는 심장 박동수 증가 등을 정상적으로 만들어 주는 안정제 역할은 물론 폐와 대장의 기능이 약하고 자주 불안하며 긴장하는 사람들이 먹으면 진정 효과가 아주 뛰어나다. 사탕수수에 있는 당 성분은 '감완'이라고 하는데, 몸을 이완시켜 주고 숙취 해소와 딸꾹질, 피로 회복에 좋다.

파

파는 비타민이 풍부하여 면역 기능을 강화시켜 호흡기 질환 예방에 효과적이다. 파의 매운 성분은 혈액 순환을 촉진시켜 땀 배출을 원활하게 해 준다. 파 뿌리를 달여 먹으면 콧물과 오한이 날 때 효과적이다.

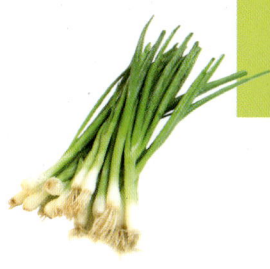

무

기침이 심할 때 무를 강판에 갈아 무즙을 마시면 기침을 멎게 한다. 또한 무는 거담 작용이 있기 때문에 가래가 심할 때도 효과가 있다.

무에 함유되어 있는 효소로는 전분 분해 효소인 아밀라아제의 일종인 '디아스타제'가 가장 풍부하고 이외에 산화 효소, 체내에서 발생하는 과산화수소를 분해하는 '카탈라아제' 등의 효소가 풍부하다.

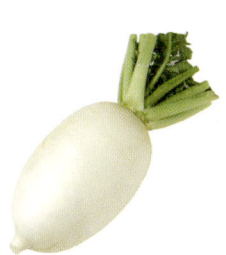

무에는 많은 소화 효소가 있어서 강력한 소화제로 이용되며, 니코틴 독을 씻어 주는 해독 작용이 있어서 흡연자에게 필수적이다. 다량의 효소 성분 외에 비타민 A·C 같은 영양소가 있어 출혈, 종기에 효과적이다. 무즙은 소염 작용이 있어 현기증에도 효염이 있고, 신진대사를 도와 하반신 혈액 순환을 촉진한다.

무의 풍부한 수분과 비타민 C는 기침을 멎게 하며 담즙과 함께 작용하여 담석을 녹여 준다. 위산 과다, 복통, 대하증, 신장염, 류머티즘, 백일해, 천식 등에도 좋다.

도라지

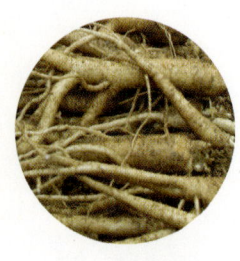

도라지는 기침을 가라앉히는 사포닌 성분이 들어 있어 폐와 기관지 등 호흡기 기능을 강화한다. 도라지 뿌리에는 풍부한 칼슘과 섬유질, 철분을 비롯하여 사포닌, 무기질, 단백질, 비타민 등이 들어 있는 우수한 알칼리성 식품으로, 예부터 폐 기능 활성에 쓰였다.

도라지는 뱃속의 냉기는 물론 한열을 없애 주는 역할, 인후의 보호 작용 등 여러 가지 질환에 약으로 쓰였다. 일반적으로 기침이나 천식·가래 등을 삭이는 거담·진해 작용에 효과적이다. 또 이뇨 완화·해독 작용이 뛰어나 소변이 잘 나오지 않을 때나 신장염·신장 결석·백일해·부인병·산후복통·신경쇠약·장염·두통·축농증과 같은 질병 예방과 치료에도 사용된다.

모과

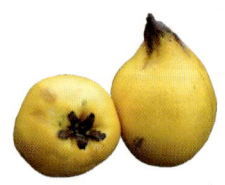

모과에는 사포닌, 구연산, 비타민 C 등이 들어 있어서 피로 회복과 감기 예방에 효과적이다. 특히 목감기에 좋다.

모과에는 유기산인 사과산, 주석산, 구연산, 비타민 C 등이 함유되어 있어서 신맛을 낸다. 모과 표면의 끈끈한 것은 '정유'로, 모과의 향을 더해 주는 성분이다. 모과의 성분은 당분이 약 5% 정도이며, 주로 과당이다. 모과는 칼슘·칼륨·철분도 풍부하게 들어 있는 알칼리 식품인데, 모과의 당분은 혈당 상승을 오히려 막아 주는 역할을 한다. 유기산은 신진대사 및 소화 효소의 분비를 촉진한다. 떫은맛을 내는 탄닌은 수렴 작용이 있어서 설사 등에 처방되기도 한다. 한의학에서는 모과를 기관지염, 감기, 피로 회복이나 기침을 멎게 할 때 사용한다.

생 강

생강은 몸을 따뜻하게 해 주며, 혈액 순환을 촉진시키고, 해열 작용을 한다. 특히 가래와 콧물이 심할 때 효과적이다.

생강에는 소화액의 분비를 자극하고 위장의 운동을 촉진하는 성분이 있어서 식욕을 좋게 하고 소화 흡수를 돕는다. 또 디아스타제와 단백질 분해 효소가 들어 있어 생선회 등의 소화를 돕고, 생강의 향미 성분은 소화기관에서의 소화 흡수를 돕는 효능도 있다.

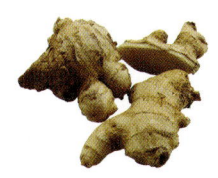

『동의보감』에는 "생강이 담을 없애고 기를 내리며 구토를 그치게 하고, 풍한과 종기를 제거함과 동시에 천식을 다스린다."고 하였다. 생강의 방향신미 성분은 혈액 순환과 체온을 증가시키는 것으로 알려져 있어서 오래 전부터 한방에서는 생강을 '발한 해열약', '혈행장해(血行障害)', '감기풍한(感氣風寒)' 등에 이용해 왔다. 생강의 맵싸한 성분인 '진저롤'과 '쇼가올'은 여러 가지 병원성 균에 대해 강한 살균 작용을 한다.

마 늘

『동의보감』에서는 마늘이 "종기나 옹종을 풀어지게 하고, 풍습과 장기를 없애며, 복부에 생기는 적취의 일종인 현벽을 삭이고, 냉증과 풍증을 없애며, 비장을 든든하게 하고, 위를 따뜻하게 하며, 곽란으로 뱃 속이 뒤틀리는 때나 온역·노학을 치료하며, 뱀이나 벌레한테 물린 것을 낫게 한다."고 쓰여 있다.

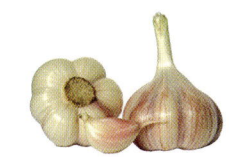

마늘에는 비타민 A·C·E와 셀레늄이 있어 콜레스테롤 수치를 낮추며, 면역 체계를 강화시킨다. 마늘의 성분은 알리신(Allicin)과 수분, 당질, 섬유소 등의 영양 성분, 칼슘·인·철 등의 무기질 성분과 비타민 B_1·B_2·C와

나이아신 으로 구성되어 있다.

마늘의 매운맛을 내는 알리신은 알리인과 알리나제의 결합으로 생성된다. '알리신'은 강한 살균 효과를 지니고 있으며, 항혈전 작용·흥분 진정·신진대사 촉진, 노화 방지 등의 효능이 있다.

알리신의 살균 효과는 소독액보다 약 1.5배에 해당할 정도로 강력하며, 항혈전 작용은 핏속의 콜레스테롤을 감소시키고 피가 엉키지 않게 한다. 또 알리신은 신경계에 작용하여 신경 세포의 흥분을 진정시키며, 비타민 B 등과 결합하거나 활성화하여 체내 신진대사 기능을 활성화시키고 과산화 지방이 생성되는 것을 억제하여 노화를 방지해 준다.

마늘 성분 중 '캡사이신(Capsaicin)'은 고추에도 포함되어 있는데, 마늘의 매운맛을 내며 신진대사를 촉진시켜 칼로리를 소모시키며, 지방을 분해시켜 지방 축적을 방지한다.

이 밖에 마늘에는 게르마늄(germanium)도 포함되어 있는데, 게르마늄의 경우 산소의 효율적 활용을 돕는 산소 촉매제로서의 역할을 해 주고, 면역력을 강화시키며, '인터페론(Interferon)'이라는 항암 및 항바이러스 물질을 생성한다.

또한 마늘에 들어 있는 생리 활성 물질로 알려진 '스코르디닌(scordinin)'은 체내 영양 물질을 완전 연소시켜 신진대사를 촉진한다. 그리하여 피로 회복은 물론 에너지 소비율을 높여 체내 지방 축적을 방지, 혈액 내 콜레스테롤을 저하시켜 다이어트나 동맥경화 예방 등에 상당히 효과적인 물질이다. 또 발암 물질을 해독하는 기능이 있어 대장암, 폐암, 피부암을 예방·치료하는 역할을 한다.

신장·방광에 좋은 식재료, '블랙 컬러(Black Color)'

검은색 음식은 신장과 방광에 좋다. 검은쌀, 검은콩, 검은깨, 오징어먹물, 미역, 다시마 등 검은색 음식에 함유된 '안토시아닌' 색소와 '플라보노이드' 성분은 우리 몸에 항산화 능력을 길러 주어 면역력을 향상시키고, 각종 질병을 예방해 주며, 노화를 지연시켜 준다. 또 항암 작용에도 효과가 있다.

이뇨 작용이 뛰어난 수박씨와 옥수수수염도 신장 기능을 회복시켜 준다. 팥 역시 뛰어난 이뇨 작용이 있어 신장에 도움을 주며, 새우·굴·해삼·가물치·장어·잉어 등도 신장에 좋다.

특히 검은콩과 같은 단단한 검은 식물의 씨를 먹으면 생식 기능이 좋아진다. 검은콩에는 여성 호르몬 역할을 하는 '이소플라본'이 다량 함유되어 있어 갱년기 장애 극복에도 좋다. 허리가 자주 아프거나 생식기에 관련된 질병, 그리고 오줌발이 약해졌거나 몸이 자주 붓는 등 이럴 때는 검은색 식품을 섭취하면 도움이 된다.

검은콩

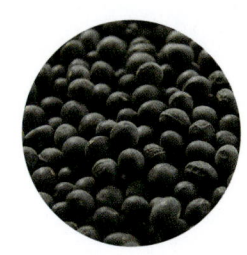

검은콩은 단백질·지방·탄수화물이 풍부한 고단백·고칼로리로, 엄청난 에너지를 공급해 준다. 식이섬유와 칼슘·인·철·나트륨·칼륨·아연 등의 무기질도 풍부해 두뇌 활동을 촉진하고, 골다공증을 치료하며, 우울증이나 불면증을 예방한다. 또 신장을 다스리고 부종을 없애며, 혈액 순환을 활발하게 하며, 모든 약의 독을 풀어 준다.

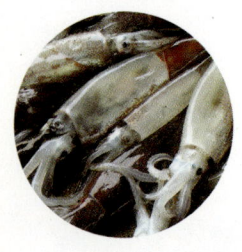

오징어 먹물

오징어 먹물에 들어 있는 '멜라닌' 색소는 대표적인 동물성 천연색소로, 항암과 항균 효과가 뛰어나다. 또 종양 활성을 막는 '일랙신' 성분도 있으며, 방부 작용 및 위액 촉진과 치질 치료 등에도 효과적이다.

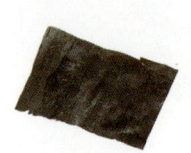

다시마

다시마는 우수한 알카리성 식품으로서 산성식품인 육류와 쌈밥 등과 함께 먹으면 체질이 산성화되는 것을 막을 수 있다. 다시마의 '알긴산'은 체내 중금속과 발암 물질·숙변·장내 유해 가스·콜레스테롤을 흡착시켜 몸 밖으로 배출, 변비와 대장암 예방에 좋다.

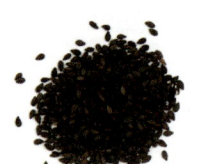

검은깨

검은깨 속에 들어 있는 단백질은 머리카락의 주성분인 케라틴의 원료로, 두피에 영양을 주어 머리카락이 많이 빠지는 것을 막아 주며, 혈중 콜레스테롤 수치도 떨어뜨려 준다. 하지만 검은깨는 통째로 먹으면 소화가 어렵기 때문에 완전히 갈아서 소스로 이용해 먹거나 음료로 만들어 먹는 것이 좋다.

검은깨에는 풍부한 인지질 성분과 비타민 E가 들어 있어 피부를 건강하고 촉촉하게 하는 데도 도움이 된다.

특히 노인들은 검은깨를 규칙적으로 복용하면 피부 건조증이 완화되고, 그 외 천연 토코페롤과 셀레늄이 풍부해 세포의 노화 자체를 막는 효능도 있다.

두충차

두충에는 상피질, 수지, 회분 등 그 외에 다량의 성분이 함유되어 있다. 두충차는 정력에 탁월한 효능이 있어서 많은 사람들이 즐기는 차 중 하나이다.

소변을 잘 나오게 하고, 간장과 신장을 보하여 주며, 근육과 뼈를 강하고 튼튼하게 만들어 준다. 또 허리의 시큰시큰한 통증을 없애 주고, 발과 무릎을 강하게 만들며, 하초에 생기는 습을 제거하고, 혈압을 내리는 효능이 있으며, 여자들의 자궁 출혈에도 좋은 효과가 있다.

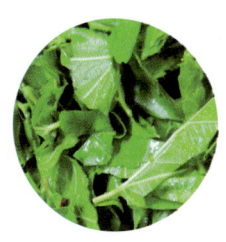

새우

새우의 가장 중요한 영양 성분은 단백질과 칼슘이다. 새우의 맛이 좋을수록 필수 아미노산의 함량이 높다. 새우가 강장 식품으로 손꼽히는 이유는 양질의 단백질과 칼슘을 비롯한 무기질, 비타민 B 복합체 등이 풍부하기 때문이다. 그런데 일반적으로 새우에는 콜레스테롤이 많다는 이유로 먹기를 꺼리는 사람이 많다. 그러나 새우의 콜레스테롤 함량은 100g당 112mg으로, 계란(630mg)보다 훨씬 적다. 또 좋은 콜레스테롤인 고밀도 지단백(HDL)과 결합하므로 혈관에 거의 남지 않는다.

한방에서는 새우를 남성의 양기를 북돋워 주고 신장을 강하게 하는 강장 식품으로 꼽는다. 그러나 너무 많이 먹으면 열이 나고 중풍, 응어리, 종기, 부스럼 등이 생길 수 있다.

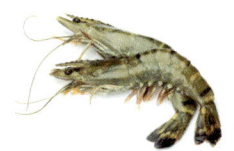

검은쌀

검은쌀은 검은콩보다 안토시아닌 함량이 4배나 많으며, 각종 미네랄 함량은 일반 쌀의 5배 이상이다.

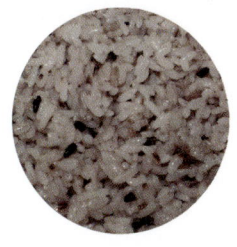

검은쌀로 밥을 지을 때는 백미에 3~5% 정도 섞어 먹는 것이 좋은데, 안토시아닌 색소는 물에 녹는 성질이 있기 때문에 오래 불리는 것은 좋지 않다. 검은쌀은 노화 방지, 비만 예방, 변비에 효능이 있다.

미 역

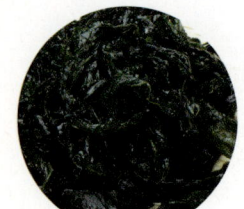

미역에는 칼슘이 100g당 약 960mg이 들어 있다. 우리가 필요로 하고 있는 하루 칼슘의 섭취량은 약 600mg이다.

미역에는 각종 미네랄, 특히 요오드 성분이 많이 들어 있어서 피를 맑게 해 주고 물에 녹는 특수 섬유가 들어 있어 독소를 말끔히 몸 밖으로 몰아내 주는 역할을 한다.

미역은 섬유질이 끈끈하고 찐득찐득해서 위와 십이지장벽을 보호해 줄 뿐만 아니라 섬유질과 다른 성분이 작용하여 위점막 세포 등에 활력을 준다. 또 녹색 성분인 클로로필과 바티민 A가 풍부해서 피부의 점막을 강화시키는 역할을 한다.

번데기

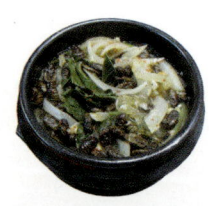

한방에서 번데기는 '잠용' 이라고 부르며 '치풍급노수' 라고 하여 풍을 다스리고 당뇨병이나 회충을 없애는 데도 효과가 있는 것으로 알려져 있다.

벤데기에는 각종 아미노산(바린, 로이신, 프롤닌, 아스파티크산, 글루타민산, 페닐알라닌, 티로신, 아데닌, 히스티딘 등), 레시틴, 비타민 B_{12}, 글리코겐, 플라보노이드 등이 들어 있다.

단백질 섭취에 있어 번데기는 인체에 필요한 단백질을 구성하는 필수 아미노산들이 골고루 들어 있기 때문에 건강에도 좋으며, 칼로리 또한 100g당

119kcal로 적다. 다량 함유한 불포화지방산은 영양가가 높고 신체 흡수가 잘 되므로 다이어트를 위한 최고의 건강식품이라고 할 수 있다.

표고버섯

표고버섯은 정력을 좋게 하고 풍을 고쳐 주며 빈혈 예방에 좋은 비타민 B_1 및 뼈대 구성에 필요한 비타민 D_2가 풍부해서 특히 임산부에게 좋은 식품이다.

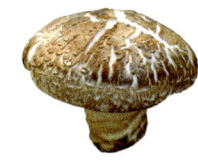

콜레스테롤이나 고혈압의 수치를 내리는 효과가 있어 기름을 사용하는 요리나 육류 요리에 표고버섯을 곁들이면 매우 일품이다. 전통의학 서적인 『본초강목』에 따르면 표고버섯은 기(氣)를 도와주고 허기를 느끼지 않게 하며, 풍(風)을 고치고 피를 잘 통하게 한다고 기록하고 있다. 표고버섯은 무칼로리 식품으로 가장 이상적인 다이어트 식품이며, 비타민 D가 풍부하게 들어 있어서 뼈나 이를 튼튼하게 해 준다. 또 단백질, 각종 아미노산, 비타민 $B \cdot B_2$, 무기질 등이 함유된 영양의 보고이다. 표고버섯에는 '레티난' 이라는 항암물질이 있는데, 이는 제암 효과가 크며 장을 맑고 튼튼하게 하고 혈액 순환을 촉진시키고, 진정 작용과 간질환 · 심장 기능 강화 · 동맥경화 및 치액 제거에 효과적이다.

흑염소

흑염소고기는 음양을 보양하며 허약 체질을 낫게 하고 강정 보약이 된다. 단백질과 칼슘이 풍부하며 미식가들의 건강식으로 알려져 있는 흑염소는 특히 임산부, 허약 체질인 사람에게 보약으로 통하고 있다.

한방에서는 이 염소고기를 온양성 식품으로 분류하는데, 노인들의 몸이 차질 때 먹으면 온몸이 따뜻해진다. 『본초강목』에는 "염소고기가 원양을 보하며 허약을 낫게 하고 피로와 추위를 물리치며 위장의 작용을 보호하고 마음을 평안케 한다."고 기록하고 있다.

염소는 옛날부터 임산부의 보약으로 널리 알려져 왔다. 특히 흑염소는 지방질 함량이 적은 반면 단백질과 칼슘 그리고 철분이 많이 들어 있어서 임산부뿐만 아니라 회복기의 환자나 어린이에게 아주 좋은 식품이다. 또한 비타민 E가 많이 들어 있는데, 비타민 E는 '토코페롤'이라고 하여 세포의 노화를 방지한다. 염소의 간에는 비타민 A가 다른 동물의 간보다 월등히 풍부해 야맹증과 노년기의 시력 감퇴에 좋다.

흑마늘

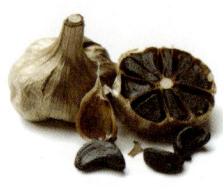

흑마늘은 자양강장 효능이 있다. 흑마늘을 섭취할 때 비타민 B_1을 같이 먹게 되면 비타민 B_1의 흡수율을 높여 주고 허약 체질의 체력을 증가시켜 준다. 흑마늘은 인체에 과도하게 쌓여 있었던 나트륨을 제거해 혈압을 정상화시킨다. 또한 인슐린 분비를 증가시켜 당뇨병 치료에도 효과적이다.

흑마늘은 신체에 있는 대부분의 세포를 활성화시켜 인체의 혈액 순환을 활발하게 만들어 주며, 위의 점막을 자극시켜 위액 분비를 촉진, 소화 작용을 돕는다. 또 알레르기 반응시 생성되는 유해한 효소들의 생성을 억제시킬 뿐만 아니라 암 발생을 억제하고 예방해 준다. 그리고 살균 효과와 면역성을 강화시켜 감기 및 질병 예방에도 유익하다. 마늘은 중금속을 배출해 주는 효과가 있으며, 안정 효능이 있어 스트레스 및 피로를 풀어 준다.

오디(뽕나무 열매)

오디는 맛이 대단히 좋고 풍부한 포도당, 사과산 등이 함유되어 있는 구황 식물이다(『삼국지』에는 장패가 말린 오디로 조조 대군을 구원했다는 기록이 있음.). 오디의 당질은 포도당·서당이며, 펜토산·갈락탄·비타민·무기질 등이 고루 들어 있고 유기산이 적어서 신맛은 거의 없다. 오디는 달면서 차지만 독이 없으며 당뇨병을 치료하며, 오장·관절을 이롭게 하고 혈기를 통하게 한다.

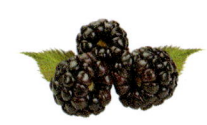

오디를 햇볕에 말려 가루를 내어 꿀로 환을 만들어 매일 60알씩 먹으면 노인의 백발이 검어진다고도 한다. 『동의보감』에서는 오디를 '상심자', 즉 '늙지 않는 약'으로 불린다. 오디에는 노화 억제 황산화 색소인 C3G(cyanidin-3-giucside)는 물론 고혈압 억제 효과 혈당 저하 물질인 DNJ 등 건강 기능 성분이 다량 함유되어 있다. 이 C3G는 노화 억제 효과가 토코페롤보다 7배 높고, 그 최고 함량은 1.27%로 포도의 23배, 유색미의 2.3배에 달한다. 오디의 칼슘·칼륨·비타민 C는 후지사과의 14배·2배·18배나 된다. 오디는 노화 방지, 심장과 간·신장에도 작용해 이뇨제 역할은 물론 혈액과 진액을 보충하고 열을 내주는 작용을 가지고 있어 소갈, 가슴이 두근거리면서 잠을 이루지 못할 때, 어지럽고 귀가 울릴 때, 기침, 천식 등에 효과적이다.

오골계

오골계는 지방이 적고 필수 아미노산, 칼슘 및 성장기의 뇌 발달과 관련된 DHA 등이 풍부하게 함유되어 있어 성장기 어린이의 성장 발달에 좋다. 또 토코페롤이 풍부하게 함유되어 있어서 노화를 예방해 주고, 눈에 좋은 레시놀과 철분이 풍부해 빈혈 예방 및 치료에 좋다. 오골계는 허약한 기운을 보호해 주는 효능이 있어 산후 회복시 산모가 먹으면 회복이 빠르다.

오골계는 옛날부터 왕실에서만 먹을 수 있었던 신비한 닭으로, 『본초강목』

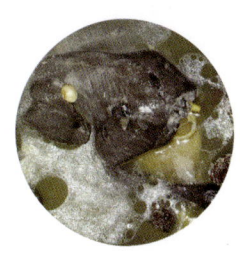

과 『동의보감』에 "몸이 붓고 저리고 떨리고 마비되는 증상과 고름·어혈을 없애 주고, 피를 새롭게 해 주며, 신경통·타박상·골절상·골통·산부의 모익·대하증·자궁 충혈증에도 효력이 있으며, 주독을 없애는 효과가 있다."고 그 효능이 기록되어 있다. 오골계는 놀람, 공포 등 정신적 충격을 치유하고 심장을 편안하게 해 주기도 한다.

> **Tip**
>
> ### 옥수수염
>
> 옥수수염은 부기를 가라앉히는 데 아주 뛰어나다. 단백뇨에도 좋아 급성 신장염, 만성 신장염에 도움이 된다.
>
> 옥수수염에 들어 있는 휘토스테롤, 포도당, 플라보노이드 등의 성분은 소변을 잘 나오게 하는 이뇨 작용을 한다. 또 혈압을 떨어뜨리는 혈압 강하 작용 및 담즙 분비 촉진 작용을 한다. 신장 기능을 개선해 부종을 치료하고 단백뇨를 경감시키는 효과가 있어 신장이나 방광, 요도 등 요로계 결석 및 만성 신염 치료에 좋다. 중년 이후에 오는 전립선 비대증, 당뇨병, 고혈압과 간담습열로 인한 간염, 담도 결석, 담낭염, 천식 등에도 다른 약과 함께 처방해 사용하면 효과를 볼 수 있다.
>
> 한방에서는 신장이나 자궁 등에 문제가 있거나 신진대사가 원활하지 못한 경우 체내에 노폐물이 쌓여 몸이 붓는 것으로 보는데, 이때 옥수수염차를 마시면 부기를 빼는 데 도움이 된다. 옥수수염은 소아 비만에도 효과가 있다.

음양오행과 음식 컬러

　음양오행사상은 음(陰)과 양(陽)의 소멸, 성장, 변화와 오행인 수(水), 화(火), 목(木), 금(金), 토(土)의 움직임으로 인간생활의 모든 현상과 생성 소멸을 의미한다.

　우리나라의 음양오행사상은 고분의 벽화, 비석의 귀부(龜趺), 오경박사(五經博士), 역박사(易博士), 감은사지의 태극 도형, 『삼국유사』 등을 통해 알 수

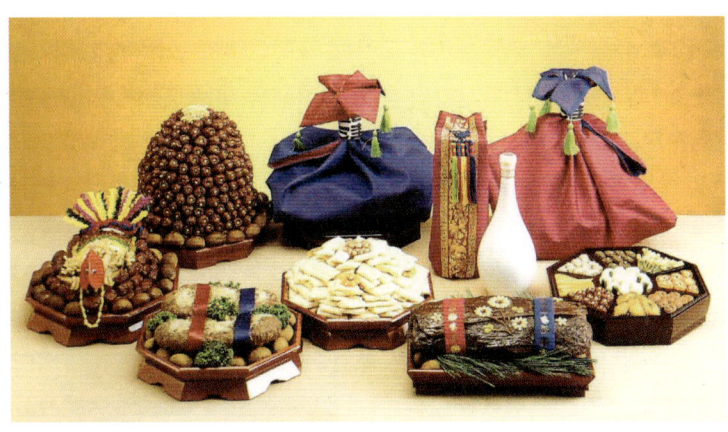

음양오행사상이 담긴 혼례음식인 폐백음식

있듯이 이미 삼국 시대 이전에 전해졌던 것으로 여겨진다. 음양오행의 중요성은 우주 만물과 인간의 조화를 중시한 한국인의 정신과 일상 생활에 많이 적용되어 있다.

오방색

건축을 하거나 음식을 할 때 등 우리나라에서는 음양오행의 오행을 색으로 나타냈다. 오행의 각 기운과 연결된 청색·빨간색·노란색·흰색·검정색의 다섯 가지 순수한 기본색인 오방색은 '오정색(五正色)', '오색(五色)', '오채(五彩)'라고도 하였다. 오방색은 음양오행사상에 따른 방위와 상징을 나타낸다. 음양오행사상의 색채 체계는 동서남북 및 중앙의 오방으로 이루어지며, 이 오방에는 각 방위에 해당하는 다섯 가지 정색이 있고, 각 정색 사이에는 다섯 가지 간색이 있다.

정색의 동쪽은 청색, 서쪽은 백색, 남쪽은 적색, 북쪽은 흑색, 중앙은 황색이며, 이 중 청·적·황색은 양의 색이고 흑과 백은 음의 색이다.

간색으로는 동방의 청색과 중앙의 황색 사이에 녹색이 있고, 동방의 청색과 서방의 백색 사이에는 벽색, 남방의 적색과 서방의 백색 사이에는 홍색, 북방의 흑색과 중앙의 황색 사이에는 유황색, 북방의 흑색과 남방의 적색 사이에는 자색의 다섯 가지가 있으며, 모든 간색은 음의 색이다. 이와 같은 정색과 간색의 열 가지 기본색을 음양에 따라 적절하게 사용하는 것은 우주의 질서를 유지하고 화평을 얻는 중요한 일로 생각하였다.

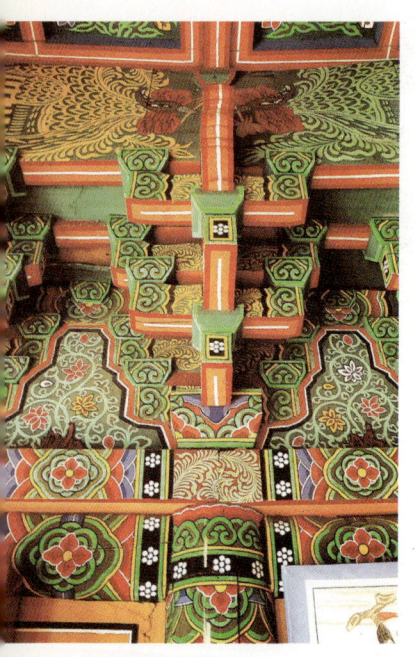

음양오행사상이 깃든 우리나라의 단청

동방

동방은 태양이 솟는 곳이다. 나무가 많아 항상 푸르기 때문에 '청색'을 의미하고 '봄'을 의미하며 탄생하는 곳으로, '양기'가 강하다. 하늘의 빛, 바다의 빛, 그리고 물의 빛이 대치됨으로써 우리나라 신화의 우주론에서 큰 몫을 차지하고 있다. 청색은 동쪽이므로 해돋이, 밝음, 맑음 등과 연관된 상징성을 갖춘다. 신생과 약동하는 힘을 상징하는 것도, 천지개벽·천지창조의 첫 순간의 빛을 상징하는 것도 이 때문이다.

서방

서방은 쇠가 많다고 생각하고 쇠의 색깔을 희게 보아 '백색'으로 표현하였다. '가을'을 의미하며 해가 지는 곳으로 '음기'가 강하다. 흰색은 출산과 서기(瑞氣)를 상징한다. 그래서 흰색은 상서로운 징조를 표상하고 있다. 흰색은 어떤 색으로도 물을 들일 수 있으나, 어떤 색으로도 물들이지 않는 자존(自尊)과 견인불발(堅忍不拔)의 마음을 나타낸다. 실로 우리 민족은 이 흰색에서 지고(至高)의 미를 발견하였다. 흰색은 고적을 상징하기도 한다. 그러나 우리 민족이 사랑하는 흰색은 단순한 고적의 이미지가 아니라 고결한 아름다움이 내면에 서려 있는 고적이다. 존대의 고적이며, 설개의 고적이다. 선비는 고결하고 청렴 결백한 '흰 학'에 비유되고, 지체 높은 선비가 입던 도포도 '학창의〔鶴衣〕'라 하였다.

남방

남방은 언제나 해가 강렬해 '적색'이고 만물이 무성하여 '양기'가 왕성한 곳으로, '여름'을 의미한다. 붉은색은 태양을 상징하고 잡귀를 쫓는 색깔로 인식되어 벽사의 의미로 널리 쓰인다. 동짓날 붉은 팥죽을 쑤어 문짝에 뿌려서 액운을 제거한다든지, 또 붉은 모래[朱砂], 붉은 부적, 붉은 종이 등은 궁중에서 민간에 이르기까지 벽사로 사용하였다. 여자아이들이 봉선화로 손톱을 빨갛게 물들이는 것도, 왕의 정복인 곤룡포를 붉은 비단으로 지은 것도 역시 벽사와 길상을 표상한다.

북방

북방은 깊은 골이 있어 물이 있다고 여겨 이를 검게 보아 '흑색'으로 표현하였고, '겨울'을 의미한다. 검은 빛은 밤, 공포, 불행, 파멸, 죽음을 상징한다. 그래서 검은 상장이나 조기는 죽음을 의미한다. 사람이 죽으면 지하에 묻혀 빛이 없는 영원한 암흑의 세계에 갇히게 된다. 검정은 어둠(밤)의 표시이며, 그것은 빛과 대조된다.

중앙

중앙은 땅의 중심으로 해와 가장 가까운 곳이라 여겨 광명을 상징하는 '황색'으로 표현하였다. 황색은 오행 중에는 '토(土)'에 해당되고, 방위로는 중앙이고, 풍요를 나타낸다. 중국에서 노랑은 부귀와 권위를 상징한다. 중국 전설상의 제왕인 황제를 기념하는 색이 바로 황색이기 때문이다. 황색은 제왕을 상징하는 색이므로, 제왕의 복색과 황궁의 지붕 기와도 황금색이었다. 노랑은 포용하는 힘을 상징한다.

우리나에서는 음양오행의 오행을 색으로 각각의 색이 지닌 의미와 상징에 따라 오방신장, 오방처용무, 관복, 오방낭

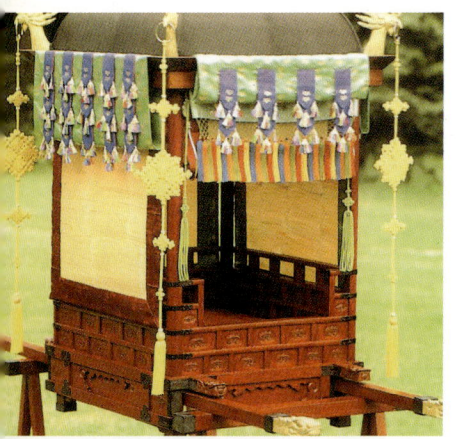

오색실로 장식된 가마

자, 오색실, 색동옷, 오곡, 단청, 화문석 등 우리의 의식주 생활 전반에 걸쳐 다양하게 표현되고 있다.

한식 상차림

식생활에 있어서 중요한 식기인 반상(盤床), 그릇, 수저 등으로 이루어진 한식 상차림에도 음양오행사상이 깃들어 있다. 차려진 음식이 놓이는 반상은 대부분 둥근 형태로 양(陽)을 상징하며, 상의 다리가 네 개인 것은 사방(四方)과 땅인 음(陰)을 상징한다. 둥근 그릇의 형태는 양으로, 그릇에 담긴 음식을 통해 하늘의 양기를 몸에 받아들이고자 했다. 또한 한 개의 둥근 숟가락은 양이고, 두 개의 긴 젓가락은 음으로, 수저를 함께 사용하는 것은 음양의 조화를 의미한다.

그런가 하면 재질로 볼 때 반상은 나무이며, 수저와 그릇은 금·은·유기 등의 쇠나 흙으로 만든 도자기이고, 간장·국·찌개·동치미 등은 수기(水氣), 어육은 불에 굽거나 찐 것으로 화기(火氣)가 포함되어 있다. 이렇듯 음식과 식기로 이루어진 상차림 하나에도 음양오행이 모두 구비되어 있어 옛사람들의 섬세함과 음양오행사상에 대한 추구를 짐작할 수 있다.

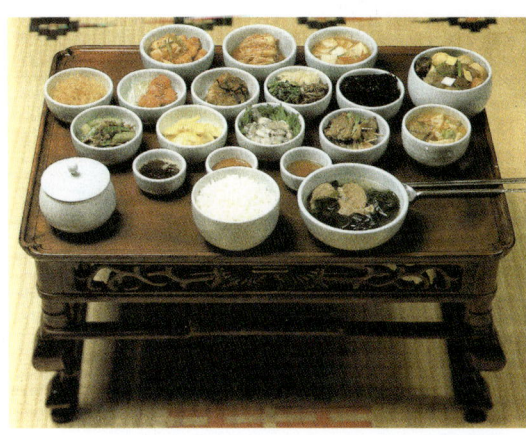

음양오행사상이 깃든
우리나라의 전통 한식 상차림

오곡

오곡은 모든 곡식을 총칭하는 말이지만 특별히 쌀·보리·조·콩·기장 등 다섯 가지의 주요 곡식을 지칭하기도 한다. 오곡은 오행의 개념으로 해석되어 색으로 보면 노란색은 토, 푸른색은 목, 붉은색은 화, 흰색은 금, 검은색은 수가 된다. 맛으로 보면 단맛은 토, 신맛은 목, 쓴맛은 화, 매운맛은 금, 짠맛은 수가 된다. 또한 파종 시기와 열매 맺는 시기가 봄이면 목, 여름이면 화, 가을이면 금, 겨울이면 수, 사계에 걸쳐 생기면 토가 된다. 성장 환경에 있어 물에서 자란 것은 수, 땅에서 자란 것은 토나 수, 사계에 걸쳐 생기면 토가 되고, 나무에 달린 것은 목, 밭에서 자란 것은 화가 된다.

그러나 오곡은 목, 화, 금, 수, 토의 어느 한 가지 기운만으로 생기는 것이 아니고 2·3개 이상의 기운이 합하여 자라며, 모든 곡식에는 토의 기질이 공통적으로 포함되어 있다. 이 오곡에 포함된 오행의 기운은 인간의 몸 속으로 에너지를 공급함은 물론 각 신체 내부 기관의 기를 돕고 건강을 유지해 주는 중요한 역할을 한다.

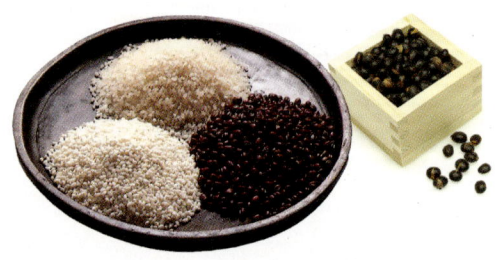

컬러를 이용한 치료식

사람의 오감 중 음식을 처음 대했을 때 보고 느끼는 '시각'과 향을 맡는 '후각', 그리고 마지막으로 맛을 보는 '미각'이 기본적으로 전체를 인식하게 된다. 그 중에서도 음식의 컬러는 가장 먼저 느끼게 되므로 상당히 중요한 부분이라 할 수 있다. 웰빙(Well-being)의 열풍이 불고 있는 가운데, 자신의 건강을 바르게 알고 음식을 통해 긍정적 효과를 유도할 수 있다면 그것이야말로 진정한 웰빙이라 할 수 있겠다.

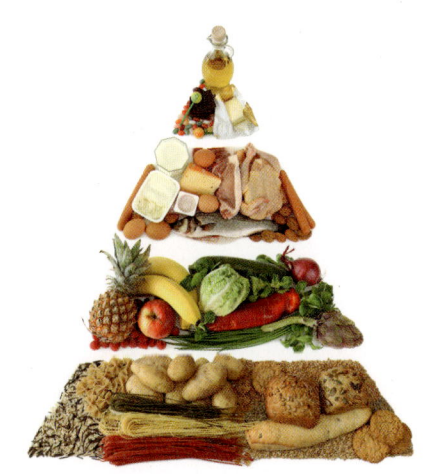

레드 컬러 음식과 건강

붉은색 음식의 특성

붉은색 음식에는 항암 효과가 있는 '안토시아닌'과 혈액 순환을 도와 혈관을 튼튼하게 하고 남성의 성기능을 향상시키는 '리코펜'이 함유되어 있다. 피를 맑게 하고 고혈압·동맥경화를 예방하며, 심장을 튼튼하게 하는 효과가 있다. 붉은색 음식은 감정을 자극하고 고양함으로써 자신감과 진취성을 갖게 해 주어 의지력과 용기를 북돋워 줄 뿐만 아니라 우울증을 치료하는 효과가 있다.

붉은색은 자극적이면서 사람을 흥분하게 만들며 강렬한 색상 때문에 음식색으로는 자극적인 요소와 식욕을 느끼게 해 맛있고 달콤함을 연상시켜 음식의 맛을 돋우는 작용을 하므로 다이어트에서는 피해야 할 색이다.

붉은색 음식이 건강에 미치는 영향

붉은색을 띠는 음식은 척추와 생신 센터의 기저를 자극하고, 열과 체온을 올려 주며, 혈액 순환과 에피네프린(아드레날린)의 방출을 자극함으로써 에너지와 활기를 증진시키는 것을 돕는다. 이는 만성 오한과 감기에 긍정적인 영향을 주며, 전반적으로 피곤함과 지루함을 사라지게 한다. 일조량이 부족한

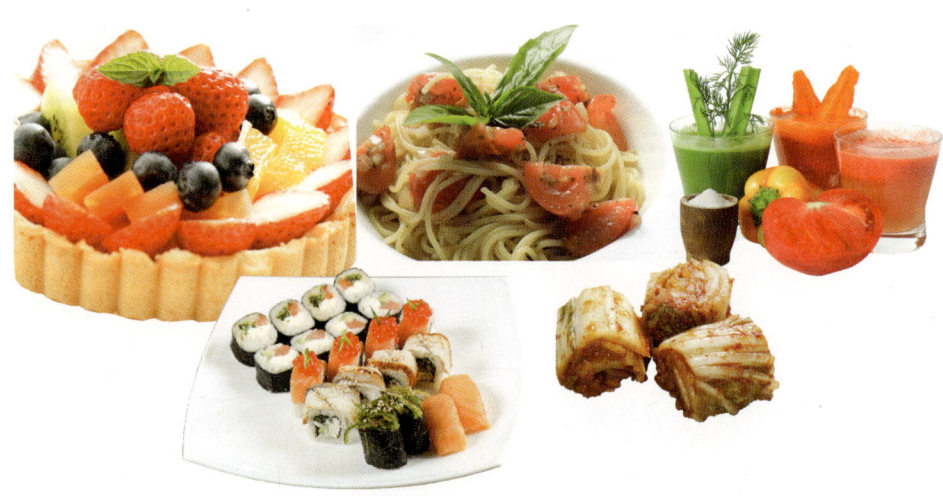

흐린 날, 붉은색 음식을 섭취하면 날씨가 흐려 우울한 기분을 덜어 주는 효과가 있다.

특별히 붉은색을 가진 음식 중 토마토가 있는데, 토마토를 빨갛게 보이게 하는 '라이코펜(색소의 한 종류)'은 베타카로틴보다 암을 유발하는 독소 제거에 훨씬 더 효과적이다. 체리, 딸기는 비타민 C가 풍부하여 발암 물질의 형성을 막고, 피로 회복과 노화 예방에 도움이 된다. 캡사이신이 풍부한 붉은 고추는 식욕을 증진시키고 체지방을 줄여 주며, 혈액 응고의 위험을 감소시켜 심혈관계 질환을 예방하고, 에스트로겐이 들어 있는 석류는 여성 갱년기 질환을 예방한다.

그린 컬러 음식과 건강

녹색 음식의 특성

녹색 음식이 가지고 있는 엽록소는 상처를 치료하고 세포를 재생시키며 콜레스테롤 수치와 혈압을 낮추는 효과가 있다. 스펙트럼상에서 중간에 위치하는 녹색은 자연 그 자체가 가지고 있는 균형 및 조화를 야기하는 힘으로 상징된다. 이 에너지가 풍부한 사람들은 가정과 일 사이의 균형을 즐기고, 지구와 다른 사람들을 사랑하며, 사랑과 조화의 기를 방출할 수 있다고 알려져 있다. 몸을 알칼리성으로 만들어 주는 기능을 가진 녹색 야채와 식물은 거대한 천연 섬유질의 원천이다. 또한 녹색을 띠는 음식은 질병과 노화에 대한 저항력을 향상시킨다. 대표적으로 녹색 식물은 치유성을 가지고 있는 덕분에 수천 년 전부터 사용되어 왔다. 선진국이나 장수 노인이 많은 나라에 녹색 음식의 섭취율이 높은 것은 어쩌면 당연한 일이라 할 수 있다.

녹색 음식이 건강에 미치는 영향

음식의 색으로 밝은 녹색은 신선함 때문에 상큼한 맛을, 짙은 녹색은 쓴맛을 느끼게 한다. 이러한 녹색을 적절히 이용하면 식욕 억제와 편안하고 즐거운 다이어트의 한 방법이 될 수 있다.

녹색음식은 악성 세포·난종과 암 등 몸 속의 부조화를 상쇄하는 데 도움을 주며, 심리학적으로 볼 때 스트레스와 여러 가지 감정상의 문제 및 두통처럼 긴장과 관련이 있는 문제들을 완화시켜 준다. 산채음식과 같은 채식 위주의 식단이 좋은 것은 바로 이와 연관지을 수 있다. 브로콜리는 비타민 C와 비타민 E가 콜라겐 생성과 피부 미백의 효과를 주며, 시금치는 해독 작용이 탁월하다. 녹차의 카테킨 성분은 콜레스테롤 수치를 낮추고 성인병과 비만 해소에 효과가 있다.

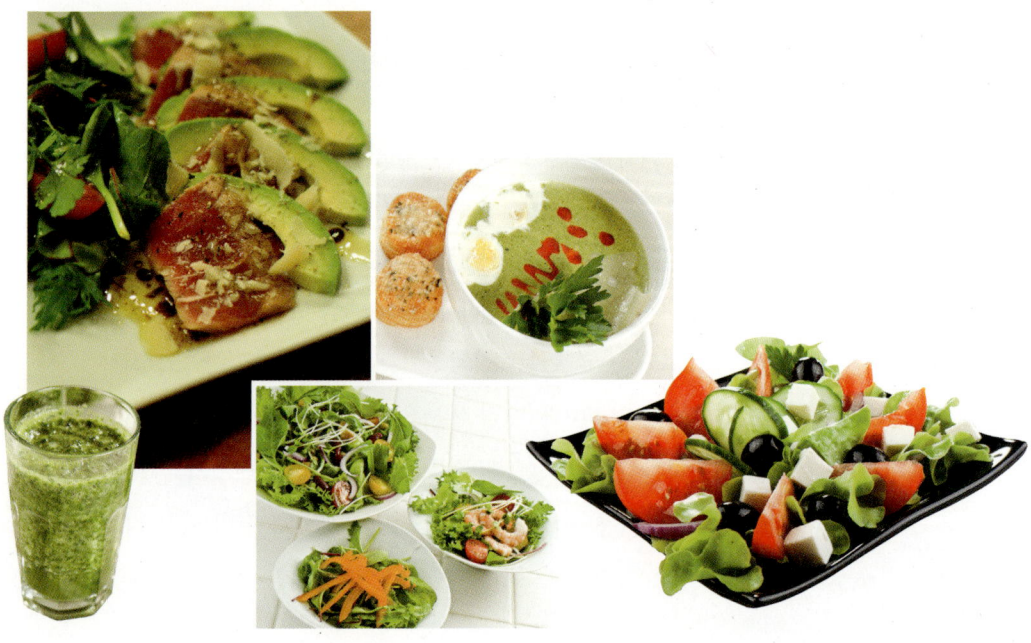

블루 & 인디고 컬러 음식과 건강

블루 & 인디고색 음식의 특성과 건강에 미치는 영향

일반적으로 블루와 인디고 에너지를 많이 가지고 있는 사람은 냉정하고 조용하며 침착하다고 알려져 있다. 블루 계통의 음식은 마음을 가라앉히고 긴장을 풀어 줌으로써 숙면을 유도하는 역할을 한다. 주로 블루베리로 구성되어 있는 식품이 피로 회복과 컨디션을 최대화하는 데 좋지만, 효모·해초 그리고 흰색 살을 가진 일부 어류를 포함한 식품들도 피로 회복에 좋은 식품이다. 또한 이 계통의 음식은 수험생들에게 좋은 식품군이다.

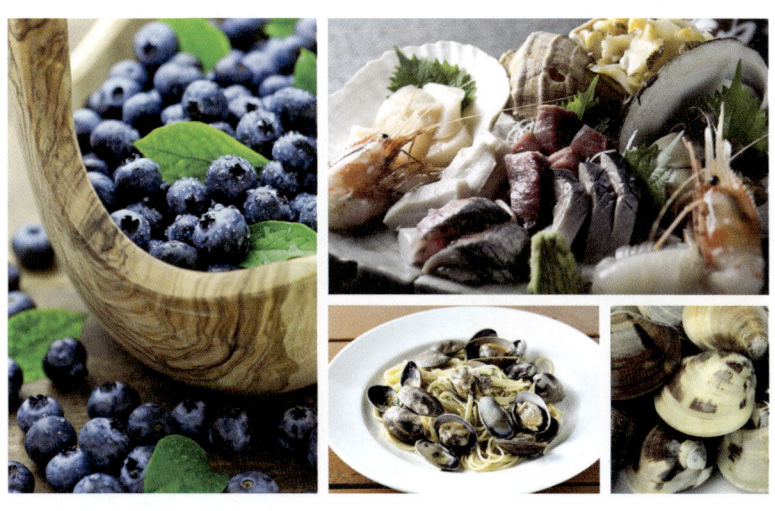

바이올렛 컬러 음식과 건강
보라색 음식의 특성
보랏빛 색소에 들어 있는 '안토시아닌'은 황산화 작용이 뛰어나 혈전 형성을 억제해 심장 질환과 뇌졸중 위험을 감소시키고 혈액 순환 개선에 효과가 있다. 또한 암세포 증진을 억제하는 폴리페놀 성분과 바이러스, 세균을 죽이는 화합물이 다량 함유되어 있다.

보라색은 매우 빠른 진동을 가지고 있다. 그래서 보라색은 에너지가 풍부한 사람들에게 자아의 정신적 측면과 쉽게 연결됨으로써 창조 에너지를 몸 전체에 흐르게 한다. 이들은 스스로를 창조적으로 표현함으로써 직관과 내면적인 지혜에 쉽게 연결된다. 또한 마음의 평화와 영혼의 균형을 회복하는 데 도움을 준다.

보라색 음식이 건강에 미치는 영향

보라색 음식의 대표적인 식품인 '포도'는 이뇨 작용과 혈액 순환을 돕는 칼륨이 들어 있어 몸의 독소를 제거하고 몸의 기능을 원활하게 한다. 특히 포도껍질에 들어 있는 '플라보노이드'는 혈전 억제와 심장병, 동맥에 효과적이며 치매 예방에도 효과적이다.

자색 양파, 자색 강낭콩 그리고 자색 껍질을 가진 감자는 레드와 블루 에너지 두 컬러에 모두 균형 있게 작용을 하게 된다. 음악가, 배우 등 예술 계통 분야에 있는 사람들이 먹으면 도움이 될 수 있다. 보라색 계통의 컬러를 가진 식품은 영양분이 매우 많고, 몸에 지나치게 자극적이지 않다.

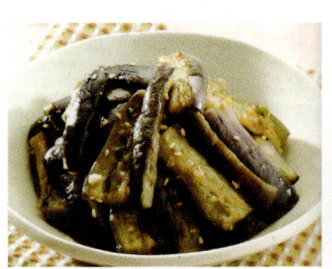
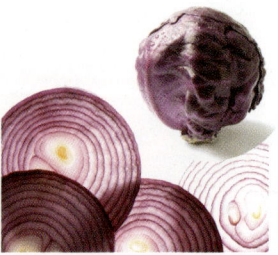
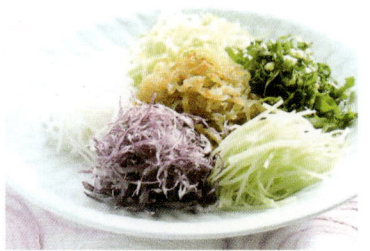

오렌지 컬러 음식과 건강

오렌지색 음식의 특성
오렌지색은 특히 식욕을 돋우고 소화를 촉진하는 역할을 한다. 오렌지 에너지가 풍부한 사람은 식욕이 왕성하고 소화력도 좋으며 면역력 역시 강하다.

오렌지색 음식이 건강에 미치는 영향
밝은 색의 모든 과일과 야채에서 볼 수 있는 오렌지 색소인 '베타카로틴'은 대기 오염이 야기하는 해로움을 방지하는 데 매우 긍정적으로 작용하는 강력한 노화 방지제이다. 특히 장시간에 걸쳐 일광욕을 하는 사람에게 이롭다. 자외선 방사가 야기할 수도 있는 피부에 해로운 노화 작용을 방지하는 데 도움을 주기 때문이다. 오렌지 과일 샐러드는 기운이 없을 때 기력을 북돋워 주는 데 더할 나위 없이 좋은 음식이다. 이 때문에 디저트에 자주 쓰이기도 한다. 성장기 학생들의 식단에 사용하면 좋은 메뉴가 될 수 있다.

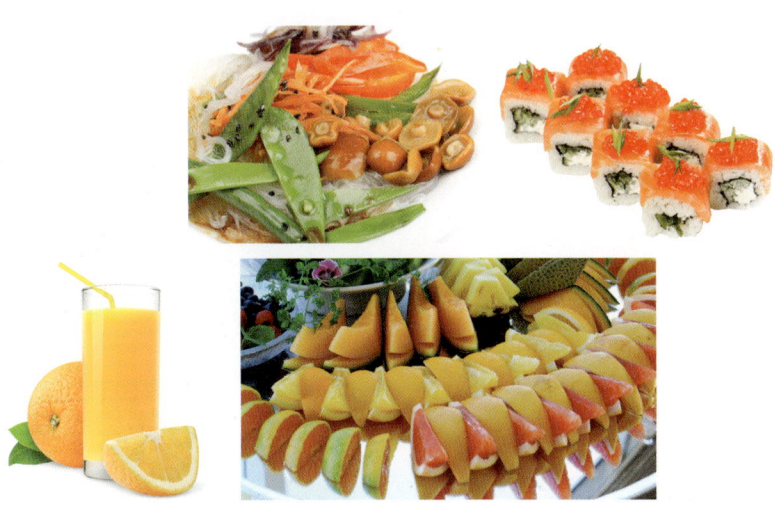

옐로 컬러 음식과 건강

노란색 음식의 특성
　노란색 음식은 세포가 늙고 질병이 확대되는 것을 막아 주고 시력을 향상시킨다. 소화기관인 위장에 작용해 속을 편안하게 하고, 펙틴이 풍부해 배변 활동을 원활하게 한다. 정신을 고양시키고, 긍정적이고도 행복한 태도를 갖게 하며, 좋은 유머 감각을 북돋우는 데 도움이 된다. 또 뇌의 영양을 공급함으로써 정신 기능을 고무하고 기억력을 증진시키는 데 도움을 준다. 공부를 하거나 정신적으로 많은 집중력이 필요한 연구를 할 때 적당하다.

노란색 음식이 건강에 미치는 영향
　옐로 에너지는 간, 쓸개, 췌장 그리고 비장을 맑게 해 주기도 한다. 특별히 파인애플 속에 들어 있는 '브로멜린'은 비장에 탁월한 효능을 보이는 강장제이다. 파인애플과 바나나 속에는 뇌와 신경계를 구성하는 필수 영양분이 많이 함유되어 있다. 또 페일 옐로 카모마일 차는 마음을 가라앉히고 평온하게 해 주는 것으로 알려져 있다. 대표적인 노란색 음식은 베타카로틴 성분이 풍부해 시력 보호와 피부 개선에 좋은 당근과 산후 회복에 탁월한 호박이 있다. 카레의 주원료인 강황 또한 항암 작용이 뛰어나고, 치매 예방과 다이어트에 좋다.

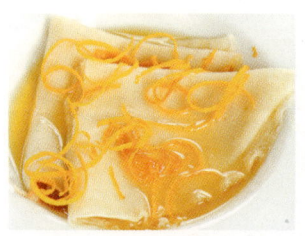 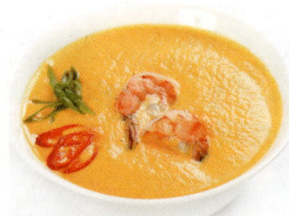 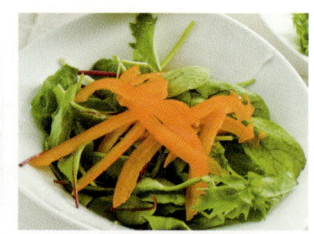

블랙 컬러 음식과 건강

검은색 음식의 특성

검은색을 띠는 음식은 노화 방지에 탁월한 효과를 가지고 있다. 암, 성인병 예방에 효과적인 안토시아닌과 레시틴, 미네랄 등 각종 비타민이 다량 함유돼 있어 강력한 항산화 작용을 해 심장 질환과 뇌졸중을 예방한다. 또한 혈액 순환을 도와 몸을 따뜻하게 하고, 몸 속의 노폐물을 제거하여 다이어트에도 효과적이다. 자연에서 얻은 검은 빛깔이 아니라도 발효시켜 검게 된 된장이나 볶는 등의 조리 방법을 통해 검게 된 것 또한 검은 식품으로 본다.

검은색 음식이 건강에 미치는 영향

여성 건강과 피부 노화에 좋은 검은콩은 골다공증 등 여성의 갱년기 증상을 개선하는 데 효과가 있다. 특히 신장에 영향을 주어 소변이 잘 나오지 않고 몸이 잘 붓거나 식은땀을 잘 흘리는 경우에 좋다. 또한 모발에 윤기를 주고 탈모 예방을 돕는다. 인체의 산화를 늦추어 노화와 관련된 각종

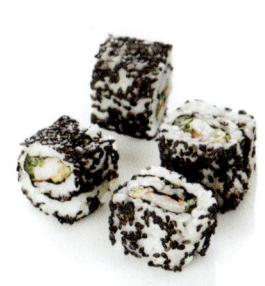
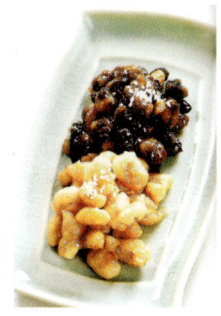
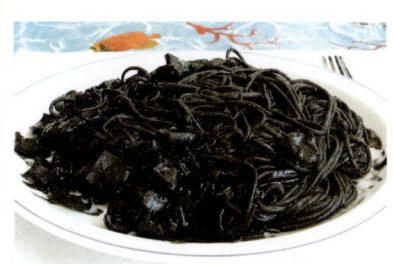

질병을 예방한다. 뿐만 아니라 알칼리성 식품으로서 산성화된 체질을 개선하며, 노폐물을 제거하는 효과, 적혈구의 탄력성과 관련이 있는 혈액 순환을 돕는다.

검은콩, 검은깨, 검은쌀 등과 같이 검은색을 띤 자연식품으로 만든 음식으로는 검은콩 두부·두유, 오징어 먹물을 이용한 파스타 등이 있다. 오골계, 흑설탕, 석이버섯, 목이버섯, 표고버섯, 건포도, 블루베리와 같은 식품도 이에 속한다. 일반적으로 검은색 식품들은 신장 기능에 도움이 된다.

화이트 컬러 음식과 건강

흰색 음식의 특성

흰색 음식의 흰색을 나타내는 '안토크산틴'은 항균, 항암, 항바이러스, 항

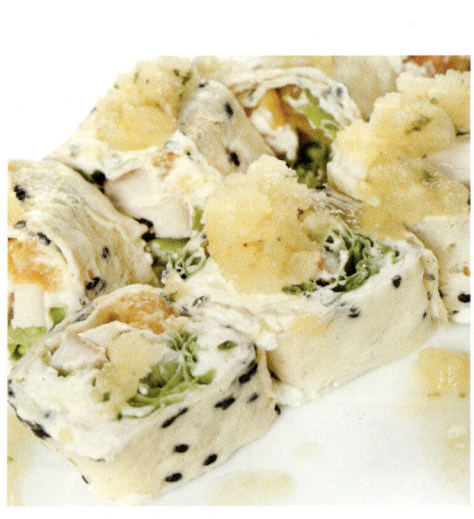
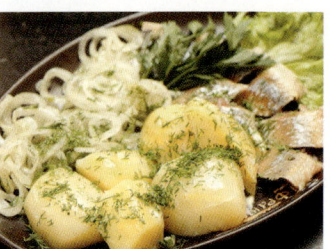
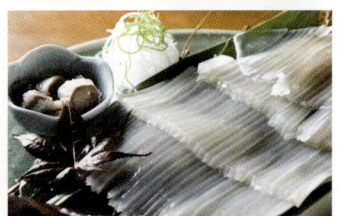
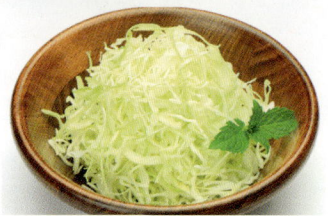

알레르기, 항염증 등 면역력을 키워 준다. 안토크산틴 성분 중 이소플라본은 여성 호르몬인 에스트로겐과 같은 효능을 가지고 있어서 여성의 갱년기 증상을 완화시켜 줄 뿐만 아니라 피부를 맑고 깨끗하게 유지시켜 준다.

흰색 음식이 건강에 미치는 영향

세계 3대 장수 식품 중 하나인 양배추는 항궤양성인 비타민 U가 풍부해 위염 및 위궤양 치료식으로 사용되며, 항암 효과를 가지고 있다.

《타임즈》지가 선정한 10대 건강 식품 중 마늘은 알리신이 많이 들어 있어 혈중 콜레스테롤 수치를 내려 주고, 고혈압과 동맥경화를 예방한다.

Color Therapy

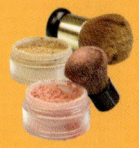

컬러테라피와 피부 미용

컬러테라피와 피부 | 컬러 메이크업테라피

컬러테라피와 피부

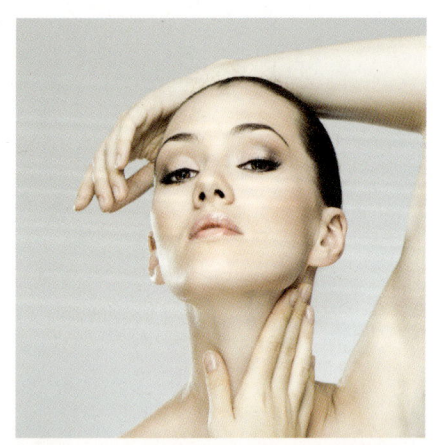
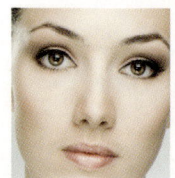
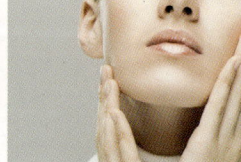

사람의 눈에 보이는 범위의 파장인 가시광선을 이용하여 피부 활동을 원활하게 해 주고 다양한 피부 손상을 치료할 수 있다. 가시광선은 380~780mm의 파장을 가지고 있으며, 인체에 중요한 영향을 준다.

가시광선에서 나오는 각 컬러는 피부에 중요한 영향을 주어 호르몬 생성뿐만 아니라 신진대사에 적극적으로 기여한다. 또한 광선을 통하여 피부로 침투되는 깊이에 따라서 잃어버린 몸의 균형을 회복시키고, 신체의 여러 활동에 도움을 주어 신체 기능을 활발하게 만들어 준다.

한의학에서도 실제적으로 컬러와 피부는 긴밀하게 관련되어 있다. 우리 몸의 오장육부는

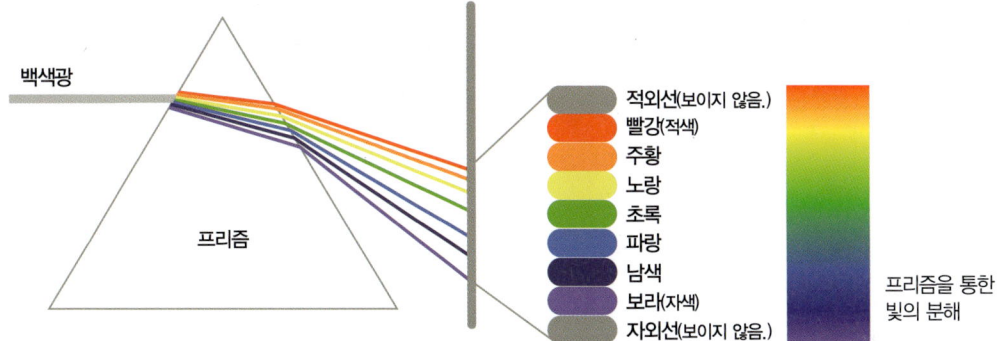

음과 양으로 나뉘어 오행으로 구성되어 있는데, 간과 담낭·심장과 소장·비장과 위·폐와 대장·신장과 방광이 음양으로 되어 있다. 각 장부는 그들만의 컬러를 지니고 있는데, 간과 담낭은 녹색, 심장과 소장은 붉은색, 위장과 비장은 노란색, 폐와 대장은 흰색, 신장과 방광은 검정색을 나타내어 각 장기가 가지고 있는 건강 상태를 피부에 그대로 나타내 준다.

아름다운 얼굴에 실제적으로 가장 많은 영향을 주는 장부는 오행 중에서 '금(폐와 대장)'과 '토(위장과 비장)'이다. 폐·대장은 겉피부에 해당하며, 겉피부에 나타나는 건강하지 못한 칙칙한 톤과 각질·아토피 등과 관련이 있다. 또 위장과 비장은 속피부에 해당하며, 피부 깊숙한 곳에서 올라오는 여드름·기미·모공과 관련이 있다. 피부의 모든 문제점을 오장육부의 건강 상태와 관련하여 한의학적으로 알고 치료한다면 부작용 없는 빠른 치유가 가능하다.

초록색

초록색은 조화와 균형의 컬러이다. 피곤한 신경을 회복시켜 주고 감정의 균형을 잡아주어 스트레스를 받았을 때도 도움이 되는 컬러다.

초록색은 세포층의 균형을 맞춰 주며, 지루성 및 복합성 피부에 좋다. 빨강과 상호보완적 관계에 있으며, 정화 작용과 활력·재생 작용으로 림프 순환을 촉진하여 피부 저항력 강화와 스트레스를 해소해 주고, 신체 기능이 평형을 이루게 해 준다. 초록색은 중파장으로 자극이 적어서 눈의 피로를 풀어 주고 스트레스성 비만 및 여드름, 습진, 문제성 피부, 기미, 주근깨 등의 색소성 병변 관리에 효과적이다.

피부 관리에서 그린 컬러는 피부를 탄탄하게 해 주는 작용으로, 늘어진 피부 조직 관리에 쓰인다.

파란색

파란색은 평온함을 상징하는 색으로, 진정 효과가 있고 근육과 혈관을 수축한다. 염증, 열, 부종, 피부 과민 반응을 진정시키는 데 효과적이다. 파란색은 근심이 많고 신경이 예민한 사람에게 좋으며, 소독·살균·방부 효과도 있을 뿐만 아니라 불면증에도 좋다. 피부의 모세혈관 확장증, 늘어진 피부 조직 관리, 염증성 여드름, 홍반 등에 효과적인 컬러이다.

파란색은 부교감 신경에 영향을 주어 각질화를 촉진시키며 말초신경에 도움을 준다. 피부를 진정·안정시켜 주고, 알러지 피부에도 좋다.

빨간색

피부 관리에서의 레드 컬러는 말초 부분까지 혈행을 촉진시키고, 에너지 소비를 증가시켜 지방 제거를 도와준다. 교감 신경에도 영향을 주어 피하 조직의 지방 신진대사를 촉진시켜 주어 셀룰라이트 개선 효과를 준다.

특히 레드 컬러는 노화 피부 관리에 좋다. 레드 컬러는 생명 활동에 관계된 색으로, 심장 기능을 활성화시키고 혈액 순환 및 아드레날린 분비를 증진시켜 신진대사를 촉진해 주며, 온열 효과로 세포 재생 · 피부 활력 증가 · 비만 관리에 적절하다.

노란색

노란색 광선을 이용한 치료는 특히 스킨 필링 후 늘어진 피부를 재생시키는 효과가 있는 것으로 알려져 있다. 그래서 슬리밍과 세포 조직의 조기 노화 현상 등 전반적으로 피부 상태 개선에 널리 이용된다.

노란색은 빨간색보다는 적지만 침투하는 색상이며, 정신 활동과 림프 시스템을 자극하여 림프가 림프절로 원활하게 돌아오게 해 준다. 모세혈관을 통한 가스 교환을 개선시켜 주며, 점막을 활성화시킨다. 노란색 광선은 신경과 근육을 긴장시키고, 간 기능 강화에 도움을 준다. 소화기관의 작용을 조절하여 복통 · 소화 불량에 효과적이며, 엘라스틴과 콜라겐의 기능을 강화하여 튼살에 효과적이다. 옐로는 갑상선 기능을 촉진해 주며, 노화 피부 · 신경성 피부 · 문제성 피부 · 복합성 피부 등에 적용하기에 좋은 컬러이다.

주황색

오렌지는 양의 색상이며, 촉진 · 확장 · 재활동에 관련이 있다. 교감신경에 작용하여 신진대사를 촉진시키며, 피부의 영양 성분 흡수력을 증진시킨다. 림프 순환을 도와 신진대사에서 발생한 노폐물을 감소시키고, 치료가 잘 안 되는 피부 상처나 봉와직염(봉소염)에 있는 피부에 쪼여 주면 좋다.

주황색은 에너지 · 기쁨 · 활력과 관계된 색으로, 피부 속에 침투하여 신진대사 촉진 · 세포 재생 · 칼슘과 비타민의 흡수를 촉진시키고, 내분비선 및 근육 등의 기능을 활성화시킨다. 예민성 피부·건성 피부·튼살 관리에 효과적이며, 보습 관리에도 많이 활용된다.

보라색

보라색은 평온함과 영적인 것을 상징한다. 보라색은 피부의 진피와 표피를 자극하여 외부의 악영향을 차단시킨다. 림프의 순환을 돕고 면역성을 증진시킨다. 또 충추 신경에 영향을 주어 불면증을 개선시키며, 진정 및 안정 효과가 있다. 피부층의 각질층을 보호해 주고 피부의 색소 침착 및 수분 보호막을 도와주며, 신진대사를 촉진시킨다.

보라색은 정맥염·편두통·정서 불안·수술 후 통증·셀룰라이트 관리 등에 효과적이고, 민감성 피부에도 쪼여 주면 좋다.

컬러 메이크업테라피

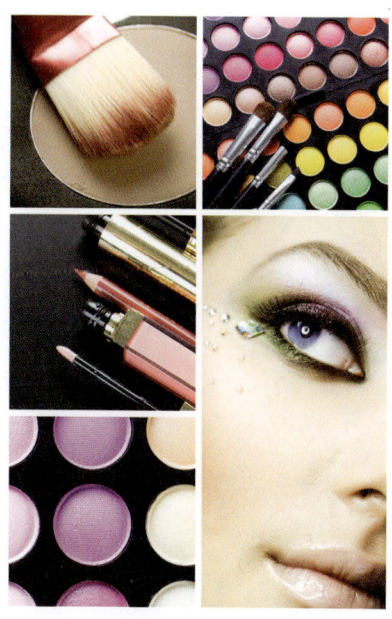

 컬러 메이크업테라피는 색채가 지닌 자연 치유력을 메이크업에 이용하는 것이다. 컬러 메이크업테라피의 색채 치료 원리는 '컬러 → 눈 → 시각적 자극 → 대뇌 작용 → 오장육부의 영향 → 오장육부의 밸런스 → 심신의 안정'으로 이루어진다.
 메이크업에 앞서 가장 중요한 것은 얼굴형과 체형을 오행 체질로 구분하여 컬러 메이크업테라피를 적용하게 되는데, 그 사람의 체질을 오행 체질에 입각해서 정확하게 진단하는 것이 무엇보다도 중요하다.
 사람의 얼굴형이나 체형에 따라 '목(木)·화(火)·토(土)·금(金)·수(水)' 다섯 가지 유형으로 구분하는데, 오행 체질에 따라 나타나는 피부색과 신체의 기질적 특성을 연관시킨 알맞은 컬러 메이크업은 건강에도 중요한 영향을 주게 된다.

　오행 체질의 특성과 그에 따른 메이크업 적용 방법은 '얼굴색 → 오장육부 건강 진단 → 색을 통한 시각적 자극으로 밸런스 정상화 → 건강한 몸과 아름다운 피부 표현' 등으로 나타내 준다.

목(木)형인

목형인의 신체적 특징과 체질

　목형은 '거목'의 상징이다. 나무의 성질을 가진 목형인은 봄날과 같이 따뜻하고 부드러우며, 만물에 새싹을 돋게 하는 기운을 가진 성품의 사람이다. 목형인의 피부색은 검은빛이 나면서 푸르거나 혈색이 없는 사람도 있고, 흰색을 띠고 있는 사람도 있다. 목형인의 얼굴형은 대체로 길며, 어깨와 등이 크고, 몸은 곧고 손이 작은 사람이 많다.

　목형인은 오장육부 가운데 간과 담낭이 가장 크며, 작은 장부는 비장과 위장, 폐장과 대장이다.

　목형인은 신체 크기에 비해 갈비뼈가 짧고 앞으로 튀어나와 있지만 목형인 중에서도 양체질에 속하는 사람은 담낭이 더 크고, 음체질에 속하는 사람은 간이 더 크다. 간·담낭의 기운이 넘치게 되면 비장과 위장을 상하게 하며, 위에서 산이 많이 분비되어 위산과다증이 생겨 속이 쓰린 증상이 많이 나타나고, 위궤양 등의 병증이 나타날 수 있다.

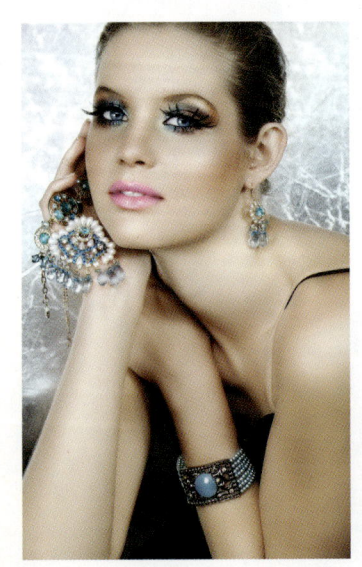

목형인의 성격

목형인은 간·담낭이 크며 가슴이 넓고 솟아오른 듯하다. 또 간의 위치가 높아 천식처럼 기침을 자주 하는데, 반대로 가슴 부위가 좁고 늑골이 평평한 사람은 간의 위치가 낮아 소화 기능이 떨어져서 옆구리의 통증이 자주 있을 수 있다.

간이 건강하지 못할 때 나타나는 변위는, 겁이 많거나 자주 화를 내고 말투는 무뚝뚝하며 자기 주장이 분명하지 못하고 감정 변화가 잦다. 간이 하는 역할은 신체의 근육이 간으로부터 혈을 공급받아 지배를 받고 있는데, 간의 기가 쇠약해지면 나이가 들어감에 따라 몸의 근육 발달이 둔화되어 민첩하지 못하고 근이 무력해서 혈액 공급이 잘 되지 않는다.

간·담낭은 오관(눈, 코, 귀, 입, 혀)에서 눈을 주관하므로 색을 분별하는 데 있어서 우수하며, 몸과 마음을 부드럽게 한다.

따라서 목형인은 간·담낭의 기능이 강하고 비위의 기능이 약해 건강할 땐 인자하고, 색 분별력이 우수하며, 꾀가 많고 온화하며, 정리정돈을 잘한다. 그러나 간의 기능이 허약해지면 결벽증이 생기고 노하거나 화를 자주 내며 한숨을 잘 쉬는 특성이 있다.

목형인은 항상 미래를 생각하고 설계하는 것을 좋아하고 행징 능력이 뛰어나다. 그러나 매사에 부드러워서 자기절제가 약하고 통솔력이 다소 부족하기도 하다. 어떤 일이 생기면 생각이 많아서 걱정이 해결될 때까지 온통 생각에 매달리는 성격이다.

목형인을 계절로 보면 봄과 여름은 잘 견디고 가을 겨울에는 힘이 든다.

한마디로 목형인의 성품은 인자하고 다정하며, 매우 학문적이고, 시적인 성향이 있는데, 근본적으로 부드러운 성격을 지니고 있다.

목형인의 메이크업

목형인은 얼굴이 길고 가늘며, 눈꼬리가 위로 올라가고, 웃을 때 주로 콧등에 주름이 가며, 몸에 비해 팔다리가 길고, 털이 많은 특성을 지닌다.

목형인은 간 기능으로 인해 피부 트러블이 생기기 쉽고 손발이 차며 위장을 자극하게 되어 소화기관이 약해지기 쉽다.

이런 목형인은 그린 컬러를 사용하여 메이크업을 해 주면 효과적이다. 눈 부위를 시원한 블루나 그린 계열의 파스텔톤 색조로 메이크업하여 스트레스를 받아 상승한 더운 열기를 내보내 눈의 피로를 덜어 주는 효과를 볼 수 있다.

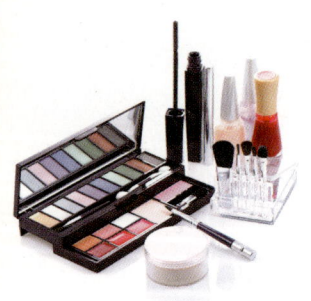

- 립스틱 : 입술은 살구빛이나 옅은 컬러의 베이지톤의 립스틱을 발라 주면 안정을 취할 수 있다.
- 피부톤 : 목형인은 대체로 건조한 피부를 지닌 경우가 많고 피부층이 얇기 때문에 짙은 베이스 메이크업을 하기보다는 최대한 피부톤을 맑고 투명하게 살려 주는 누드 메이크업이 바람직하다. 전체적인 색조화장보다는 눈의 총명함과 맑은 기운을 위해 또렷한 인상을 줄 수 있는 아이 메이크업에 비중을 두는 것이 좋다.

화(火)형인

화형인의 신체적 특징과 체질

화형인은 이마가 넓고 턱(귀 밑 부위)은 뾰족해서 '역삼각형'으로 표현한다. 화형인은 오장육부 중 심장과 소장이 가장 크다. 항상 마음이 분주한 불 같은 성격의 화형인은 신체적으로는 심장, 소장이 가장 크기 때문에 가슴이 앞뒤로 튀어나와 있고, 심장 부위가 넓고 커서 한쪽 가슴이 크다. 체질에 따라서 양체질에 속하면 소장이 더 크고, 음체질에 속하면 심장이 더 크다.

 건강 상태에 따라 심장, 소장의 기능이 너무 강하면 폐장과 대장이 상할 수 있다. 심장과 소장의 강한 기운이 폐장과 대장의 기능을 위축시켜 몸 안의 열로 인하여 불에 가장 약한 금의 기운을 가지고 있는 폐장·대장은 정기를 상실하고 병이 들게 된다. 이로 인하여 숨이 차고 가슴이 답답하며, 피부 또한 약해져서 피부병이 생기기 쉽다.

 심장 활동이 왕성하면 체온이 높아지는데, 반대로 체온이 낮으면 소화불량증이 있다. 혈액 순환이 활발한 사람은 식욕이 왕성해서 소화를 잘 시킨다. 그러나 심장 활동이 왕성하면 폐는 피로해서 지치므로 약해지고 호흡 곤란이 올 수 있다.

화형인의 성격
 화형인은 따뜻하고 뜨겁고 정열적이어서 항상 누군가를 사랑하고 싶어지는 성격이다. 사랑에 목숨 걸고 사랑을 위해 희생한다. 또 활활 타오르는 불처럼 불 같은 기운이 있으며, 명랑하고 흥이 많다. 그러므로 화형인은 항상 화려하고 아름다움을 추구한다.

 화형인은 성격이 예민하고 급하며, 화끈하고 언변이 좋고, 감정을 숨기지 못한다. 또한 예술적이고 예의바르며 탐구적이다. 화형인은 힘 있고 모든 일에 적극적이며 용감한 성격이다. 또한 불같이 퍼지는 기운의 영향으로 남에게 구속 받는 것을 싫어하

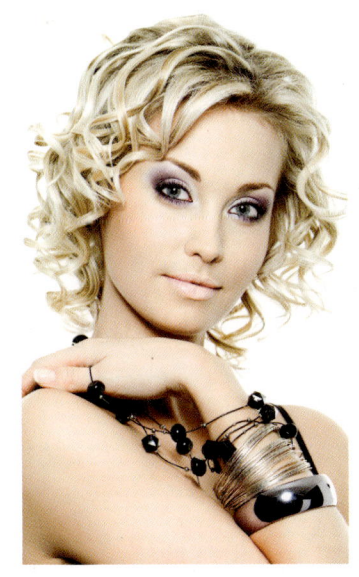

고, 예민하여 남의 속마음을 잘 헤아리며 사교성이 뛰어나다.

화형인의 메이크업

화형인은 이마가 넓고 턱은 좁은 역삼각형의 얼굴형이다. 상체는 발달하고 하체는 가늘고 긴 체형이다.

메이크업은 좁은 턱이 날카로운 인상을 줄 수 있으므로 하관을 지나치게 강조하거나 볼터치를 강하게 표현하는 것은 바람직하지 못하다.

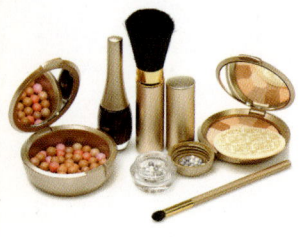

- 피부톤 : 피부톤이 쉽게 붉어지기 때문에 메이크업 베이스는 초록색이나 보라색을 사용하여 피부의 붉은 기를 최대한 없애 준다.
- 파운데이션 : 붉은 기가 없는 색채를 선택하는 것이 중요하다.
- 립스틱 : 입술이 얇고 작기 때문에 자신의 입술보다는 조금 두껍게 표현해 주는 것이 좋다. 매트한 립스틱을 바르면 마치 펭귄처럼 보이기 쉬우므로 볼륨감을 느낄 수 있는 펄이 가미된 립스틱을 바르거나 립글로스로 글로쉬한 느낌을 주는 것이 좋다.

토(土)형인

토형인의 신체적 특징과 체질

토형인은 얼굴이 공과 같이 둥글고 어깨와 등이 풍만하다. 복부가 크고 하체가 건장하며 허벅지와 종아리가 아름답다. 토형인은 손발이 크고 살집이 풍만하며 상하체의 균형을 잘 이루어 걸음걸이가 듬직하고 점잖다.

토형인의 체질은 비장(지라)과 위장의 기운이 오장육부 중에서 가장 크고 튼튼하다. 그러나 비장과 위장의 기능이 너무 강하게 되면 신장과 방광이 약해져서 병이 생기게 된다.

　토형인의 체질은 식욕이 왕성하고 소화를 잘 시키며 몸에 습이 많다. 그래서 비교적 살이 많이 찌며 살을 빼기가 힘들다. 토형인은 흙의 기운을 가지고 있어서 장마철에 흙이 끈적이듯이 몸속에 끈적끈적한 습이 많으면서 몸이 냉하게 되어 비만이 되기 쉽다. 선천적으로 습이 많은 체질이라서 신맛이 있는 음식이나 약을 과다 복용, 지나친 망상과 과식을 자주 하게 된다. 이때 비장과 위장이 정기를 상실하게 되어 먹는 것에 대하여 절제를 하지 못하게 되므로 비만이 될 수 있다. 토형인은 사계절 중에 가을과 겨울은 잘 견디나 봄과 여름은 견디기가 힘들다.

토형인의 성격

　토형인의 성품은 원만하고 착실하여 많은 사람이 믿어 줄만큼 신용이 있고 신뢰성이 높다. 또한 매사에 너무 정확하고 철저해서 배운 대로만 행동하는 외골수이며, 일편단심이기도 하다. 새로운 것을 잘 받아들이지 못하지만 시작만 하게 되면 자기 것으로 만들어서 소화시키는 데 탁월한 재능이 있으며, 머리가 좋다. 토형인은 마음이 안정되어 있고 경솔하지 않으며 남을 잘 돕고 정에 약하다. 또 권세를 싫어하며 남에게 의지하기를 싫어한다. 토형인은 무슨 일이든 철저하고 완벽한 성격이므로 무엇이든 남에게 맡기지 못하고 자신이 직접 관장해야 한다.

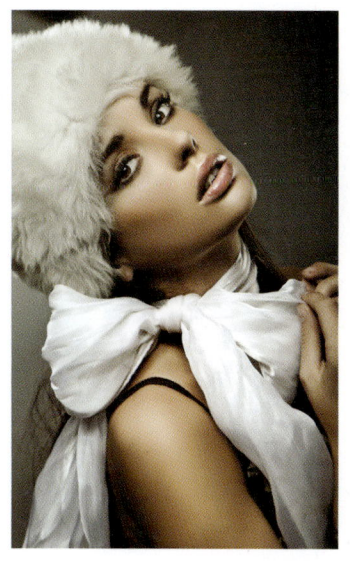

토형인은 자기가 하고자 하는 일에 성공을 거두는 편이나 욕심을 내게 되면 기력을 많이 소모하게 되어 그 분야에서 큰 성공은 거둘 수는 있으나 그것을 이루기 위해 비장과 위장의 기를 지나치게 소모하게 되어 비장, 위장에 병이 나타나게 된다.

토형인의 메이크업

토형인은 비위의 기능이 강한 반면 신장·방광 기능이 약해 체내 수분 함량이 많아 몸이 잘 붓고 살이 찌기 쉽다. 그러므로 체계적인 건강 관리가 필요하다. 부종으로 인한 근육통과 요통이 병행되어 체형이 구부정해질 수 있으므로 운동을 병행하여 건강 관리를 꾸준히 해 주는 것이 좋다.

메이크업을 할 때, 얼굴이 둥근형이고 입술이 크고 굵은 편이므로 전체적으로 슬림해 보이도록 하는 메이크업 패턴을 적용해 주는 것이 좋다. 여러 가지 색의 아이섀도를 사용하는 것보다는 베이지나 옐로 계열의 한 가지 섀도를 이용해 차분하게 표현해 준다. 눈두덩이가 부어 보이지 않도록 아이홀(eye hole) 부위를 시원하게 표현해 주는 것이 좋다.

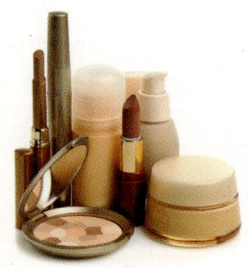

- 피부톤 : 토형인은 둥근 턱과 하관의 메이크업에 있어서 자칫 잘못하면 미련한 인상을 보일 수 있고 표정을 어둡게 만들 수 있으니 신중하게 마무리해야 한다. 또한 입술 주변의 주름과 콧등에 기미가 생기기 쉬우므로 전체적인 피부톤을 밝고 환하게 만들어 주는 것이 가장 중요하다.
- 파운데이션 : 잡티나 검버섯이 생기기 쉬우므로 컨실러를 이용해 잡티를 감추어 준 후 그 위에 한 단계 밝은 톤의 메이크업 베이스와 파운데이션으로 피부톤을 정리해 준다.

- 립스틱 : 입술은 원래 입술보다 조금 얇게 라인을 그린 후 베이지톤이나 브라운톤의 매트한 립스틱으로 차분한 인상을 주는 것이 좋다. 입술을 너무 강조하거나 하관을 강조하는 메이크업은 토형인에게는 좋지 않다.

금(金)형인

금형인의 신체적 특징과 체질

금형인은 얼굴 모양이 사각으로, 네모난 사람이다. 피부는 백색이고 머리가 크며 몸이 전체적으로 큰편에 속한다.

이러한 금형인의 체질은 폐장과 대장이 오장육부 중에서 가장 크고 튼튼하다. 그래서 폐장, 대장의 기능이 지나치게 왕성하여 간과 담낭이 손상되기 쉽다. 그로 인해 근육과 힘줄이 당기고 피곤함이 자주 느껴지며 입이 쓰면서 소화가 안 된다. 금형인은 양체질에 속하면 대장이 더 크고, 음체질에 속하면 폐장이 더 크다.

금형인은 수분이 부족하여 건조하며, 마른 체형일 경우에는 등이 많이 굽어 올라와 있다. 반대로 비만형은 능이 굽고 가슴부위가 위축되어 있다.

금형인의 성격

금형인은 다스리는 능력이 있고 명예를 중히 여기며 자존심이 강하고 위엄이 있어서 군인이나 경찰, 법관, 정치가 등이 많다. 성격은 남을 누르고 지배하는 일을 좋아하며, 맡은 바 책임

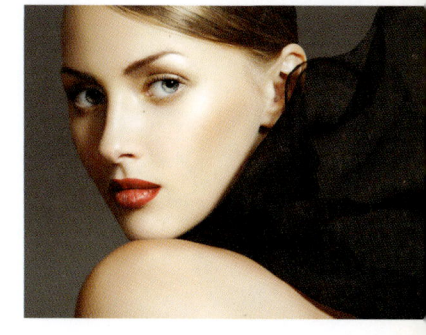

을 지고 밀고 나가고, 어떠한 권력에서도 성공을 거두는 형이다. 그러나 욕심이 과다하게 되면 너무 많은 기력을 소모하게 된다. 성공할 수는 있겠지만 폐·대장이 상할 수 있다.

폐·대장이 강한 금형인은 싸늘하고 냉정한 편이며, 긴장하고 준법성이 강하다. 또 의리를 지키며 위엄 있게 말한다. 금형인은 승부욕이 강하고 독선적이며, 무슨 일이든 이기고 승리하려는 경향이 있다.

금형인의 메이크업

얼굴이 네모지고 이마에 주름이 있으며 코가 아래로 처진 얼굴형이다. 또한 체격으로 볼 때 목이 짧고 등이 넓으며 갈비뼈가 길고 넓어 덩치가 커보인다.

메이크업을 할 때 금형인은 콧대가 있고 이목구비가 뚜렷하므로 색조 메이크업을 따로 하지 않아도 입체감이 살아나는 얼굴형으로, 눈 부위를 그윽하고 글로쉬하게 표현해 주면 독특한 이국적인 멋을 한껏 부릴 수 있다.

금형인은 이마가 각진 형이므로 어두운 섀도를 이용해 커버해 주면 갸름한 인상을 줄 수 있으며, 튀어나온 광대뼈나 각진 턱 부위에 음영을 주는 것도 인상을 부드럽게 하는 좋은 방법일 수 있다. 이마의 굵은 주름이 있는 경우엔 컨실러를 이용해 커버하거나 꾸준한 링클케어를 시도해 준다면 강한 인상을 부드럽게 만들고, 훨씬 젊고 탄력 있어 보이게 할 수 있다.

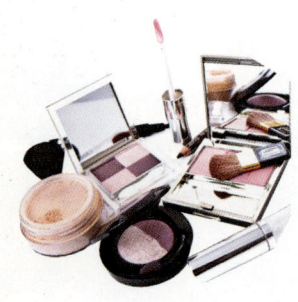

- 피부톤 : 피부가 희고 깨끗한 편이나 대장에 열이 많거나 가스가 차 있는 경우(혹은 변비)엔 피부톤이 얼룩덜룩해지거나 뾰루지가 올라올 수 있다. 흰색이나 아이보리 계열로 청정한 느낌을 주고 피부의 안정감을 주도록 한다.
- 파운데이션 : 컨실러를 이용해 잡티를 가려 주고 피부색과 동일한 톤의 베이스(베이지톤)나 파운데이션으로 표현해 준다.
- 립스틱 : 심장의 기능이 약한 편이므로 빨간색 립스틱을 바르거나 분홍색 립글로즈를 발라 포인트를 주는 것도 심장 기능에 좋은 효과를 기대할 수 있다.

수(水)형인

수형인의 신체적 특징과 체질

수형인의 얼굴 모양은 삼각형 모양으로, 턱이 넓고 이마가 좁다. 얼굴색이 대체적으로 검은 편이며, 눈이 동그랗고 아랫입술이 튀어나와 있다. 수형인은 오장육부 중에서 신장과 방광이 선천적으로 가장 크기 때문에 지혜롭고, 허리가 굵으며 길고 엉덩이가 크다. 그래서 걸을 때 엉덩이를 흔드는 경향이 있다. 또한 귀가 크고 광대뼈가 나오며 뼈대가 굵은 체형의 소유자이다. 수형인이 양체질에 속하면 방광이 크고, 음체질에 속하면 신장이 크다.

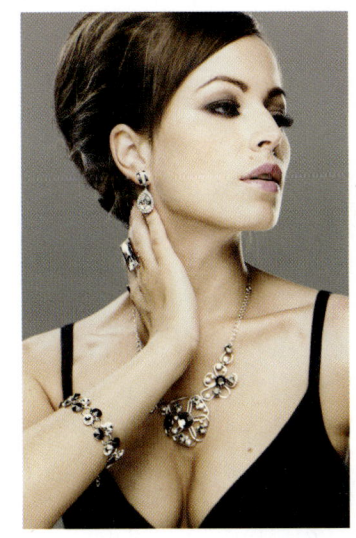

수형인은 어떠한 일에 진출한다면 그 분야에서 상당한 성공을 거두는 형이다. 그러나 많은 욕심을 부려서 성공은 할 수 있지만 신장, 방광의 기를 과도하게 사용하게 되어 신장과 방광에 병이 날 수 있다. 수형인은 대체적으로 비만형이 많고 두뇌 회전이 빠르며, 지적이고 학자로 대성할 사람이다.

항상 움직이며 총명하고 적응력이 좋고 이해심이 깊다. 기억력·암기력·지혜·사고력이 좋으며, 임기응변에도 능하다. 안 되는 것을 되게 하고, 되는 것을 안 되게 할 정도로 지구력과 지혜가 있고 과학적이다. 정력이 강하고, 양보하며 한발 물러서서 기다릴 줄도 안다.

수형인의 성격

수형인의 본래 성격은 자기 자신을 잘 드러내지 않으며 지혜롭고 참을성이 있으며 나서지 않는다. 즉 기다리며 참고 견디고, 비밀을 잘 지키는 사람의 유형이다. 내성적인 성격으로, 양보하거나 한발 물러서서 기다리는 습성이 있어 때로는 기회를 놓치고 후회하는 일이 있기도 하다.

생각이 깊고 즉흥적인 행동을 잘 하지 않으므로 사람 속을 잘 모른다. 언변 능력이 뛰어나고 살림을 규모 있게 잘하며 저축성이 있다. 과학적이고 수학적이어서 연구 개발하여 건설적인 의견을 제시하는 등 부드러운 분위기를 조성하는 성격이다.

수형인의 메이크업

수형인은 얼굴형이 삼각형이므로 이마를 시원하고 넓게 표현해 주어야 하며, 턱은 둔탁해 보이지 않도록 해야 한다.

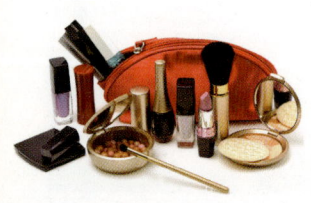

시선이 위로 쏠릴 수 있도록 눈 메이크업에 신경을 써야 하는데, 눈이 동그랗고 똘망똘망한 편이므로 큐트한 이미지를 최대한 살려 주도록 한다. 그러나 귀엽게 보이기 위해 파스텔톤의 꽃분홍 아이섀도를 바르는 것은 오히려 우스워질 수 있다.

수형인 대부분은 신장과 방광의 기능이 저하되어 있기 때문에 블랙 컬러를 이용한 메이크업은 신장, 방광의 기능을 높여 주는 효과를 볼 수 있다.

수형인의 메이크업은 한두 가지 색으로 피부와 밀착된 느낌을 주는 것이 좋다. 너무 튀는 명도나 색상의 색조 메이크업은 촌스러운 인상을 강조하는 역효과를 주므로 최대한 톤 다운되고 세련된 컬러의 메이크업을 시도해야 한다. 대체적으로 화려한 색조 메이크업보다는 얼굴색과 얼굴형을 최대한 커버하고 생동감을 줄 수 있는 피부톤에 신경 써야 한다.

- 피부톤 : 얼굴색이 검은 편이고 칙칙해 보이거나 탄력 없어 보이기 쉬운 피부톤을 가졌기 때문에 건강하고 윤기 있게 표현해 주는 것이 중요하다.
- 파운데이션 : 펄감이 있는 파운데이션이나 글로시한 성분이 함유된 파운데이션을 활용하는 것이 좋다.
- 립스틱 : 컬러는 너무 튀는 색이나 어두운 색은 건강하지 않게 보이고 하관과 튀어나온 입술을 더욱 강조하는 결과를 초래하므로 베이지톤이나 오렌지 계열을 사용하도록 한다.

Color Therapy

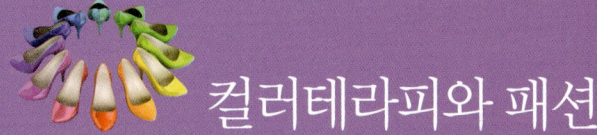

컬러테라피와 패션

체질에 맞는 색깔 | 컬러와 성격 | 컬러와 코디 | 사계절 유형별 코디 |
패션 코디와 음양오행의 색채 치유 원리 | 컬러와 보석 | 탄생석의 의미와 유래 | 계절 보석과 건강

& Fashion

체질에 맞는 색깔

우주의 삼라만상이 태극으로부터 비롯되고 다시 음과 양의 화합으로 이루어진다. 이때 양의 계열에서 양의 기운을 많이 받을 때 사상 체질에서 구분하는 체질 중 태양인이나 소양인의 체질이 형성되고, 반면에 같은 양의 계열에서 음의 기운이 양의 기운보다 많을 때 태음인이나 소음인의 체질이 되는 것이다.

자연의 네 방위 중 소음인은 북쪽(겨울)에 해당되고, 태음인은 서쪽(가을), 태양인은 동쪽(봄), 소양인은 남쪽(여름)이다. 이렇듯 사상 체질인은 자연의 사계절과도 밀접한 관계를 맺고 있다.

체질은 모태에서 처음 형성될 때부터 이렇게 자연과 밀접한 관계가 있는 것이다. 특히 인간에 있어서도 처음 모태에서 태어나는 그

순간부터 인체 내부의 구조나 여러 장기의 대소까지 이에 한치의 어긋남이 없이 형성되어 있는 것이다.

그러므로 이들 네 체질인의 구분에 있어서 각 장기의 대소와 허실에 따라 구분이 되며, 그 구분에 따라 그 성질을 비롯해 체형·식성·용모·질병에 이르기까지 모두 다르게 나타나게 된다.

소양인

푸른색(Green Color) 계열은 열이 많은 소양인에게 좋다. 소양인의 기질적 특성은 외향적이고 명랑하며 재치가 있고 판단이 빠르다.

소양인의 형태

가슴이 잘 발달되어 가슴을 둘러싸고 있는 기세가 다부져 보이나 허리 아래 골반 부위가 약해 보이는 것이 특징이다. 상체가 튼튼하고 하체는 가벼워서 빨리 걷는다. 여자는 골반 기능이 약하여 다산을 하지 못하며, 남자는 신장 기능이 좋지 않아 양기가 부족한 경우가 많다.

소양인의 성격

성격이 급한 소양인이 비만을 예방하기 위해서는 정신적으로 되도록 마음을 느긋하게 가지면서 스트레스 해소 방법을 찾는 것이 좋다.

소양인의 건강

비장이 강하고 신장이 약한 체질로 에너지 흡수 및 축적 기능은 강하고 소모 배설의 기능은 약하다. 더운 음식을 피하며, 몸을 시원하게 유지하여야 한다. 그래서 화와 열이 많은 소양인들은 파란색 계통이 좋다. 파란색은 시원한 성질의 색으로, 열을 내려 주는 특성을 갖고 있기 때문에 소양인 주변에는 푸른색 계통의 분위기를 만들어 주거나 푸른 계통의 옷을 입는 것이 안정감을 준다. 경우에 따라서는 의도적으로 자신의 강렬한 마음을 나타내기 위하여 붉은색을 입어 자신을 돋보이게 할 수 있다.

소음인

몸이 찬 소음인은 붉은색(Red Color) 계열이 좋다. 소음인은 체격이 작고 아담하며, 얼굴 모습이 단아한 편으로 대부분 얌전하다.

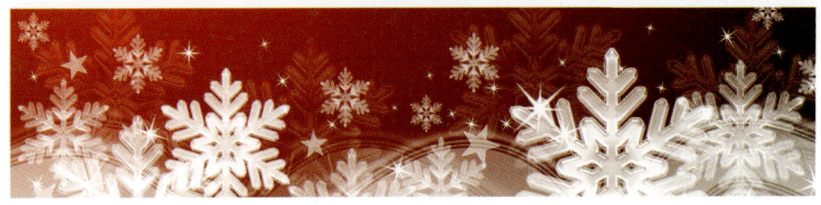

소음인의 형태

몸매에서부터 얼굴 모습에 이르기까지 자그마한 체구에 깔끔할 정도로 이목구비가 오밀조밀하게 잘 갖추어져 있다.

소음인의 성격

소음인은 얌전하고 깔끔하며 집에 들어앉아 있기를 좋아한다. 매사에 소극적이어서 내성적인 성격이라 할 수 있다. 그래서 소음인은 모든 면에서 적극적이지를 못하고, 양순하고 단정한 체격에 맞게 얌전하고 깔끔하며, 사색을 좋아한다.

소음인의 건강

자연의 '북' 과 '겨울(冬)' 에 해당되는 소음인은 신장이 비대하고 비장이 작은 체질로서 '수' 에 해당되며, 추위에 약하여 몸이 대체적으로 차다. 그래서 찬 소음인들은 붉은색 계통이 좋다. 붉은색 계통의 밝은색 분위기를 만들거나 붉은색 계통의 옷을 입으면 따뜻한 감을 느낀다. 자신의 소극적이고 약해 보이는 외면을 붉은색을 입음으로써 적극적인 사람으로 보이게 해 준다.

태음인

느긋한 태음인은 흰색이나 노랑색이 좋다. 태음인은 대체적으로 덩치는 크지만 겁이 많고 체질적으로 몸을 움직이는 것을 싫어하며 변화를 싫어한다.

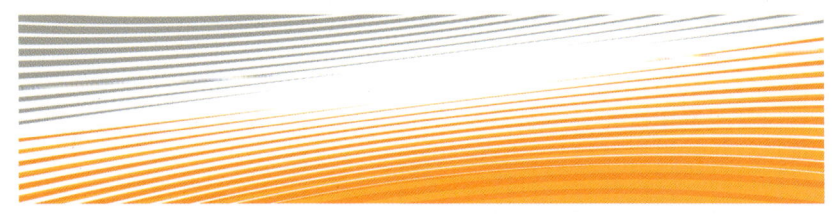

태음인의 형태

태음인은 체격이 큰 편으로 근육과 골격이 발달되어 외모가 중후한 사람이 많다. 특히 손발이 크고 두터우며, 상체보다는 허리 또는 하체가 굵은 사람이 많다.

얼굴 모습은 눈·코·입이 비교적 크며, 윤곽이 뚜렷한 편이다. 피부는 대체로 거칠고, 땀구멍이 크므로 조금만 움직여도 얼굴과 가슴에서 땀이 많이 난다.

태음인의 성격

행동거지가 의젓하고 믿음이 있어 보이며, 마음이 너그럽고 인자하고 점잖은 태도를 지닌다. 집념과 끈기가 많아서 어려운 일이라도 묵묵하고 꾸준하게 이루어 내는 성격이다.

태음인의 건강

태음인은 간의 기능은 지나치게 왕성하고 폐의 기능이 부족한 사람이다. 그래서 태음인을 '간대폐소(肝大肺小)'한 체질이라고 한다.

느긋하고 무엇이든 받아들이는 태음인은 발산시키는 색이 좋다. 가장 발산이 강한 흰색이나 노란색 계통의 밝은색이 좋다. 무엇이든 잘 먹듯이 모든 것에 욕심이 많은 단점이 있다. 자신에게 쌓아두려는 마음보다는 남에게 베풀어 주는 마음이 필요한데, 발산하는 색에 노출시켜 줌으로써 마음을 편하게 해 주면 좋다.

태양인

기가 강한 태양인은 검정색이나 녹색이 좋다. 태양인은 외향적 성격이지만 말수가 적은 편이다. 오히려 엄숙한 첫인상을 풍기고 자기가 할 말 이외에는 잔소리가 별로 없다.

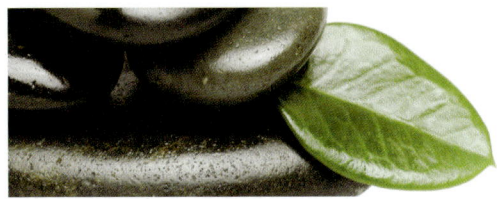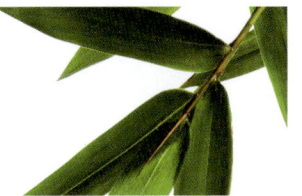

태양인의 형태

폐가 크고 간이 작은 체질이므로 상체가 우람하게 발달되어 있고, 하체가 빈약한 체질이다. 특히 가슴 부위의 대흉근과 등 부위의 승모근이 가장 잘 발달되어 있는 체질이라 할 수 있다. 하체가 빈약하므로 다리 힘이 약하여 오래 걷거나 서 있으면 갑자기 무력화되는 것을 느낄 수 있다.

태양인의 성격

자기의 주관이 어느 체질보다 뚜렷하다. 어떤 일을 추진함에 있어서 일단 자기가 마음 속으로 결정을 했거나 결단을 내린 사항에 대하여는 어느 누구의 말도 듣지 않고 자기 뜻대로 결행하는 자기의 주관이 뚜렷한 사람이다.

태양인의 건강

기가 강한 태양인들은 발산하는 기운이 강하므로 안으로 끌어당기는 색이 좋다. 흡수감이 높은 검은색이나 마음을 안정시키는 녹색이 좋다. 주위에 녹색이나 검은색 계통으로 항상 뻗어 나가는 기를 안으로 안정시켜 줌으로써 저돌적인 기운을 잡아주고 이상적인 마음을 현실에 맞게 한다.

내 체질에 꼭 맞는 색깔

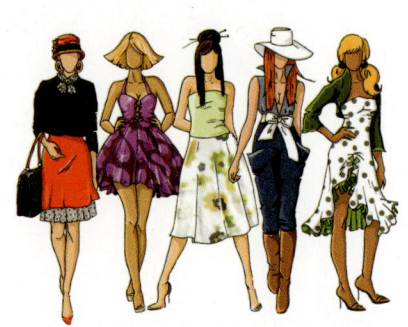

컬러는 옷맵시 감각을 알 수 있는 가장 중요한 요소로, 색의 조화가 잘된 옷차림은 자기 만족뿐 아니라 타인들에게도 좋은 이미지를 제공하며 체형 커버에도 도움이 된다.

체질에 맞는 색깔 옷 입으면 건강해진다

빨강, 파랑, 노랑, 밝은색, 어두운 색 등 옷이든 메이크업이든 자신에게 어울리는 색상이 따로 있다. 체질과 맞는 색깔이면 잘 어울리고 그렇지 않으면 어색해 보이게 된다. 그래서 체질에 꼭 맞는 색깔 옷을 입으면 오장육부의 기운을 북돋워 주거나 억제해 주는 기능을 해 준다.

체질이 다르면 색에 대한 반응도 다르다

체질과 색깔과는 아주 밀접한 관계가 있는데, 자신에게 맞는 색을 보면 많은 감명을 받기도 하고 안정을 느끼거나 머리가 맑아지는 것을 느끼기도 한다.

색깔도 각 체질에 따라 서로 다르게 반응한다. 몸에 열이 많은 사람이 붉은색 계통의 물건을 본다면 더 열감을 느낀다. 그러나 푸른색 계통의 시원한 색을 본다면 편안함을 느낄 것이다.

시간, 장소, 경우에 따른 옷차림이 중요시되고 있는 현대 생활 속에서 체질에 따라 옷을 잘 코디하여 입게 되면 자신의 지성과 감성을 더욱 돋보일 수 있다.

특히 잘 어울리는 색깔이 있는 것은 체질 때문이다

우리 몸을 이루고 있는 피부색이나 얼굴형, 가슴, 허리, 엉덩이, 다리 등 골격의 모양이나 크기는 같지 않기 때문에 같은 옷을 입었다 하더라도 아주 다르게 느껴지기도 하지만 옷의 색깔에 따라 전혀 다른 느낌을 주는 경우가 많다.

마른 체형, 보통 체형, 뚱뚱한 체형, 얼굴형이나 가슴 크기, 어깨 모양, 목선 등 체형상의 특징에 따라 자신의 체형을 보완하도록 옷차림의 모양이나 디자인을 다르게 한다. 그러나 색깔은 이러한 체형보다 체질에 훨씬 많이 좌우된다. 피부색이 검거나 희거나 체형이 어떻든 간에 같은 디자인의 옷인데도 어떤 사람은 짙은 색깔의 옷이 더 잘 어울리는가 하면 밝은 색깔의 옷이 더 잘 어울리는 사람도 있다. 또 자신의 체질에 해로운 색깔의 옷을 입으면 더 무겁게 느껴지며, 종일 입고 있으면 왠지 모르게 훨씬 더 피로함을 느끼기도 한다.

오행의 속성에서 간은 심장을 도와주고, 심장은 비장을, 그리고 폐는 신장을 도와주며, 신장은 간을 도와준다. 그러나 간이 균형을 잃었을 때는 비장을 치며, 심장이 균형을 잃었을 때는 폐를 극하고, 비장이 균형을 잃었을 때는 신장을, 그리고 폐의 균형이 깨졌을 때는 간을 극하며, 신장의 균형이 깨졌을 때는 심장을 극하게 된다.

이러한 한의학의 원리에서 색깔로 볼 때 간이 약하거나 강하면 초록색이나 강한 파란색이 잘 어울리며, 심장이 강하거나 약할 때는 붉은 계열이나 핑크색을 선호하게 되고, 비장이 강하거나 약했을 때는 노랑이나 진한 갈색을 좋아하게 된다. 또한 폐가 강하거나 약했을 때는 흰색을 선호하며, 신장·방광이 강하거나 약했을 경우는 검정색이나 회색을 선호하게 된다.

자신들의 옷장문을 열었을 때 대부분의 사람들이 특정한 색에 치우친 옷들을 발견하게 되는데, 이는 자신의 체질에 따라 선택한 색이라 할 수 있다.

색깔이 장기의 기운을 돋우고 억제한다

자신의 체질에 따라 약해지기 쉬운 장기의 기운을 돋우는 색이 있는가 하면, 너무 강해지기 쉬운 장기의 기운을 억제하는 색이 있다. 이러한 색의 옷은 당연히 자신의 몸에 가장 잘 어울리게 되는 것이다. 반대로 자신의 체질에서 약해지기 쉬운 장기의 기운을 더욱 약하게 하는 색과 지나치게 강해지기 쉬운 장기의 기운을 더욱 강하게 하는 색은 그 사람의 체형과 체형상의 특징에 맞더라도 어울리지 않는 느낌을 주게 된다.

이상하게도 몸이 허약해지거나 병이 나면 자신의 체질과는 정반대되는 해로운 색깔의 옷을 선호하게 된다. 물론 몸이 건강해지면 자신의 건강에 도움이 되고 자신에게 가장 어울리는 색깔을 자신도 모르게 찾게 된다. 그러므로 옷차림만 보아도 그 사람이 건강한 사람인지 건강하지 못한 사람인지 알 수 있다.

장부 상태에 따른 기운 Up · Down 컬러

장부 상태	기운을 돋우는 색	기운을 억제하는 색
간 · 담낭이 강했을 때 간 · 담낭이 약했을 때 간 · 담낭이 건강할 때	진한 블루, 진한 녹색 파스텔톤의 녹색 블루 컬러, 녹색	흰색, 검정색
심장 · 소장이 강했을 때 심장 · 소장이 약했을 때 심장 · 소장이 건강할 때	진한 빨강 파스텔톤의 핑크 계열 컬러 빨강, 핑크	검정색, 녹색
비장 · 위장이 강했을 때 비장 · 위장이 약했을 때 비장 · 위장이 건강할 때	진한 갈색 계통의 컬러 밝은 황토색이나 노란색 갈색, 황토색, 노란색	진한 녹색, 블루, 붉은 계열 색상
폐 · 대장이 강했을 때 폐 · 대장이 약했을 때 폐 · 대장이 건강할 때	흰 색	붉은 계열의 컬러, 밝은 노란색이나 황토색
신장 · 방광이 강했을 때 신장 · 방광이 약했을 때 신장 · 방광이 건강할 때	검정색, 진한 회색 연한 회색 검정색, 회색	진한 갈색, 흰색

컬러와 성격

　현재 자신이 지닌 가장 대표적인 옷 색깔은 각 개인의 심리 상태를 말한다. 색깔에 따라서 각 컬러가 주는 성질에 의해 의상은 선택될 뿐만 아니라 자신과 타인의 관계도 변한다. 특히 우주의 기본 원리인 오행의 대표적 다섯 색인 파랑·빨강·노랑·흰색·검정을 가장 잘 드러내 주는 것 또한 옷 색깔이다. 자신이 좋아하는 옷 색깔에 따라서 좋아하는 색, 싫어하는 색의 의미를 알면 심리 분석도 가능하다.
　'나무'는 파란색이고, 간과 담낭이 주관하며, 생동감과 신경질적인 성질을 가지고 있다. '불'은 빨간색이며, 심장과 소장(변화력·활력·욕망)이 주관한다. '쇠'는 흰색이며, 폐·대장이 주관하는 컬러이고, 완성·명예욕·희생·의지·슬픔의 속성을 가지고 있다. '물'은 검정색인데, 신장·방광에 속해 있으며 두려움을 주관한다. 또한 12달 전체는 '흙', 즉 노랑인데 생각을 주관한다.
　이렇게 각 장부가 가지고 있는 특성이 있기 때문에 자신의 건강 상태에 따라서 내가 좋아하는 컬러도 바뀔 수 있다. 내가 좋아하는 현재의 컬러는 곧 나의 성격과 건강 상태를 말해 준다.

그린 컬러를 좋아하는 사람

그린 컬러를 좋아하는 사람은 모범적 시민이며 사회의 기둥·도덕적·민주적인 견해를 가지고 있는 사람으로서 대체적으로 평판이 좋다. 사회적으로는 관습과 예의 범절에 민감하며 관대하고 편견이 없고 솔직하다. 한마디로 성실한 사람들이 초록색을 좋아한다.

남자는 나서기를 싫어하며 겸손하지만, 남에게 곧잘 이용당하기 쉽다. 여자는 기품 있고 성실하고 차분하며, 끈질긴 성격과 세련된 취미를 가지고 있다. 예의도 바르며 딱딱해 보이지만 사교적이고 군집성이 있다. 반면에 농촌의 조용함과 평화 쪽을 더 사랑한다.

오렌지 컬러를 좋아하는 사람

오렌지 컬러를 좋아하는 사람은 심성이 착하고, 다른 사람들과 함께 있기를 좋아하며, 귀가 얇고 충성심이 강하며, 솔선수범형이 많다. 인정이 많고 유쾌한 성격이다. 또 오렌지 컬러를 좋아하는 사람은 부러울 정도로 건강이 넘쳐 지위고하를 막론하고 어떤 사람과도 잘 어울리는 독특한 능력을 가지고 있다. 이들은 사람들과도 금방 어울리고 친해지며, 항상 미소를 잃지 않고 이해심이 빠르다. 사람이 좋아 보이며 사교적이고, 혼자서 외톨이로 지내는 것을 싫어한다.

오렌지색을 좋아하는 사람은 조직화하는 재능과 소질이 있다. 항상 에너지를 한 방향으로만 쏟아부어 일을 완수하는 것을 목표로 한다. 디자인 센스가 있어서 신변을 깨끗이 정리하고 난잡한 것을 아주 싫어해 집이나 사무실을 깨끗이 정리해 놓는다. 대체로 오렌지색을 좋아하는 사람은 결혼을 꺼리는 경우가 많다.

남자는 좋은 아저씨 타입으로, 이야기를 잘하며 원기 왕성하다. 여자는 따뜻한 성격으로, 누구와도 쉽게 어울리는 성격이며, 항상 미소가 넘치고 사교적이다.

블루 컬러를 좋아하는 사람

블루 컬러를 좋아하는 사람은 대체로 고집이 세다. 굽힐 줄 모른다. 독선적이다(늘 자신이 옳다고 생각한다.).

자제심이 강하고 논리적이고 자기 변호가 뛰어나며, 신중하고 내성적·보수적인 신념을 갖고 있다. 정열과 열정을 억제하며 신의가 투철하고 착실히 생활한다. 때로는 황당무계한 꿈을 꾸나 실행하지는 않는다.

블루 컬러를 좋아하는 사람은 '그룹'으로 일하는 직업을 선택한다면, 레드 컬러를 좋아하는 사람은 '혼자'서 대담하게 일하고 도전하는 것을 마다하지 않는다. 블루 컬러를 좋아하는 사람은 참을성이 있고 오기도 있기 때문에 대부분 일을 잘한다.

남자는 뛰어난 경영 능력이 있어 착수한 일을 반드시 성사시킨다. 또 인맥 형성을 잘한다. 생각이 깊어 과감한 행동력을 발휘하는 성품이지만 건강으로는 혈압이 낮다. 여자는 냉정하며 헌신적이고 생각이 깊다.

옐로 컬러를 좋아하는 사람

노란색은 심리적인 고민에 빠져 있거나 정신적으로 불안정한 사람들에게 도움을 준다. 정신적인 모험가로 늘 새로운 것을 찾아 내어 자기 실현을 꾀하고 싶어한다. 그래서 이상이 높다.

다른 한편으로는 태양처럼 밝고 명랑한 개성을 가진 사람도 많고, 표정 또한 풍부하다. 뛰어난 상업적 두뇌가 있어 기업 경영을 성공적으로 이끈다. 강렬한 유머 센스도 있어서 자유로운 사고방식이나 행동을 취하는 경우가 있다.

책임지는 것이 싫어서, 자신의 생각에만 얽매이거나 인습으로부터 탈피하고 싶을 때, 어려운 문제로 머리가 아플 때는 자기 주변의 물건을 노란색으로 바꾸어 사용하면 효과적이다.

여자는 태양같이 밝은 성격으로 이야기를 좋아하고 풍부한 표현력이 있으며, 사교적이고 강렬한 유머 센스도 있다. 또 건강하고 지식이 뛰어나다. 남자는 뛰어난 상업적 재능이 있으며, 지성적이고 유머 센스도 있고 밝은 성격의 사람이다. 천진난만해서 주위 사람들을 즐겁게 한다.

레드 컬러를 좋아하는 사람

체력이 좋고 생명력이 있으며, 원기 왕성하고 야심적이다. 외향적이고 적극적이며, 자신감이 있고 활동적이다. 직접적·사교적·개방적이어서 자유로이 느낀 대로 표현하고 행동한다. 충동적이고 자극적인 것을 원하며, 통상적으로 단조로운 일에는 금방 싫증을 낸다. 다소 변덕스러울 수가 있다(감정의 기복이 심하다.).

남자는 성격이 낙천적이며 야심적이다. 강렬한 캐릭터의 행동파다. 여자는 자존심이 강하다. 겉으로 조용해 보이는 사람이라도 사실은 격심한 감정과 욕망을 감추고 있다.

바이올렛 컬러를 좋아하는 사람

보라색을 좋아하는 사람은 이성이 강한 예술가, 이상론자, 권위를 갖추려 노력하며 높은 지위를 동경한다. 일반적으로는 선한 마음을 갖고 있고 재치가 있으며, 사물들을 그냥 지나치지 않고 관찰하는 능력을 가지고 있다.

보라색에는 신비한 매력이 있다. 약간의 허영심과 예술적 창조성을 드러낸다. 복잡한 것을 즐기는 것 같지만 격조 높은 것을 이해한다.

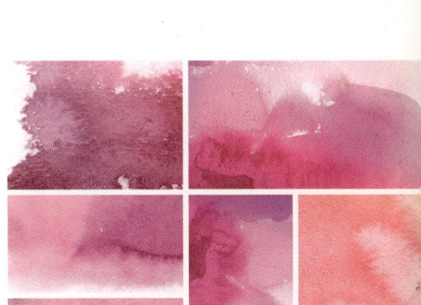

남자는 변덕이 많고 감수성이 풍부한 성격, 남들과는 다르고 싶어한다. 여자는 평범치 않은 천부적 재능이 있어 하찮은 국면을 주의깊게 피해 다닌다.

핑크 컬러를 좋아하는 사람

핑크색을 좋아하는 사람은 열렬하고 강렬한 성격이나 감정으로 상처 받기 쉬운 여린 면이 있다. 미지의 매력이 있으며 본능적으로 남자를 남자로 만들어 준다.

핑크색을 좋아하는 사람은 대부분 딜레탕트(dilettante : 호사가, 아마츄어 평론가)적인 요소를 가지고 있다. 그들의 속마음은 레드를 좋아하면서도 신중을 기하는 방편으로서 빨간색을 선택할 용기가 없는 경우가 많다.

핑크는 청춘, 기품, 애정을 연상시킨다. 격무에 시달리고 숨 쉴 틈도 없는 사람들은 핑크의 우아함을 동경한다. 핑크를 좋아하는 사람들은 애정, 감정에 있어서는 지극히 섬세하고 인심이 좋은 것이 장점이다. 특히 파스텔톤의 핑크를 좋아하는 사람은 부드러우며 인품이 좋고, 짙은 핑크를 좋아하는 사람은 빨간색을 좋아하는 사람과 비슷하여 열정적이고 강렬한 성격을 가지고 있다.

핑크색을 좋아하는 사람은 친구를 넓은 도량과 진심으로 다독거리며 이해해 주는 인물이다. 하지만 당사자는 상처 받기 쉬운 타입이다. 이들은 다른 사람에 대해 책임을 지는 책임감이 강한 사람이며, 교육자나 보수적인 입장에서 일하는 것이 어울리는 사람들이다. 그리고 남들을 곧잘 격려해 준다.

남자는 사람들에게 활력을 주며, 여성 이상으로 상냥하다. 여자에게 있어서 '핑크'는 '연애', '모성애'의 상징이다. 애정이나 감정에 있어서 남들보다 더 풍부하다.

블랙 컬러를 좋아하는 사람

검정색을 좋아하는 사람은 예의 바르고 의리가 있으며, 늘 강력한 권위를 갖추고 있다. 의지가 강하고 독립심에 불타며 정열을 억제하고 있다. 희망과 꿈이 대단하고 하나라도 지고 싶어하지 않는다. 성격적으로 비범하고 세속적이며 관습에 순응적이면서 당당하다.

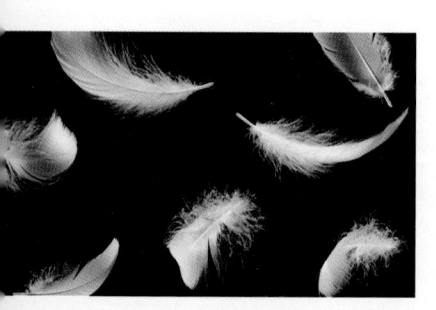

검정을 좋아하는 사람은 신비적인 인상, 또는 고귀함이나 위엄을 내보이고 싶어한다. 하지만 검정색은 입는 사람에 따라 장

엄해 보이기도, 초라해 보이기도 한다. 편협된 사고방식을 가진 사람은 즐겨 검정 옷을 입고 싶어한다.

검정을 좋아하는 사람은 남을 다룰 줄 아는 재능도 있고 힘도 강하지만, 명랑하고 솔직한 면이 결여되어 있다. 다른 사람과 구별하기 위해 검정을 사용하며, 이치에 맞지 않는 일을 원하고 자기만의 세계에 고립되기를 원한다. 하지만 한편으로는 권위 있는 이미지를 가지고 있으며 타인에게 강한 이미지를 주고 싶어한다.

남자는 지극히 남성적이고 적극적인 행동력이 있어 반드시 대장이 되어야만 직성이 풀린다. 여자는 남에게 신비하게 보이길 좋아한다.

그레이 컬러를 좋아하는 사람

조심스럽고 부딪치기보다는 타협하는 것을 좋아한다. 평온과 평화를 추구하며, 자신이 설계한 틀에 자신을 맞추려고 노력한다.

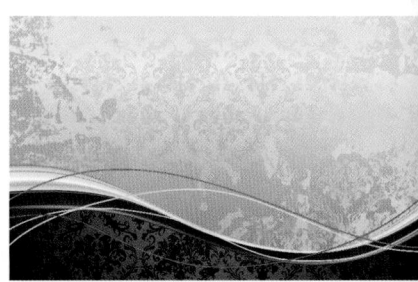

컬러와 코디

누구나 태어날 때부터 갖고 태어나는 고유의 색이 있게 마련이다. 옷장의 옷 색깔을 보면 다양하기보다는 어느 한 컬러에 편중되어 있는 것을 발견하게 된다. 이는 자신의 체질과 건강 상태를 대변해 주는 것이다. 색의 개념에 대하여 알게 되면 자신을 돋보이고 건강하게 해 주는 색깔을 선택하여 하루의 스케줄에 따라서 옷을 코디할 수 있고, 활기찬 하루를 보낼 수 있는 비결이 될 수 있다.

자신에게 적합한 색깔을 발견하는 가장 기본적 항목은 그날의 오장육부의 균형이다. 어제는 그린 컬러가 좋아서 그린 컬러로 코디했으나 오늘은 그린 컬러보다는 핑크나 붉은 계통으로 눈과 마음이 갈 수 있다. 그린 컬러는 간과 담낭의 색이며, 핑크나 붉은 계열은 심장·소장의 색이다. 대체로 스트레스를 많이 받는다든지 또는 피곤할 때는 옷을 고를 때 그린 컬러에 눈이 머물고, 오늘의 의상으로 선택하게 된다. 그리고 그린 컬러를 입었을 때 나를 밝게 만들어 주고, 피곤을 풀어주는 데 도움이 되는 것을 느낀다. 또한 혈

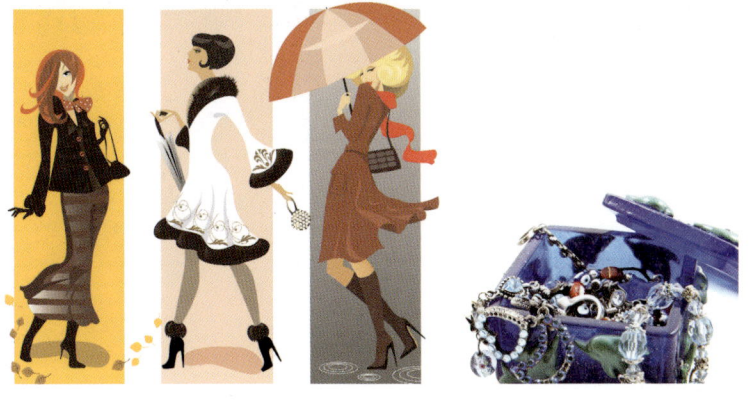

　액 순환의 문제가 있다든지 무엇인가 발랄하게 바꾸고 싶은 날엔 붉은 계통의 컬러에 눈길이 더 가는 것을 알 수 있다. 이렇듯 날마다 옷을 입을 때에도 그날의 건강이나 기분에 많이 좌우된다.

　대부분 자신에게 어울리는 색은 왠지 끌린다는 이유로 좋아하는 색과 일치되게 마련이다. 하지만 본인이 좋아하는 것과는 전혀 다른 결과가 나오는 경우도 있다. 그렇지만 색상은 차이가 나도 명도와 채도를 달리하여 코디를 하게 되면 얼마든지 조정이 가능하다. 같은 빨강이라도 노란색에 가까운 따뜻한 빨강, 청보라에 가까운 차가운 빨강이 있으므로 베이스는 기본적으로 변하지 않지만 자신의 건강과 나이 등 여러 가지 여건에 따라서 색을 변환시키면 아름다운 컬러 코디가 될 것이다.

　컬러 코디에서 가장 중요한 것은 반대 계열은 되도록 섞지 않는 것이 좋다. 블루는 블루 계열로, 옐로는 옐로 계열로 통일해 줘야 한결 세련되고 안정적으로 보인다. 의상을 선택할 때 자신에게 어울리는 색깔의 옷이 없다면 퍼스널 컬러에 적합한 스카프나 액세서리로 포인트를 주게 되면 얼굴이 돋보인다. 포인트를 줄 때는 자신에게 어울리는 색깔을 얼굴 쪽으로 최대한 끌어올려서 코디한다.

사계절 유형별 코디

모든 생물체가 사시사철 자신만의 고유한 색을 내듯이 인체 내에서도 각각의 세포들은 저마다의 온도와 파장이 있어 여러 가지 색을 발한다. 단지 피부색이라는 일종의 보호막으로 둘러싸여 있기 때문에 각각의 세포가 내는 색을 보지 못할 뿐이다. 인체의 내부도 각각의 장기에 따라, 그리고 부위에 따라 주파수 영역이 서로 다르게 이루어져 있다. 위장 세포와 신장 세포는 서로 역할이 다르기 때문에 주파수도 다르고 반응하는 색도 다르다. 그러므로 인체는 빛을 내는 세포들로 구성된 존재라고 할 수 있다.

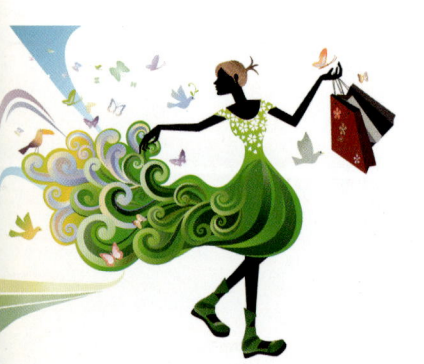

봄(Spring, Green)

봄에는 그린 계통 안에서 약간 밝게 입는 것이 포인트다. 화사한 색깔로 밝은 이미지를 자연스럽게 보일 수 있다. 액세서리도 실버보다는 골드가 어울린다. 스포티한 이미지와 발랄하고 활달하며 생동감을 부각시키는 것이 성공 연출법이다.

봄의 색은 간·담낭의 색으로, 그린 계통의 의상이나 액세서리 등은 간에 영향을 주게 된다.

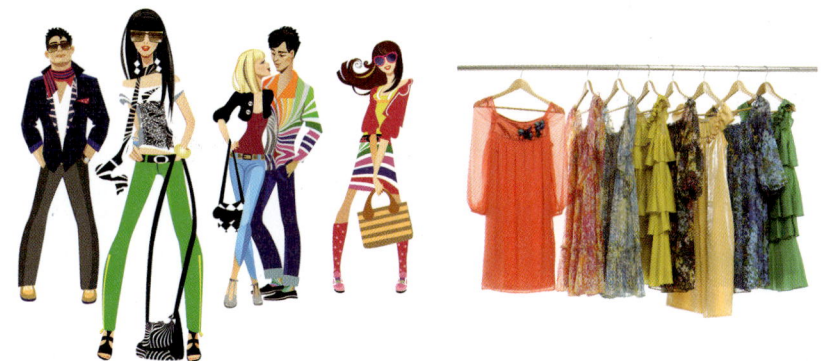

여름(Summer, Red)

검정, 흰색, 연보라, 하늘색, 핑크색 등 여름에는 단조로우면서 중간 파스텔톤이 여성스러운 스타일이다. 강렬한 붉은 계통의 색깔도 이미지를 돋보이게 한다. 시원한 파스텔톤 액세서리를 하여 자신의 엘레강스한 이미지를 돋보이게 표현할 수 있다.

여름의 주색인 빨간색은 심장·소장의 색으로, 빨강 계통의 의상이나 액세서리 등은 심장과 소장에 영향을 준다.

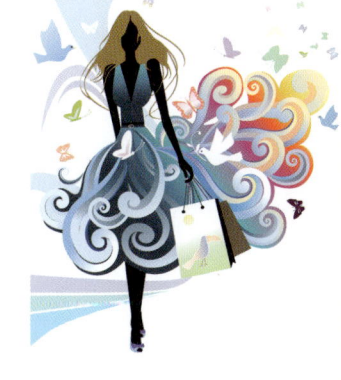

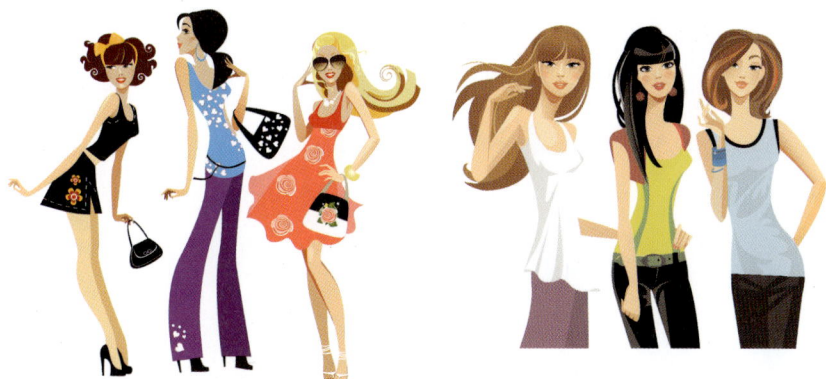

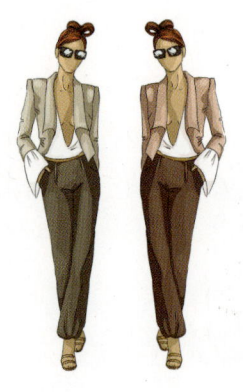

가을(Autumn, White & Brown)

가을에는 기본 컬러를 베이지, 갈색으로 두고 코디하되 오렌지색을 포인트로 쓰면 돋보인다. 예를 들면 갈색 정장에 오렌지 계열 탑을 입으면 멋스러워 보인다. 겨울은 어두운 색을 사용하면 오히려 돋보이지만, 가을에는 칙칙해 보이므로 피해야 한다. 차분한 안정감이 강점이므로 내추럴 스타일을 살려 코디한다. 갈색 계통의 머플러 등으로 포인트를 주면 더욱 더 세련된 이미지를 연출할 수 있다.

갈색은 노란색 계통으로 보아 비·위장의 색이라 할 수 있는데, 갈색 계통의 의상이나 머플러는 비·위장에 영향을 준다.

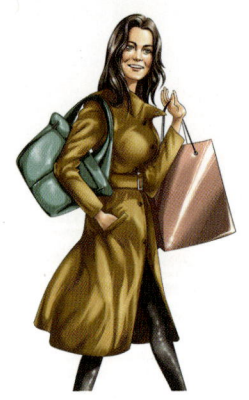 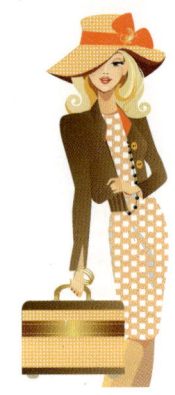

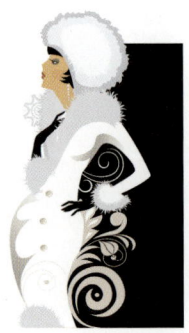

겨울(Winter, Black)

한의학에서 겨울은 신장, 방광이 주관하는 계절이면서 색깔은 검정색이다. 차가운 것을 의미하며 두려움을 나타내고 정신을 담고 있다. 그래서 겨울에 검정색으로 코디하게 되면 신장, 방광에 도움을 주어 차가움을 없애 주고 두려움을 없애 주어 자신감을 갖게 된다.

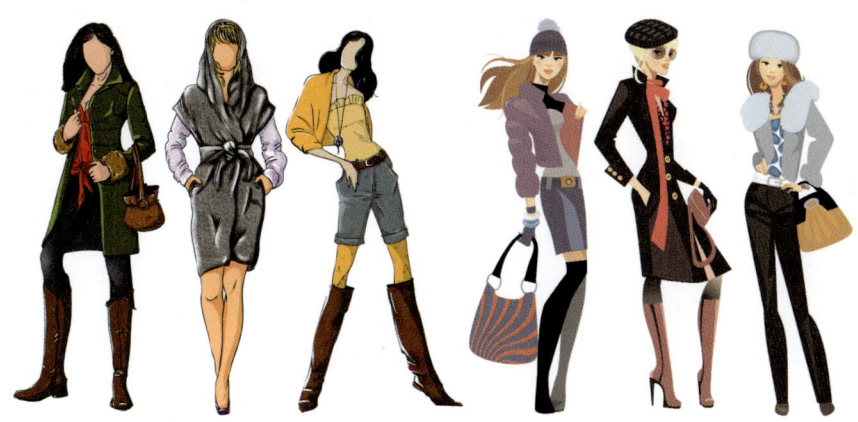

　검정색은 어두운 색을 맘껏 즐길 수가 있는 컬러이다. 목도리와 머플러 등 선명한 대비로 강한 포인트를 주어서 커리어우먼 이미지를 강하게 부각시켜 준다. 자신 있고 도도한 느낌을 주며 샤프한 인상을 살리도록 한다. 색상은 흰색, 검은색만 사용해도 충분히 세련돼 보인다.

패션 코디와 음양오행의 색채 치유 원리

음양오행의 원리에서 볼 때 사람의 윗부분은 '양'이고 아랫부분은 '음'에 해당한다. 윗부분의 양은 본인의 '마음 상태'를 나타내고, 아랫부분의 음은 본인의 '행동력'을 표시한다.

상의와 하의의 배색

컬러로 건강한 에너지를 받고 싶다면 기본적으로 양의 위치에는 파란색 계통의 쿨한 색깔을 입어서 시원한 느낌을 주어야 하고, 음의 위치에는 붉은색 계통의 따뜻한 색깔을 입어서 음양의 조화를 이루어 주는 것이 중요하다.

일반적으로 상의는 차분한 색깔을 입고 있어야 마음이 들뜨지 않게 되고, 하의는 들뜨는 색깔을 입고 있어야 모든 일에 곧바로 행동에 옮길 수 있다. 한방에서 머리는 차게, 발은 따뜻하게 유지해야 건강하다는 말이 있다. 그 말과 상통하는 의미이다. 반대로 상의 쪽이 들뜨는 색깔, 하의 쪽이 차분한 색깔로 코디가 되었다면 자신의 기본 성격과 상관없이 돌발적인 상황이 생길 수 있다.

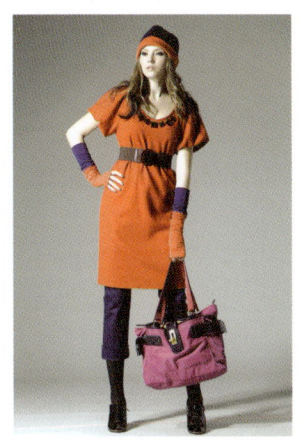 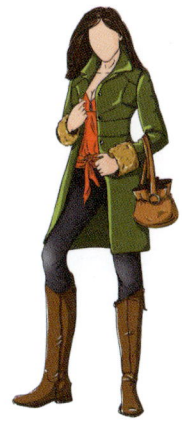 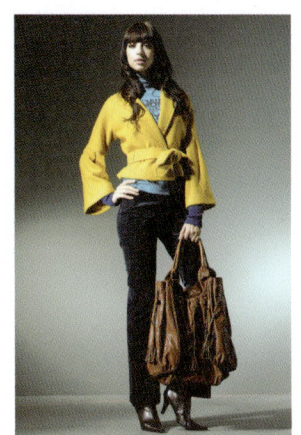

같은 계열 색상 코디

상의와 하의를 동일한 색상으로 코디를 했다면 마음과 행동을 일치시키고 싶다는 표시로 볼 수 있다.

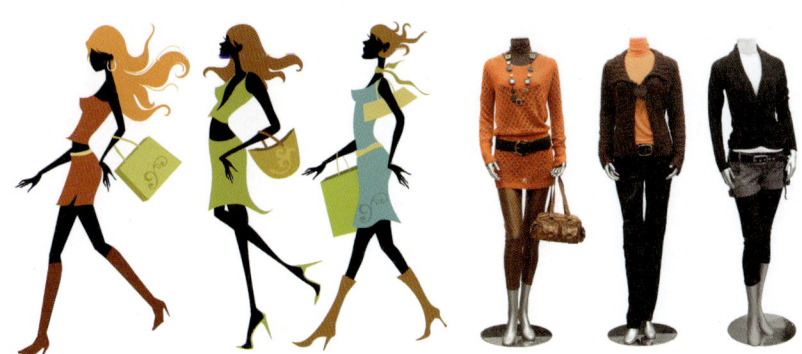

상의 의상과 소품

보통 대부분의 사람들이 자신의 의상을 코디할 때 소품으로 머리나 목에 모자나 스카프 등을 많이 활용하게 된다. 이러한 소품들은 '양의 양'에 해당하기 때문에 몸 부분이 '양의 음'에 해당하게 되고, 소품 등이 '양'으로 해당되어 머리나 목에 두른 소품의 색깔이 훨씬 더 강한 에너지를 발산하게 됨을 알 수 있다. 그래서 스카프, 모자, 브로치, 핀, 가방 등이 우리가 입고 있는 의상보다 더 돋보이는 것이다.

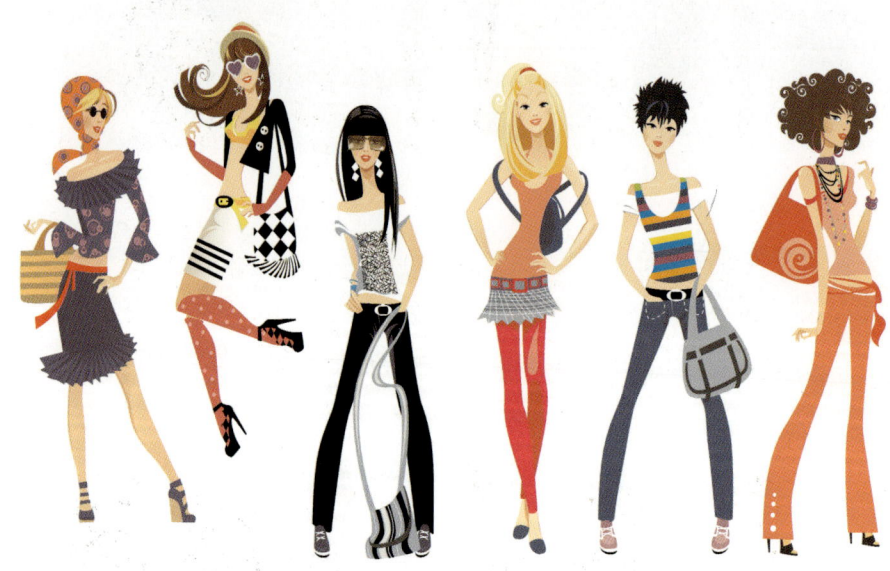

하의 의상과 소품

하의로 표현하고 있는 음의 부분의 소품들은 양말, 스타킹, 벨트, 신발 등이 있다. 하의에서도 음양을 구분해 보면 몸에 걸친 옷이 '음의 양'이 되고,

양말이나 스타킹, 신발은 '음의 음'이 된다. 그래서 음의 음에 해당하는 소품이 몸에 걸친 옷보다도 훨씬 더 강한 에너지를 발산하게 된다.

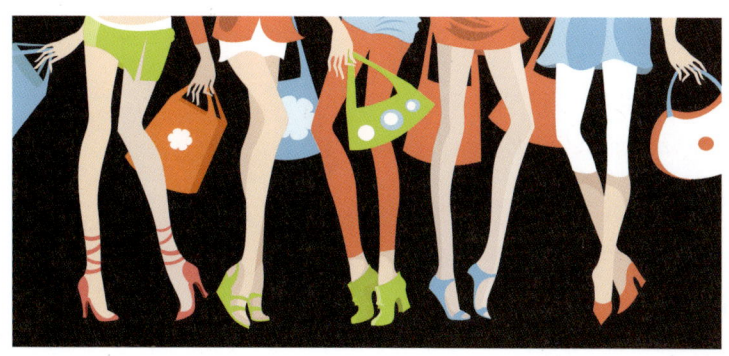

의상과 가방

가방은 몸에 부착되는 것이 아니기 때문에 같은 소품이라도 에너지의 발산 정도가 많이 떨어진다. 가끔은 가방이란 소품이 더 강한 에너지를 발산하게 되는 것처럼 느끼지만 그것은 '돋보기 효과' 때문이다. 투과시키는 유리로 생각했을 때, 몸 안으로 에너지를 보내 작용을 일으키려면 돋보기와 같이 한 점으로 집중시켜 줄 필요가 있듯이, 가방은 몸의 체표면에 차지하는 면적이 가능한 작아야 하고, 몸 안의 광 수용체에서 그 빛깔의 에너지를 받아들일 수 있는 위치에 있어야 한다.

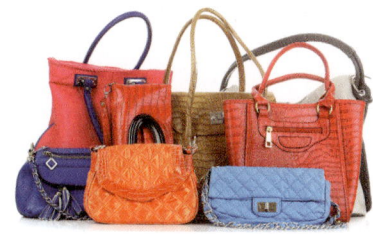
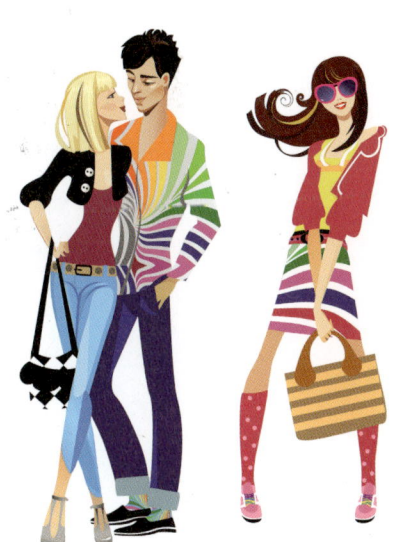

속옷과 겉옷

상 의

양으로 표시되는 상의 부분을 겉옷과 속옷으로 나눈다면 겉옷은 '양의 양'이 되고 속옷은 '양의 음'이 되며, 겉옷은 겉으로 드러나는 마음이고, 속옷은 실제로 품고 있는 마음이 된다.

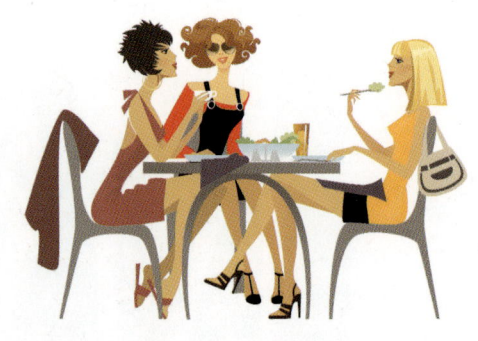

상의에 검정색 옷을 입고 빨간색 속옷을 입었다면 검정색은 신장·방광에 작용하고, 빨간색은 심장·소장에 작용하여 표현되는 행동과 그 행동을 유발시키는 요인이 된다.

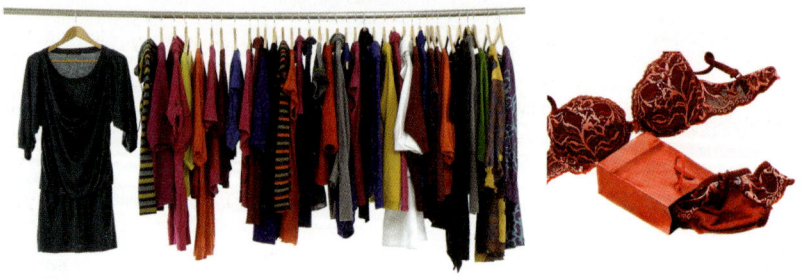

하 의

하의 부분도 겉옷과 속옷으로 나눈다면 하의의 겉옷은 '음의 양'이 되고 속옷은 '음의 음'이 되며, 겉옷은 실제 겉으로 표현되는 행동이고 속옷은 그 행동을 유발시키는 요인이 된다.

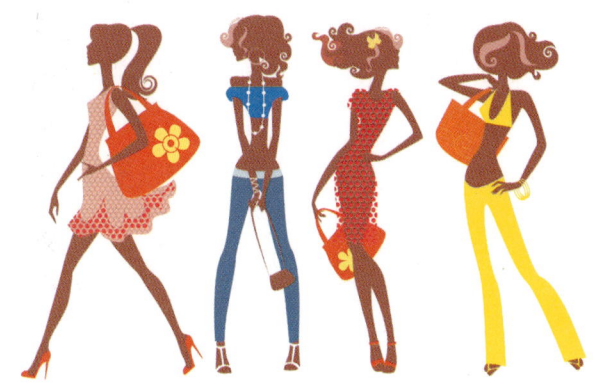

　상의에 흰색 속옷을 입고 붉은색 겉옷을 입었다면 흰색은 폐와 대장에 작용하고, 붉은색은 심장과 소장에 작용하게 된다.

　인체는 필요한 에너지가 필요할 때는 적극적으로 그 에너지를 흡수하지만 활동에 필요한 에너지가 채워져서 더 이상 필요 없게 되면 무시해 버리거나 다른 용도로 그 에너지를 활용하게 된다.

옷의 색상은 '나'의 건강과 성격

사람은 무의식적으로 좋아하는 색을 선택하기 때문에 좋아하는 색을 볼 때 마음이 편해진다. 색은 장점과 단점을 동시에 지니고 있으므로 상황에 도움이 되거나 자신에게 어울리는 색을 찾는 것이 중요하다.

빨강, 분홍, 주황, 노랑 등 따뜻한 컬러는 활기를 주는 색이다. 빨강은 사람을 긴장시키고 활동 에너지를 주며, 분홍은 행복을 준다. 주황은 기분을 밝게 하고, 노랑은 뇌에 자극을 준다. 파랑과 녹색은 사람을 안정시키고, 보라는 스트레스를 덜어 주며 직감력을 향상시킨다. 흰색은 차분함을 주는 색으로, 마음을 감성적이게 만든다. 회색은 자극을 주지 않으며, 검정은 침착함을 준다. 이렇게 색은 각각의 특성이 있어서 사람들에게 건강과 성격을 나타내 준다.

기운을 북돋워 주는 빨강이 혈압을 올리고 사람을 안정시키는 파랑이 혈압을 내려 준다는 것은, 실질적으로 한의학에서도 혈압이나 피와 관련된 붉은색은 심장을 뜻하고 스트레스나 신경에 관한 장부는 푸른색을 뜻한다. 그러므로 각 사람의 건강 상태에 따라서 특정한 색을 좋아하는 것이 아니고 오장육부의 균형 상태에 따라서 색을 선택한다고 할 수 있다. 그래서 저혈압일 때 빨간색을, 고혈압일 때 파란색의 옷을 입었을 경우 효과가 있다는 것은 지극히 일리가 있다.

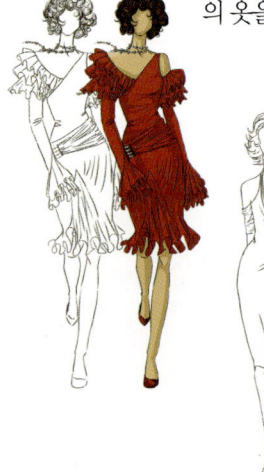

또한 사랑에 빠졌을 때는 마음을 상징하는 심장의 색인 핑크색을 선호하게 되고, 실연이나 이혼의 충격에서 벗어나고 싶을 때는 생각을 주관하는 위장의 색인 주황색이나 노란색을, 쇼핑 중독 증세가 있다면 마음을 안정시키는 비·위장의 색인 강한 갈색이 효과적이라고 한다. 신경질적이거나 스트레스를 많이 받는 사람에게는 특히 녹색이 이상적인 컨디션을 만들어 주기도 하는데, 녹색은 모든 사람이 선호하는 색이기도 하다.

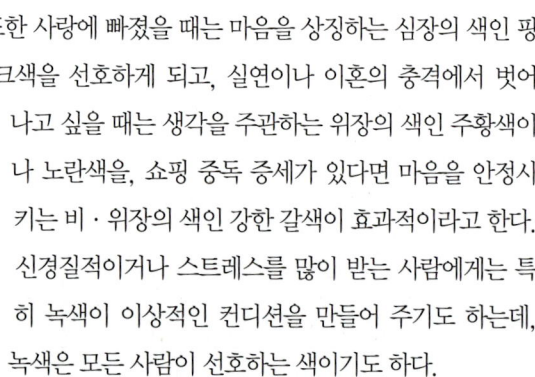

컬러와 보석

현대의 보석은 더 이상 보석의 가치로만 소비자에게 접근할 수 없는 시대에 도달했다. 이제 보석은 건강뿐만 아니라 패션의 일부로도 중요하게 인식되고 있다.

현대인들은 의식주 모든 부분이 패션 흐름 안에서 생활함에 따라 보석에 있어서도 계절과 의상에 따라 디자인이 강조된 다양한 보석 제품을 필요로 한다. 과거에는 보석 자체가 부의 가치를 상징하고, 몇 가지 귀한 보석 정도를 소장하는 것이 일반적이었지만 현대에는 다양한 개성을 지닌 자신에게 어울리는 보석들에 관심이 높아졌다. 보석도 이제는 의상과 같은 개념으로 때와 장소, 계절과 목적에 맞는 보석이 생활화되고 있다. 따라서 결혼식, 장례식, 비즈니스 모임, 조찬 모임, 파티 등 그 모임 성향에 맞는 보석을 선택해야 한다.

컬러가 건강에 미치는 영향이 크고 체질과

도 관련되어 있다는 것은 이미 과학적으로도 입증되어 있는 바다. 그러므로 보석을 디자인하고 코디할 때 보석에 대한 정확한 인식을 갖고 컬러를 고려하여 각자의 의상 코디, 그리고 체질에 따른 연구가 더욱 필요한 때이다.

자신에게 맞는 보석 컬러는 옷맵시 감각을 알 수 있는 가장 중요한 요소다. 보석의 착용은 색의 조화가 잘된 옷차림을 돋보이게 하고, 자기 만족뿐만 아니라 타인에게도 좋은 이미지를 제공하며, 건강에도 도움을 주게 된다. 따라서 시간, 장소, 목적에 따른 분별 있는 보석의 착용은 의상 못지않게 자신을 더욱 돋보이게 할 수 있다.

자연광인 낮에는 반짝이는 보석을 착용하기보다는 은은한 광택을 가진 진주(백진주, 흑진주, 황금진주, cy코렛 진주 등)로 최고의 우아함을 표현할 수 있다. 그 외에도 무광 보석인 하늘색 컬러의 터키석, 검정 오닉스, 핑크나 빨강의 산호, 코발트블루의 라피스라줄리, 반투명의 초록 또는 보라색의 비취, 하늘색의 칼세도니 등은 '낮의 보석'이라 할 수 있다.

밤에는 조명에 반짝이는 보석을 착용하게 되면 보석이 더욱 빛을 발하게 된다. 귀보석인 다이아몬드, 빨간색 루비, 파랑·노랑·핑크색 사파이어, 초록색 에메랄드 등이 조명에 빛나는 대표적인 보석이다. 반짝이는 준보석에는 가넷(빨간색), 토파즈(파란색, 노란색), 페리도트(연두색), 시트린(노란색), 아쿠아마린(하늘색), 자수정(보라색) 등이 있는데, 준보석 또한 밤에 착용하면 더욱 빛을 발할 수 있는 보석이다.

탄생석의 의미와 유래

자신이 태어난 달에 해당하는 12개의 보석을 '탄생석'이라 하며, 탄생석을 몸에 지니고 다니면 좋은 기운과 행운이 함께 한다는 이야기가 전하는데, 이는 유대인의 풍습에서 유래되었다.

1월의 탄생석, '가넷' 정직, 진실, 우애, 충성 등 상징

'가넷'이란 라틴 어 '그라나터스'에서 유래된 말로, 씨 많은 석류를 의미한다. 작은 붉은색 돌이 나닥나닥 붙어 있는 그 빛깔과 원석 형태가 마치 잘 여문 석류알과 같아서 우리말로는 가넷을 '석류석'이라고도 부른다. 가넷, 즉 석류석은 1월의 탄생석으로 루비와 비슷한 붉은색의 돌이다. 간혹 가넷과 루비를 혼동하기가 쉬운데, 석류석은 빨간색을 비롯하여 주황색, 노란색, 밤색, 연두색, 짙은 초록색, 자주색, 무색 그리고 검은색 등 청색을 제외한 여러 가지 아름다운 색을 가진 돌이다.

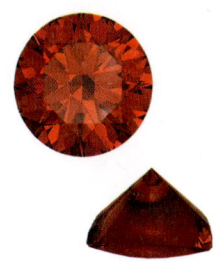

가넷이 가진 의미는 우애 이외에도 충성, 불변, 진리를 상징하는 보석으

로 여겨졌기 때문에 학창 시절의 우정을 나누고, 서로 연대감을 갖기 위해 많은 사람들이 같은 모양의 반지를 낄 때 사용되기도 한다. 석류석은 오랜 옛날부터 알려진 돌로, 예수 탄생 수천 년 전부터 쓰여진 보석이라고 한다. 아론(Aaron)의 갑옷 흉패에 쓰인 열두 보석 중 하나로 첫 번째 줄에 장식됐다고 성경에 기록되어 있는데, 기독교 전통상 가넷은 예수의 희생을 나타내며, 이슬람문화에서는 네 번째 천국을 빛나게 하는 것을 나타내기도 한다.

가넷은 서양에서 약으로도 쓰였는데 붉은색 가넷은 해열제로, 노란색 가넷은 황달병의 특효약으로 쓰였다. 또 여행길에 가넷을 몸에 지니고 떠나면 어떤 위험도 물리쳐 준다고 믿었으며, 항상 건강을 지켜 주는 신비한 것으로 알려져 왔다. 사람들은 가넷을 죽음으로부터 보호해 줄 수 있는 돌로 여겼기 때문에 십자군 전쟁 때는 전투지를 향하는 병사에게 큰 믿음을 주었다고 한다. 가넷은 왕권을 상징하는 보석으로 왕관 제작에도 많이 쓰였다.

2월의 탄생석, '자수정' 성실, 마음의 평화 등 상징

자수정은 성실과 마음의 평화를 상징하는 2월의 탄생석이다. 이것은 무색에 가까운 옅은 보라색에서 짙은 자주색에 이르는 석영의 일종으로, 반귀석 중에서는 많은 사람들에게 가장 인기 있는 돌이다. 이 돌은 불꽃이 적고 표면 광택은 많지 않아도 그 색의 폭이 크다.

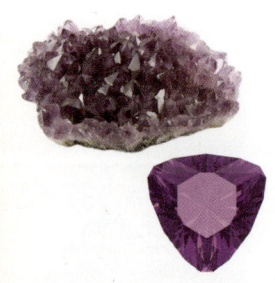

자수정은 18세기 이전에는 귀족이나 혹은 부자를 상징하는 돌로 알려졌던 귀한 보석이었다. 그러나 그 후 남미에서 많이 발굴되기 시작하면서 희소가치가 떨어지게 되었다. 그래도 역시 반귀석 중에서는 지금도 질 좋은 자수정과는 비교할 만한 다른 돌이 없다.

옛날부터 자색은 귀족의 색으로 알려져 있다. 그 이유는 자색 염료가 매우 귀했기 때문에 자연히 왕족이나 귀족들만이 자주색, 보라색 옷을 입을 수가 있었던 데서 기인한다.

　과거 서양에서는 많은 사람들이 자수정을 몸에 지니고 있으면 아무리 술을 많이 마신다 해도 취하지 않는다고 믿어 왔다. 당시 자수정은 대단한 힘을 가진 돌로 인정되었다. 누구나 자수정을 몸에 지니면 나쁜 생각을 하지 않게 되고, 침착한 사람이 되며 영리한 사람이 된다고 믿었다. 그리고 전쟁에 나간 군인은 총탄으로부터 피할 수 있으며, 승리를 도왔다고 한다. 또 어떤 전염병에서도 보호되었으므로 자수정은 돌 자체의 아름다움뿐만 아니라 그 돌이 가지고 있는 신비한 힘을 귀하게 여기는 보석이었다.

3월의 탄생석, '아쿠아마린' 침착, 용감, 영원한 젊음 등 상징

　아쿠아마린은 단어 자체가 '물'을 뜻하는 '아쿠아(Aqua)'와 '바다'라는 뜻의 '마린(Marine)'을 합한 것으로, 보석의 이름에서 푸른 바다의 물빛을 연상할 수 있다.

　아쿠아마린은 인류에게 오랫동안 영원한 젊음과 행복을 상징하는 돌로써 희망과 건강을 주는 것으로 여겼다. 중세 사람들은 아쿠아마린이 깊은 통찰력과 미래를 읽을 수 있는 능력을 가져다 준다고 믿었다. 아쿠아마린은 악을 이겨 내는 힘을 지니고 있으며, 또한 아쿠아마린을 담갔던 물로 눈을 씻으면 눈병이 치료된다고 하여 실제로 이용하는 사람들이 많았다. 숨이 찬 증세나 딸꾹질을 심하게 할 때 이 물을 마시면 곧 멎게 되는 효험이 있으며, 과식을 하였을 때도 소화제 역할을 하였다고 한다.

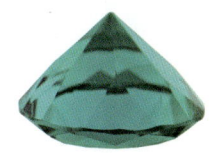

　요즘 젊은이들은 아쿠아마린을 지니면 좋은 친구를 사귈 수 있게 되고, 또 이것으로 귀걸이를 하게 되면 애인이 생긴다고 이야기한다. 성격이 급하고

신경질적인 사람은 아쿠아마린 반지를 끼면 신경이 안정되고 몸의 피로가 풀리는 기분을 느낄 수 있다.

15세기까지 아쿠아마린은 10월의 탄생석으로 알려졌으나 지금은 3월의 탄생석으로 통용되고 있다.

4월의 탄생석, '다이아몬드' 순결, 평화, 신뢰, 행복, 영원한 사랑 등 상징

다이아몬드는 보석의 왕으로, 탄소의 결정물에 지나지 않지만 지구상에 존재해 있는 천연 광물질들 중 가장 강한 것으로 알려져 있다. 대부분은 화산 분화구에서 생성되고 화산 폭발에 의해 주위로 흩어져 산의 바위나 돌 틈에 있으며, 드물지만 강가에서 채취되기도 한다.

다이아몬드는 중앙아프리카와 러시아에 가장 많이 분포되어 있으며, 보통 1캐럿 다이아몬드 한 개를 생산하기 위해서는 250톤의 자갈과 바위를 캐내야 할 만큼 어렵고 힘든 작업을 거쳐야 한다. 그렇기 때문에 그 가치가 더욱 높다.

먼 옛날, 사막에서 갈증에 허덕이던 어머니가 다이아몬드를 넣은 꿀을 마시자 금세 다 죽어가는 아이에게 젖을 줄 수 있게 되어 아이를 살릴 수 있었다고 한다. 그리하여 다이아몬드는 여성들이 반드시 간직해야 하는 수호석처럼 여기기도 하였다.

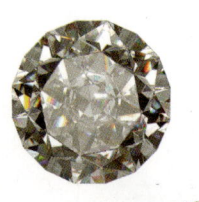

다이아몬드는 15세기까지 힘과 용기, 불가침의 상징으로서 오직 왕들만이 지닐 수 있었는데, 승리와 성공의 정점을 상징하기도 하는 보석으로 왕관의 중심 보석으로 사용되었다.

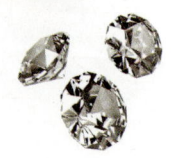

1477년, 오스트리아의 맥시밀리언 대공이 프랑스의 버건디 왕국 공주에게 청혼하는 의미로 다이아몬드 반지를 선물하면서부터 다이아몬드 반지는

사랑의 맹세를 상징하는 약혼 반지로 쓰이게 되었다. 그 다이아몬드 반지는 공주의 왼손 약지에 끼워졌는데, 고대 이집트 인들은 왼손 약지는 심장으로 바로 통하는 사랑의 혈관을 가지고 있어 특별한 의미가 있다고 생각했기 때문이다.

5월의 탄생석, '에메랄드' 행운, 행복 등 상징

'에메랄드'라는 말은 프랑스 어 '에스마라도(Esmeraude)'에서 파생되었는데, '에스마라도'는 초록색 보석을 말하는 '스마라그도스(Smaragdus)'에서 유래되었다고 한다.

에메랄드는 아름다운 녹색 보석으로, 아름다움과 미래를 상징하는 신록의 계절 '봄'을 상징하는 보석이다. '베릴(Beryl)'이라는 광물 중에서 가장 대표적인 초록색 보석으로, 대자연의 아름다움을 자랑하는 신록의 상징 보석이다.

에메랄드는 수많은 보석 중에서 최초로 장식용에 쓰였으며, 이집트 여왕 클레오파트라가 가장 즐기던 보석이기도 하다.

좋은 품질의 에메랄드 색깔은 마치 새로 솟아나는 풀잎과 같이 아름답고 밝은 초록색이다. 에메랄드의 녹색 아름다움은 모든 시대를 망라해 사람들을 매혹시켜 왔다. 이 녹색은 자연의 푸르름으로, 보는 사람의 마음을 관대하게 해 준다.

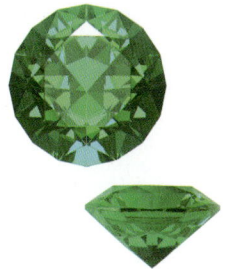

에메랄드는 고가에 속하는 보석으로, 예전에는 이것을 지니고 있으면 사랑이 변치 않으며 다가오는 앞날을 예측할 수 있는 능력이 생긴다고 하여 애용되었다. 또, 누구나 성실해지고 정직해지며 낭비를 멈추어 점차적으로 부를 누리게 된다고 믿었다. 또한, 에메랄드는 미의 여신 비너스에게 바쳐진 보석으로, 사랑하는 사람의 성실성을 나타내는 힘을 지니고 있다고 믿었으며, 성실·친절·선의를 뜻하는 보석으로 알려져 왔다.

로마의 황제 네로는 에메랄드로 안경을 만들어 황홀하고 부드러운 녹색을 통해 격렬한 격투기를 즐겼다고 전한다. 13세기 힌두 물리학자들은, 에메랄드는 식욕을 자극하고 건강을 좋게 하며 초자연적인 현상을 정지시킨다고 믿었다. 에메랄드는 독과 독에 의한 부사의 해독제로 여겨 아이들의 간질을 풀기 위한 것으로도 사용되었다.

6월의 탄생석, '진주' 건강, 장수, 부귀 등 상징

진주는 조개 속에서 숨쉬며 자라는 살아 있는 보석이다. 진주는 민물과 바다에서 연체동물, 즉 굴과 섭조개 등에서 생성된다. 모래알이나 혹은 어떤 기생물이 조개 속에 들어갔을 때 이것을 감싸려고 애써 분비한 그 체액이 쌓여서 이루어진 고통의 덩어리가 바로 진주다.

다이아몬드가 보석의 왕이라면 진주는 천연 보석의 여왕이라 할 수 있다. 진주는 기원전 3500년 전부터 지금까지 변함없이 그 가치가 한결 같아 동서양은 물론 남녀노소를 막론하고 누구에게나 사랑 받고 있다.

진주에 대한 고대인들의 생각은 매우 낭만적이다. 고대 중국인들은 달빛과 조개의 사랑으로 진주가 태어났다고 생각했는가 하면, 로마 인들은 진주를 얼어붙은 '신의 눈물' 이라고 표현하기도 했다.

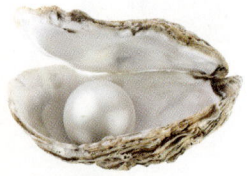

진주는 페르시아 만을 비롯하여 스리랑카·홍해·그리고 적은 양이지만 베네수엘라 해안에서도 수확되며, 대서양의 거의 모든 섬 해안에서도 볼 수 있다. 일본이나 호주 북서쪽 해안에서는 양식 진주를 가장 많이 수확한다.

진주는 크면 클수록 가격의 차가 커진다. 그래서 진주 양식자들은 진주를 크게 만들기 위해 양식 기간을 연장하다가 오히려 둥근 모양이 일그러져 상품 가치가 없는 진주를 수확하기도 한다. 진주는 일그러진 진주보다는 작더라도 둥근 것이 더욱 가치가 있다. 6~7mm 크기의 진주 산출량은 비교적 많은 편이나 8mm가 넘게 되면 흔하지 않아 희소 가치가 증대된다. 진주는 예나 지금이나 귀중한 재산으로, 청순·순결 및 매력의 상징으로 높이 평가하고 있다.

7월의 탄생석, '루비' 열정, 인애 등 상징

예부터 사람들은 루비를 태양의 돌로 믿어왔고 이것을 갖게 되면 부와 건강, 그리고 지혜까지도 가질 수 있다고 믿었다.

루비는 정열적인 애정을 나타내는 사랑의 돌로 7월의 탄생석이다. '루비'란 라틴 어의 '루브럼(Rubrum)'에서 유래된 말로, '빨갛다'는 의미를 지닌다. 커런덤(Corundum), 즉 알루미늄 옥사이드 강옥 중에서 붉은색의 투명한 돌을 '루비'라고 부르며, 그 외의 것은 '사파이어'라고 부른다. 루비는 커런덤 중에서 가장 고가로 취급되는 매우 아름다운 보석이다. 루비와 사파이어는 커런덤종에서 파생된 변종으로 푸른색이면 '사파이어', 붉은색이면 '루비'라고 한다. 만약 품질에서나 연마 상태, 무게가 같다고 한다면 단연 사파이어보다는 루비의 가격이 높다. 그 이유는 루비의 희소가치가 높기 때문이다.

루비는 소유하는 사람마다 용기를 주고, 몸에 상처를 입지 않도록 보호해 주는 역할을 했다고 한다. 즉 호신 부적용으로 쓰였는데, 루비를 지닌 사람은 주위 사람들과 정답고 평화로운 생애를 보낼 수 있고, 다른 사람에게 자신의 재산을 빼앗기지 않으며, 모든 위험과 난관에서 벗어날 수 있다고 생각했다. 또 루비 반지를 왼쪽 손에 끼거나 루비 브로치를 상의 왼쪽에 장식

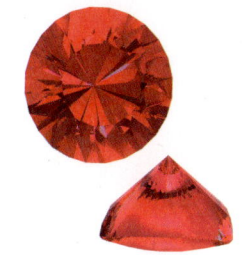

하면 자기의 적으로부터 해방되어 마음에 평화를 가져다 준다고 믿었다. 루비는 왕관을 제작하는 데 있어서 어느 보석보다도 많이 쓰이는 보석이기도 하다.

8월의 탄생석, '페리도트' 부부의 행복, 화합 등 상징

페리도트는 황록색의 투명하고 아름다운 보석으로, 우리말로는 '감람석'이라고 한다. 이 감람석은 사도닉스(Sardonyx), 즉 붉은색 줄무늬 마노와 함께 8월의 탄생석이다.

감람나무는 아시아 열대 지방의 산야에서 흔히 볼 수 있는 상록수인데, 나무의 색이나 기름의 색이 황록색으로, 이 색감을 가진 페리도트와 유사하여 붙여진 이름이다.

부부의 행복, 친구와의 화합을 가져다 준다는 페리도트는 용암을 만드는 광물의 하나다. 그러나 때로는 운석 중에서도 발견된다. 요즘 큰 페리도트는 구하기도 어려워 흠이 없으면서 큰 것은 가격도 높다. 하지만 작은 것은 손쉽게 구할 수 있는데, 크기가 너무 작아 보석으로서의 구실을 하기에는 매력이 없다.

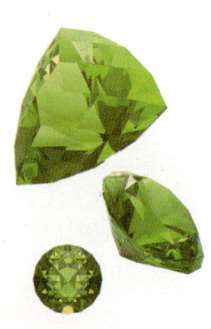

페리도트는 '이브닝 에메랄드(Evening Emerald)'라고도 하는데, 이는 달빛 아래에서는 에메랄드와 같은 녹색이 짙게 나타나고 빛이 나기 때문이다.

페리도트는 어두운 세상을 밝게 해 주고 모든 악마를 물리치는 힘이 있다고 한다. 한때 이 돌은 태양이 인간에게 보내 준 것이라 하여 부적처럼 몸에 지니면 무서운 어둠과 공포, 근심 걱정, 악몽에서 벗어날 수 있다고 믿었다. 금으로 장식한 페리도트 팔찌를 남자는 왼쪽 팔에, 여자는 오른쪽 팔에 차게 되면 모든 악을 피할 수 있다고 믿었다.

9월의 탄생석, '사파이어' 자애, 성실, 덕망 등 상징

가을의 보석 사파이어는 청명한 가을 하늘을 연상케 하는 9월의 탄생석이다. 사파이어의 어원은 청색을 의미하는 라틴 어 '사피로스(Sapphiros)'에서 유래된 말이다.

사파이어는 청색이 많으며 루비에 비하여 함유물이 적어 투명도가 높다. 또 루비에 비하여 비교적 큰 원석이 산출된다. 세계 최대 사파이어 원석은 2302캐럿으로, 1935년 오스트레일리아에서 산출되었다.

사파이어는 덕망과 자애, 그리고 성실과 진실의 상징으로, 로마 바티칸 교황청의 추기경 전원이 사파이어 반지를 낀다고 한다. 이것은 12세기부터 레네스 주교에 의해 시작된 전통으로, 오랜 역사 속에 성직자의 오른손 중지에 끼워져 교회의 상징으로 쓰인 보석이다. 또 성경에 나오는 10계명이 바로 이 사파이어라는 돌에 새겨졌다는 일설도 있다.

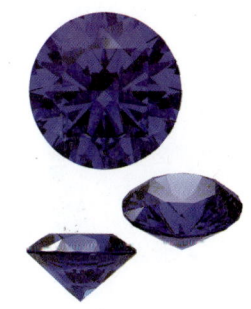

사파이어는 오랫동안 진실과 불변의 상징으로서 여겨 왔다. 사파이어는 다른 사람의 악의에 찬 눈길을 막아 주며, 정절의 서약을 수호해 주는 힘이 있다고도 믿었다. 로마 시대 이후 눈병에 유효하다고 알려져 왔는데, 이것은 아마 그 아름다운 색이 눈에 좋은 것이라 생각했기 때문일 것이다.

이 보석을 팬던트나 브로치로 만들어 가슴에 장식하면 약혼자나 연인들에게 큰 행복을 가셔다 준다고 한다. 또한 이것을 허리띠에 장식하면 이성을 매혹시킬 수 있으며, 여성은 쉽게 아기를 잉태할 수 있다고 믿었다.

10월의 탄생석, '오팔' 비애 극복, 행복 얻음, 안락, 인내 등 상징

오팔은 그리이스 어의 '오팔리오스(Opallios)'에서 온 말로, '귀한 돌'이란 뜻을 가지고 있다.

오팔은 무지개 같은 아름다운 색깔을 간직한 보석으로, 일곱 빛깔이 한데 어우러져 반짝이는 모습은 '무지개의 화신'이라는 별명을 얻기에 충분하다. 오팔의 다른 이름은 '단백석'이라고 하는데, 이는 오팔의 생성을 알 수 있는 좋은 이름이다. 계란의 흰자위를 의미하는 '단백'이라는 이름에서 알 수 있듯이 우유빛 돌이 바로 오팔이다. 돌 속에서 분수처럼 솟아오르는 찬란한 빛깔은 오팔이 아닌 다른 보석에서는 찾아보기 어렵다.

오팔에는 루비보다 부드러운 불꽃 같은 붉은색이, 자수정의 밝은 자주색이, 그리고 에메랄드의 바다빛 그린색이 있다. 이 요소들이 놀라울 정도로 조화를 이루며 빛나고 있다.

오팔은 오랜 세월이 지나면 불투명해지기도 하며 유색 효과가 줄어들고 때로는 희게 변하는 일도 생긴다. 다른 보석에 비해 약품에 약한 성질을 나타내는데, 황산에 담그면 검은색으로 변한다.

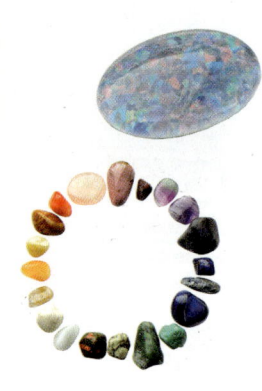

오팔의 생명과 그 가치는 유색 효과의 강도에 따라 결정된다. 고대 로마인들은 오팔을 '큐피트 비데로스(사랑스런 아름다운 아이)'라 부르며, 미의 상징으로 찬사를 아끼지 않았다. 또 호주의 전설에 의하면 신이 적·녹·청색의 빛나는 은하계의 별을 하나하나 만들어 우유 속에 넣고 축문을 노래하는 순간 굳어 화이트 오팔이 되었다는 이야기가 전해지고 있다. 한편 동양에서는 진실한 마음을 갖는 신성한 보석으로 생각하여 높이 평가되어 왔다.

11월의 탄생석, '토파즈' 우정, 우애, 희망, 결백 등 상징

토파즈는 맑고도 아름다운 광석의 일종이다. 희망과 결백, 그리고 우애를 상징하는 토파즈는 마치 호랑이 눈빛 같은 갈색이 있는가 하면, 공작의 눈빛 같은 분홍색도 있으며, 성난 고양이의 눈동자를 연상케 하는 초록색도 있다.

또한 아쿠아마린같이 푸른색도 있다. 그러나 단연 담황색이 토파즈의 대표적인 색깔이다.

토파즈는 대단히 희귀하고 아름다운 보석이다. 그러나 옐로시츄린 같이 산출량이 많은 노란색 돌이 토파즈로 오래도록 상거래되다 보니 토파즈에 대한 인식이 점차적으로 대단치 않은, 흔한 돌로 잘못 인식하게 되었다.

토파즈는 신진대사를 활발하게 하는 보석으로, 희망, 결백, 우애, 부활을 상징한다. 토파즈라는 이름의 유래는 '토파지오스' 라는 홍해에 있는 한 섬의 이름에서 유래되었다. 이 섬은 항상 안개에 싸여 있어 좀처럼 찾을 수 없었기 때문에 섬의 이름을 '찾는 섬' 이라고 불렀다고 한다. 그런데 그 섬에서 여러 가지 아름다운 보석들과 함께 청색의 보석이 산출되었는데, 그 섬의 이름을 따서 '토파즈' 가 되었다는 것이다.

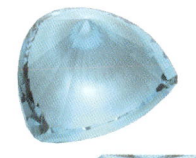

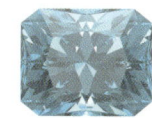

예로부터 토파즈는 밤에 마찰하는 듯한 빛을 발하였기 때문에 눈을 즐겁게 해 주고 불면증을 고쳐 준다는 전설이 있었다. 현대인과 달리 캄캄한 밤에는 미지의 두려움을 품을 수밖에 없었던 고대인들에게 있어서 신비적인 야광석은 마의 힘을 가진 것처럼 보였을 것이다.

12월의 탄생석, '터키석' 행운, 성공 등 상징

터키석은 프랑스 어로 '터키의 돌' 또는 '터키의 여자' 라는 뜻에서 유래한다. 사실 터키에서는 터키석이 산출되지 않는다. 시나이 반도에서 산출된 돌은 터키를 경유해 유럽에 전해져서 유럽 인들은 '터키에서 온 돌' 이라 하여 '터키석' 이라고 불렀다.

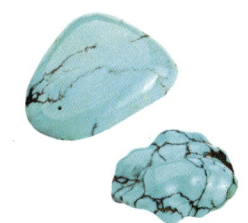

다공질이기 때문에 햇빛이나 강한 광원에 오래 노출되어 있으면 수분이 증발되고 그 다공질 속으로 기름이나 이물질 등이 스며들어 색에 영향을 미

칠 수도 있다. 터키석은 광을 내면 색이 더욱 진하게 되며, 오일이나 파라핀 플라스틱 용액 속에 넣으면 기공을 없앨 수 있고 더욱 단단해진다. 다공질의 특성을 이용, 아닐린(aniline) 색소와 구리염을 사용하여 염색하기도 하는데 모조석으로는 염색한 칼세도니, 염색한 하울라이트 등이 있다.

터키석은 5000년 동안 이집트 여왕의 미라 팔목에 채워 있었는데, 1900년경 발굴되었을 때까지도 아름다움을 그대로 지닌 가장 오래된 보석 중의 하나이다.

페르시아에서는 남자들이 여행 떠날 때 커다란 터키석을 새끼손가락에 끼고 다니는 관습이 있었다. 여성들은 터키석을 몸에 지니면 아기를 가질 수 있다고 하여 몸에 지니고 다녔으며, 실크로드를 왕래하던 상인들은 낙타에 부적으로서 돌을 지니고 다녔다. 또한 터키석은 행운과 성공을 상징하여 이것을 가지고 있는 사람은 번창하게 된다고 믿었다. 특히 스스로 구입한 것보다 선물로 받은 터키석이 더욱 더 행운과 성공을 가져다 준다고 믿었다.

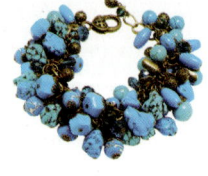

지금도 티벳 인들에게는 터키석이 행운과 건강, 전염병과 악마의 눈으로부터 보호해 준다고 여기고 있다. 그래서 개인 장식품으로 사용하는 재료 중 가장 인기가 있으며, 종교적인 의식에서도 매우 중요한 역할을 하고 있다.

계절 보석과 건강

보석도 계절별 컬러의 개념으로서 패션을 한층 돋보이게 하는 중요한 역할을 하고 있다. 보석의 컬러가 주는 성향과 효능은 건강과도 매우 밀접한 관계가 있다.

봄(Spring)-초록색(Green) 계열-목(木)
초록색은 '봄'을 상징하며, 초록색 보석은 '간'에 좋다.

초록색
- 초록색 보석의 의미 : 신앙, 불멸, 희망, 성결, 생명, 영원한 젊음, 애정
- 초록색의 성향 : 마음을 평온하게 해 주는 색이며, 신경 및 근육의 긴장을 완화시킨다.
- 초록색의 효능·효과 : 지적인 능력을 향상시키며 지나치게 고민하는 사람과 정신적인 활동을 하는 사람, 그리고 활동에 지친 사람들에게 훌

륭한 힘이 된다. 과로로 인하여 지친 몸을 편안히 쉴 수 있게 해 주며, 내적·외적으로 극도에 달한 스트레스를 풀어 주어 평화로운 안정감을 준다.

- 초록색 계열 보석 : 애개트(Agate), 어벤츄린 쿼츠(Aventurine Quartz), 알렉산드라이트(Alexandrite), 안달루사이트(Andalusite), 크롬 다이압사이드(Chrome Diopside), 크롬 토멀린(Chrome Tourmaline), 크리조콜라(Chrysocolla), 크리조프레이즈(Chrysoprase), 에메랄드(Emerald), 차보라이트(Tsavorite, Grossular Garnet), 녹색 베릴(Green Beryl), 녹색 사파이어(Green Sapphire), 녹색 토멀린(Green Tourmaline), 블러드 스톤(Bloodstone), 히데나이트(Hiddenite), 제이드(Jade, Jadeite), 맬라카이트(Malachite), 페리도트(Peridot), 프레지오라이트(Prasiolite) 등

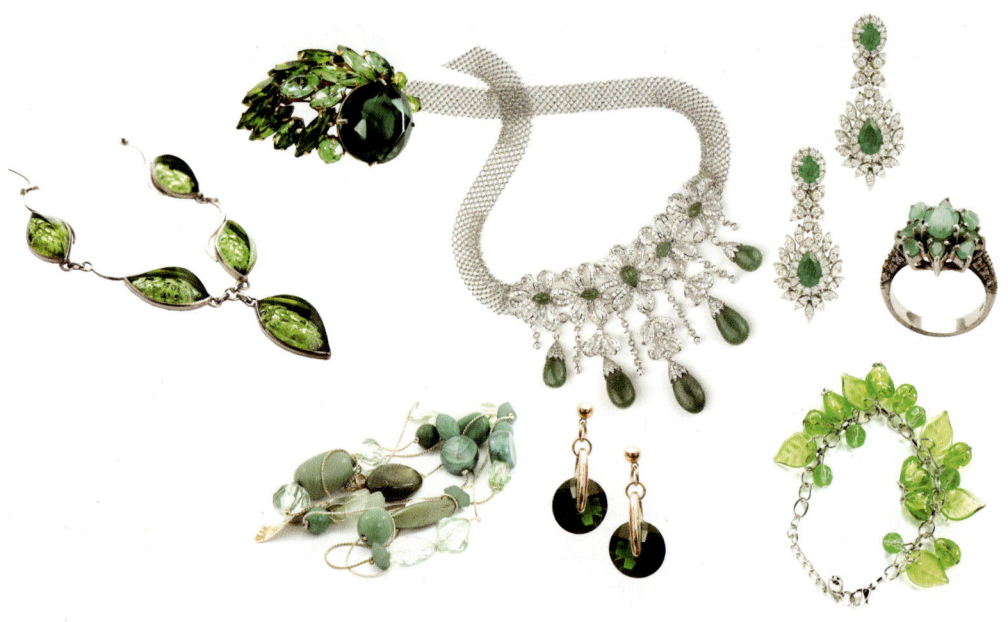

파란색

파란색(Blue)은 한의학에서 초록색과 같은 계열로 본다.

- 파란색 보석의 의미 : 성실, 신앙, 희망, 믿음, 신성함, 책임
- 파란색의 성향 : 정신을 나타내고 자제와 적응을 상징한다. 청색을 좋아하는 사람은 대체로 사려 깊고 정직하다.
- 파란색의 효능·효과 : 머리를 써서 하는 모든 일에 창의성을 높여 주며, 마음을 조용하고 차분하게 가라앉히는 효과가 있다. 또 개인적인 책임감을 높여 주며 겸손해지도록 유도한다.
- 파란색 계열 보석 : 애개트(Agate), 알렉산드라이트(Alexandrite), 애퍼타이트(Apatite), 아쿠아마린(Aquamarine), 혹스아이(Hawk's-Eye), 인디콜라이트(Indicolite), 라피스라줄리(Lazuli), 염색된 재스퍼(Jasper), 사파이어(Sapphire), 스피넬(Spinel), 탄저나이트(Tanzanite), 토파즈(Topaz), 터키석(Turquoise), 질콘(Zircon) 등

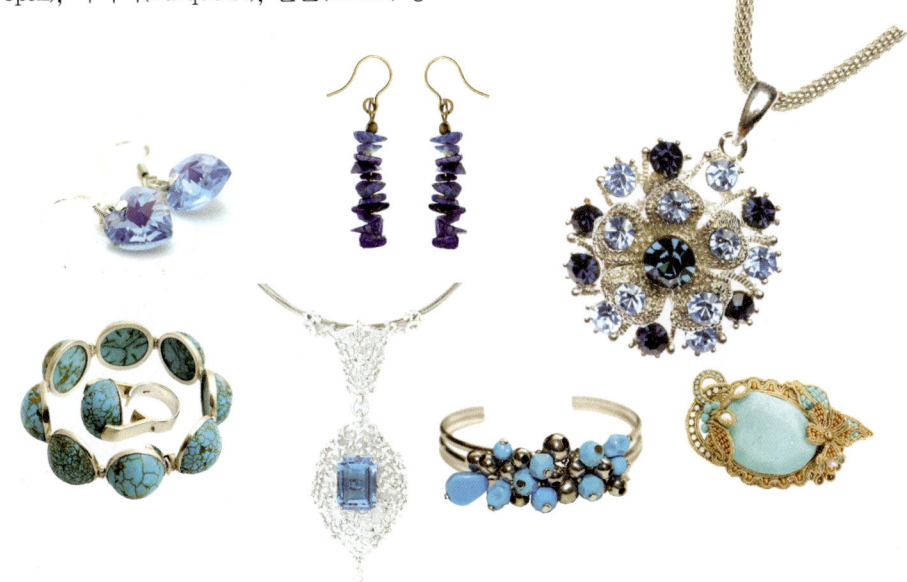

여름(Summer)-붉은색(Red) 계열-화(火)
붉은색은 '여름'을 상징하며, 붉은 계열 보석은 '심장'과 '혈액 순환'에 좋다.

빨간색

- 빨간색 보석의 의미 : 생명, 정열, 열정, 뜨거움, 흥분, 관용, 사랑, 순교, 신의, 용기
- 빨간색의 성향 : 적색을 좋아하는 사람은 대체로 외향적이고 정력적이며 적극적이다.
- 빨간색의 효능 · 효과 : 생각을 순수하게 만들며 극단적으로 치닫는 감정을 가라앉히는 효과가 있다. 또한 심신을 매우 튼튼하게 해 주는 색이다. 혈액 순환을 도와주고 심장에 도움을 주는 효과가 있다.
- 빨간색 계열 보석 : 빅스바이트(Bi xbite), 커넬리언(Carnelian), 가넷(Garnet), 재스퍼(Jasper), 머데이라 시트린(Madeira Citrine), 멕시코 체리 오팔(Mexican Cherry Opal), 파이롭 가넷(Pyrope Garnet), 로돌라이트 가넷(Rhodolite Garnet), 적색 재스퍼(Red Jasper), 루벨라이트(Rubellite), 루비(Ruby), 스피넬(Spinel), 선스톤(Sunstone), 지르콘(Zircon) 등

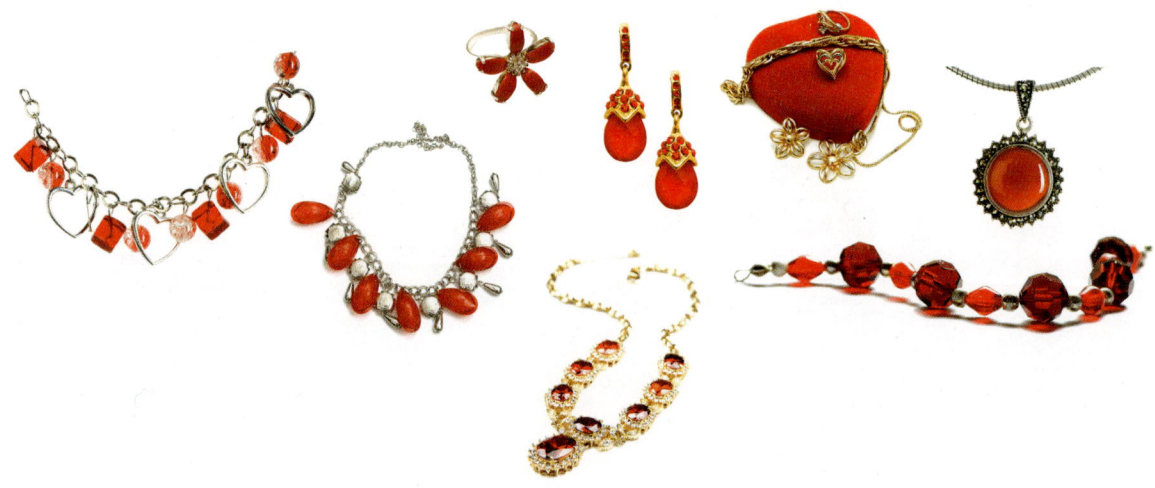

분홍색

- 분홍색 보석의 의미 : 활기, 책임, 애정
- 분홍색의 성향 : 건강과 관련이 깊은 색이다. 특히 몸에 열이 있을 때 열에 대한 민감한 반응으로 표출되는 경우가 많다. 손발이 저리거나 나이가 들어가게 되면 밝은 분홍이나 붉은 계열의 보석을 착용하면 혈액순환에 좋다.
- 분홍색의 효능·효과 : 모성애적인 사랑으로 충만하며 정신적·육체적으로 긴장을 풀어 주는 색으로, 평화·행복·기쁨·사랑 등의 감정을 일으켜 이러한 본능을 더욱 증진시켜 주는 작용을 한다.
- 분홍색 계열 보석 : 쿤자이트(Kunzite), 몰가나이트(Morganite), 로도크로사이트(Rhodochrosite), 로도나이트(Rhodonite), 로즈 쿼츠(Rose Quartz), 핑크 사파이어(Pink Sapphire), 스피넬(Spinel), 토파즈(Topaz), 핑크 토멀린(Pink Tourmaline) 등

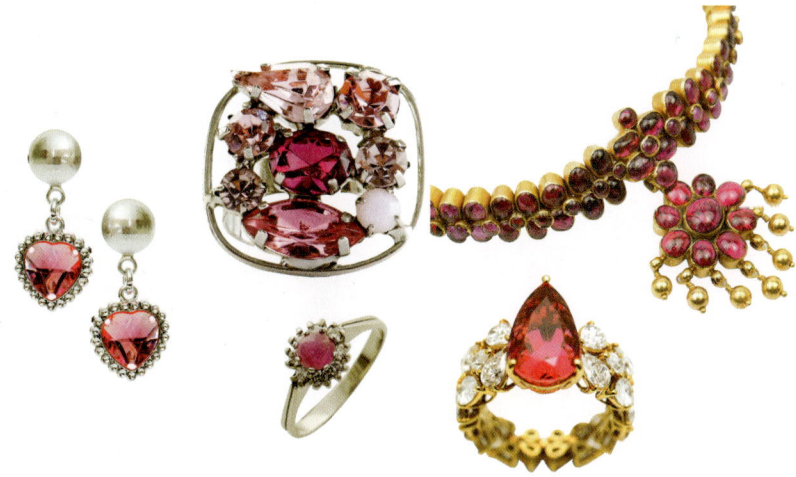

장해(여름에서 가을로 접어드는 기간) – 노란색(Yellow) 계열 – 토(土)
노란색은 '가을'을 상징하며, 노란색 계열 보석은 '비장·위장'에 좋다.

노란색

- 노란색 보석의 의미 : 부, 권위, 소망, 희망, 광명, 명랑, 황금, 유쾌, 대화
- 노란색의 성향 : 정신적인 모험가로 늘 새로운 것을 찾아 내어 자기 실현을 꾀하고 싶어하는 자유로운 사고방식이나 행동을 취하는 경우가 많다.
- 노란색의 효능·효과 : 마음을 명랑하고 유쾌하게 하며 여유를 갖게 된다. 예민한 성격을 보호해 주며, 오랜 공포와 죄책감까지도 경감시켜 주고, 편안한 마음을 갖게 한다.
- 노란색 계열 보석 : 크리조베릴(Chrysoberyl), 지르콘(Zircon), 크리졸라이트(Chrysolite), 시트린(Citrine), 골든 사파이어(Golden Sapphire), 묘안석(Cat's Eye), 헬리오도(Heliodor), 스캐폴라이트(Scapolite), 토파즈(Topaz), 토멀린(Tourmaline) 등

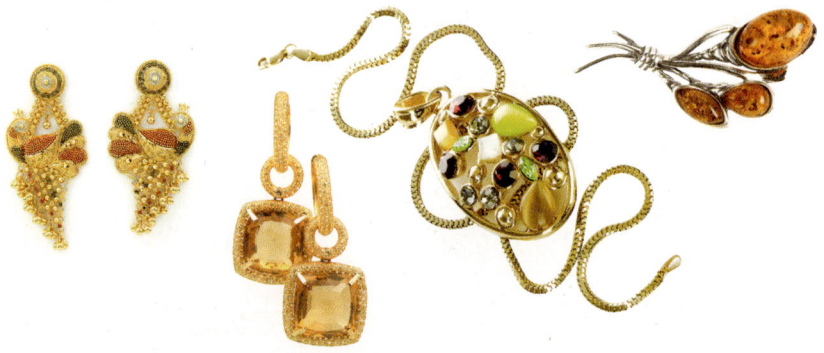

주황색

- 주황색 보석의 의미 : 에너지, 성과, 비타민
- 주황색의 성향 : 식욕을 촉진하며 생활의 활력을 주기도 하지만 지나치면 생각을 많이 하게 되어 우울증을 유발하기도 한다.
- 주황색의 효능·효과 : 어떤 일에나 동기와 기회를 제공, 영향력에 있어서 대단히 자극적이다. 또한 소유자의 주변 상황과 관습까지도 변화를 유도하는 힘을 발휘하기도 한다.
- 주황색 계열 보석

오렌지색를 띤 핑크 계열 : 스파쥬민(Spodumene), 문스톤(Moonstone), 피치 베릴(Peach Beryl), 스피넬(Spinel), 임페리얼 토파즈(Imperial Topaz) 등

오렌지색 계열 : 그로슐라 가넷(Grossular Garnet), 멕시코 파이어 오팔(Mexican Fire Opal), 멕시코 젤리 오팔(Mexican Jelly Opal), 스페사르타이트 가넷(Spessartite Garnet), 스피넬(Spinel), 토멀린(Tourmaline) 등

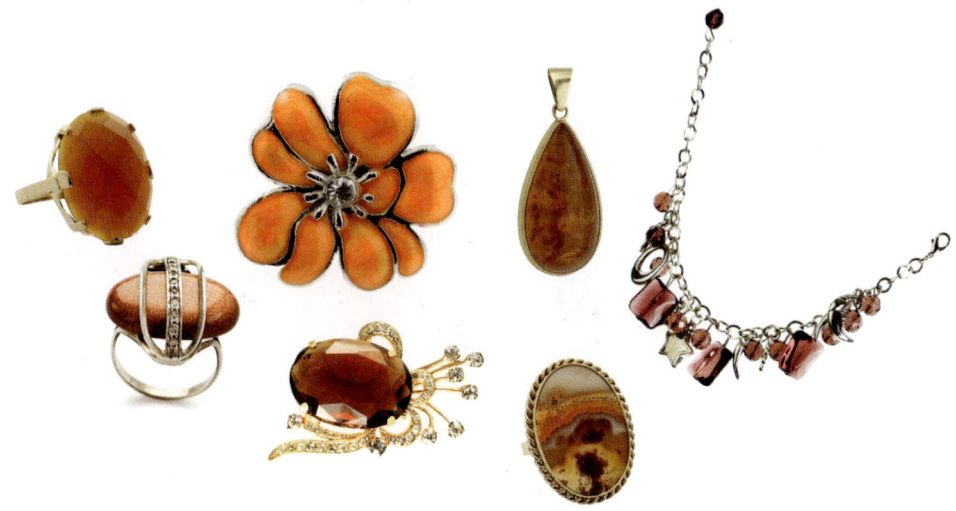

갈색

- 갈색 보석의 의미 : 안정, 물질에 대한 강한 욕구
- 갈색의 성향 : 성격이 차가운 경향이 있다.
- 갈색의 효능·효과 : 안전하고 편안하며 의지할 만한 감정을 가질 수 있게 영향을 준다. 또 공포와 스트레스를 막아 줄 뿐만 아니라 감정적으로 안정감을 갖게 한다. 위장이나 비장이 너무 강할 때, 장부의 건강을 안정시키는 것이 필요할 때 갈색 보석이 도움을 준다. 비·위장의 기운이 너무 강하게 되면 신장을 약하게 만들기 때문에 갈색으로 낮추어 주는 것도 좋다.
- 갈색 계열 보석 : 애개트(Agate), 레퍼드 재스퍼(Leopard Jasper), 규화석(Fossilized), 커넬리언(Carnelian), 재스퍼(Jasper), 스모키 쿼츠(Smoky Quartz), 타이거즈 아이(Tiger's-Eye), 마호가니 옵시디언(Mahogany Obsidian) 등

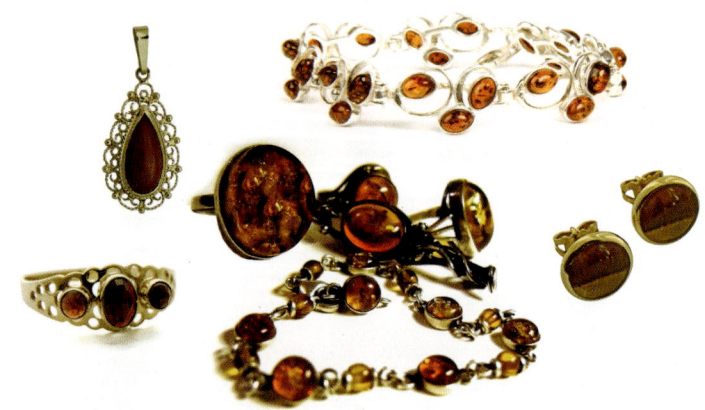

비장·위장에 좋은 보라색 보석

보라색은 정신적인 면을 상징하는 색이다. 직관력을 갖고 있으며, 감성적인 혼란을 잠재우기 때문에 명상에 좋은 색이다. 컬러 중에서도 높은 진동을 가지고 있어서 신진대사에 균형을 잡아 주어 비·위장을 편안하게 해주며 때론 심장에도 영향을 준다.

- 보라색 보석의 의미 : 속죄, 변화, 오만, 권력
- 보라색의 성향 : 신의 색이라 하여 영적인 것을 나타내며, 마음 깊은 곳의 억압된 감정과 연관성이 있다. 이에 반해 고귀하고 장중한 느낌을 주는 색이기도 하다.
- 보라색의 효능·효과 : 자기 자신을 돌아볼 수 있는 정신적인 안정감이 생기며, 극도의 예민성을 적당히 억제시켜 주고 정신적인 피로에 지쳐 악화된 사람의 마음을 안정시킬 수 있는 작용을 한다.
- 보라색 계열 보석 : 알렉산드라이트(Alexandrite), 스피넬(Spinel), 컬러 체인지 사파이어(Color Change Sapphire), 아이올라이트(Iolite), 제이드(Jade), 스캐폴라이트(Scapolite), 탄저나이트(Tanzanite) 등

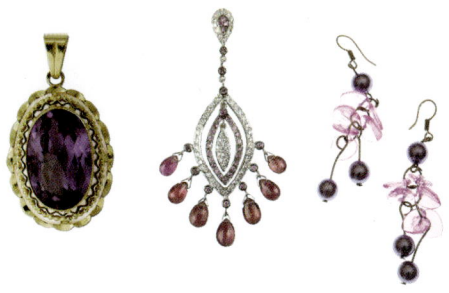

가을(Autumn) - 흰색(white) - 금(金)
흰색은 '가을'을 상징하며, 흰색 계열 보석은 '폐·대장'에 좋다.

흰 색

- 흰색 보석의 의미 : 순결, 순수, 신성, 신의 경지, 완성
- 흰색의 성향 : 흰색은 빛으로 본 모든 색상의 총화. 모든 가능성을 생각할 수 있다. 흰색은 순수함을 나타내지만 감성적인 면에서는 자신의 감정·사고를 순화하고자 할 때 흰색을 연상하게 된다. 감성적으로는 시원함과 긴장감을 느끼나 색채 조절에서 제외시킬 만큼 반사율이 높아 공허함과 공포 등을 느끼게 한다.
- 흰색의 효능·효과 : 흰색은 정적이고 긍정적인 마음을 준다.
- 흰색 계열(무색) 보석 : 애개트(Agate), 댄부라이트(Danburite), 다이아몬드(Diamond), 고슈나이트(Goshenite), 하울라이트(Howlite), 캘사이트(Iceland Spar), 문스톤(Moonstone), 오소클레이즈(Orthoclase), 쿼츠(Quartz), 실버 토파즈(Silver Topaz), 침상 쿼츠(Rutilated Quartz), 화이트 사파이어(White Sapphire), 화이트 스피넬(White Spinel), 지르콘(Zircon) 등

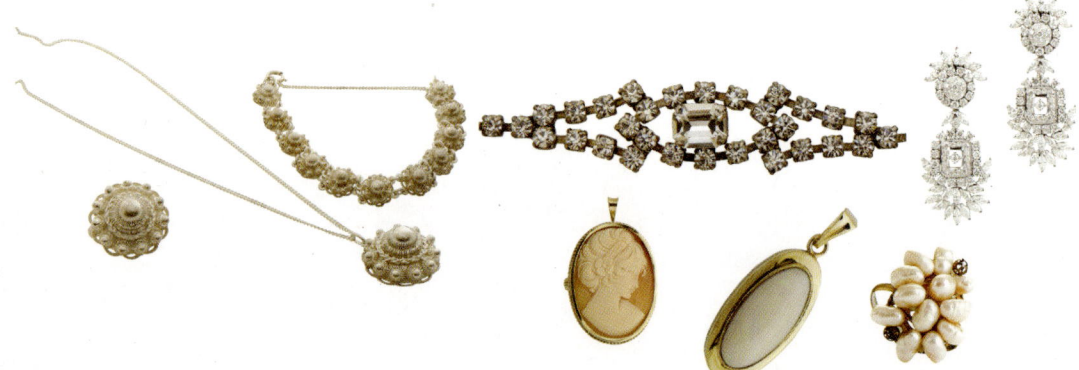

겨울(Winter) – 검정색(Black) – 수(水)
검정색은 '겨울'을 상징하며, 검정색 계열 보석은 '신장·방광'에 좋다.

검정색

- 검정색 보석의 의미 : 어둠, 좌절, 죽음, 공포, 악마
- 검정색의 성향 : 세련되고 지적이며 안정감이 느껴지는 색상이다.
- 검정색의 효능·효과 : 신장·방광의 기운을 좋게 하여 외부로부터 오는 영향에 대해 당당하게 맞설 수 있는 자신감이 생기면서 미지의 공포로부터 해방될 수 있는 극기심을 높이는 작용을 한다.
- 검정색 계열 보석 : 스노우플레이크 옵시디언(Snowflake Obsidian), 스피넬(Spinel), 오닉스(Onyx), 스타 다이압사이드(Star Diopside), 스타 사파이어(Star Sapphire) 등

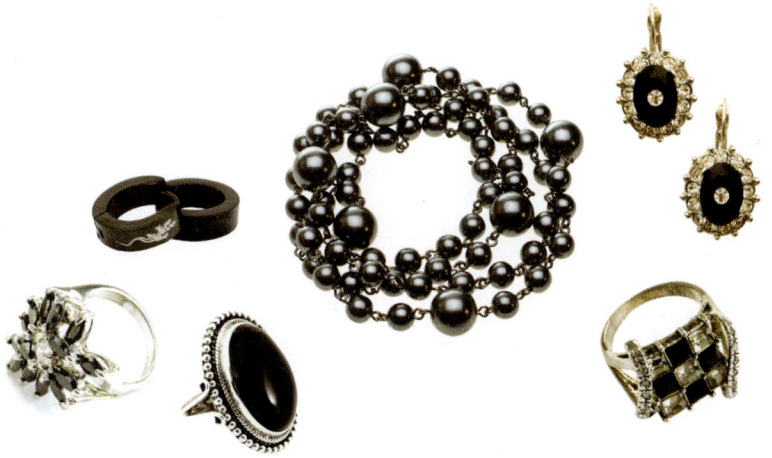

Color Therapy

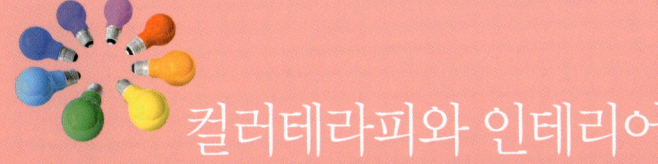

컬러테라피와 인테리어

색채 심리 | 각 컬러가 심리 치료에 미치는 영향 | 컬러와 인테리어(Color & Interior)

& Interior

색채 심리

고대 인간은 태양과 무지개색은 신성한 것으로 간주하여 선사 시대 이래 치료의 한 방법으로 사용하였다. 고대 의사들은 다양한 컬러를 이용해 진찰하고 부적, 종교의식 등을 통해서 적합한 컬러 처방을 하기도 하였다. 컬러를 가지고 행하는 일은 신비주의자, 철학자, 성직자들의 지시를 받았으며 컬러에 중요한 의미를 부여해 왔다. 그렇기 때문에 의학계에서는 과학적이지 않은 분야인 컬러를 이용하여 병을 치료할 수 있다는 신비주의적 측면을 많이 포함하고 있다는 편견 때문에 그동안 무시되어 왔던 것은 사실이다. 그러나 오늘날 '컬러 치료'에서의 컬러는 고유한 파장과 진동수를 갖는 에너지의 한 형태로 인식되고 있어서 치료의학 분야에서 활발히 연구하고 있다.

인간의 마음은 항상 변화할 뿐 아니라 심리

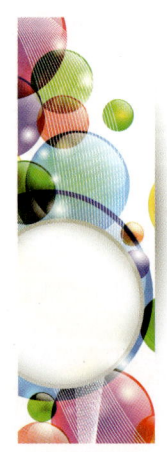
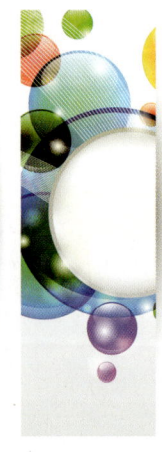
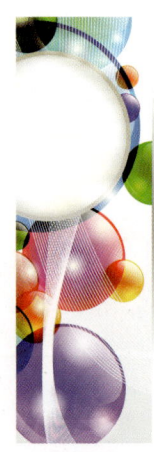

적 성향이 각 개인마다 서로 다르기 때문에 컬러를 심리적 측면에서 연구하기란 어려운 일이다. 그러나 인간은 환경에서 보여지는 시각적 요소에 의해 내면에서 반응한다. 따라서 시각 전달 체계에 있어서 컬러는 매우 중요한 요소다.

컬러 심리 치료는 컬러에 내재된 컬러의 파장으로 치료, 발달하였다. 컬러와 관련된 인간의 행동을 연구하는 컬러 심리학에서는 '컬러는 무의식 속에서 내가 좋아하는 색깔을 선택하게 되는데, 그것은 자신의 심리 상태에서 따라간다' 는 것이다.

컬러의 파장은 물질의 형태로 세상을 바꾼다. 컬러는 우리들이 살아가고 있는 모든 공간에 마치 산소처럼 세상을 채우고 있다. 그렇기 때문에 컬러가 인간 심리에 미치는 영향이 얼마나 큰지 사람들은 컬러의 중요성에 대해 점차적으로 알게 될 것이다.

많은 학자들이 특정한 컬러에 대한 특정한 주장을 하지 않고 모든 컬러에는 그 컬러 자체로 다양한 심리적 문제점의 치료 효과가 있다고 밝히고 있다.

빛에는 에너지가 있으며 빛의 분산으로 생기는 색에도 당연히 에너지가 있다는 것을 알 수 있는데, 색에 담긴 에너지는 색에 따라 그 에너지의 성격이 다르게 나타난다. 이러한 색의 에너지와 성질을 이용하여 심리 치료와 의학에 함께 활용한 것이 '컬러 심리 치료' 이다.

최근에는 컬러 심리테라피뿐만 아니라 뮤직테라피에서 아로마테라피까지 많은 대체 요법이 생기고 있는데, 독일에서는 이미 여러 분야의 테라피가 대체의학으로 자리잡았고, 영국에서는 이미 컬러테라피 전문교육기관이 오래 전부터 전문적으로 운용되고 있다.

각 컬러가 심리 치료에 미치는 영향

우리는 흔히 빨간색을 보면 따뜻함을 느끼거나 위험하다는 의식을 갖게 된다. 또 파란색을 보게 되면 차갑고 냉정하다는 느낌을 받게 된다. 검정색은 비밀스러움을, 노란색은 순진한 동심을 연상하게 된다. 이와 같이 색채에는 사람의 감정을 자극하는 효과가 있다.

색에 대한 느낌은 보는 사람의 개인차에 따라 다르게 나타난다. 특히 좋고 싫음의 감정에서 큰 차이가 나며 성별, 연령별, 생활 문화 환경에 따라서도 좌우된다. 그러나 여러 사람을 종합해 보면, 색의 연상은 많은 사람에게 공통성을 가지며 생활 관습과 결합되어 관념적으로 하나의 색은 특정한 것을 뜻하는 상징성을 띠게 된다.

색의 상징은 세계적으로 공통된 것도 있고, 민족의 습관에 따라 다른 것도 많다. 색의 상징

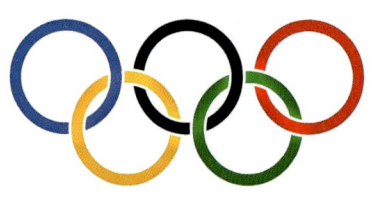
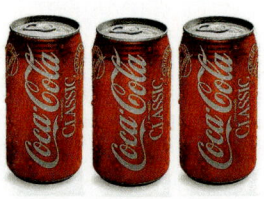

컬러 심볼의 원리가 활용된 올림픽 마크와 코카콜라

에는 사람의 마음에 느낌을 주는 '정서적 반응'과 그 색을 국가나 사상, 또는 규칙의 표지색으로 하려는 '사회적 규범(약속)'이 있다. 빨강은 불의 색으로 '정열의 불꽃'을 의미한다. 피의 색인 까닭에 '애국 정신'이나 '혁명'을 뜻하기도 한다. 또, 사회적으로 '위험'을 나타내는 규범이기도 하다. 올림픽 마크의 다섯 색은 각각 5대주를 상징하듯이, 색이 상징성이 강하면 사람에게 깊은 인상을 주기 때문에 각 기관이나 단체, 상품 등에서 컬러 심볼(Color symbol)의 원리가 활용되고 있는 것이다. '코카콜라'와 '적십자(Red cross)'의 빨강색은 전형적인 컬러 심볼의 예이다.

빨간색의 감정

빨간색을 좋아하는 사람은 외향적·개방적·활동적·사교적이며, 직접적(충동적)인 성격이다. 자신감이 넘치고 자기가 느끼는 대로 표현한다. 원기 왕성하고 야심적인 스타일이며 자존심이 강한 특징이 있다. 외부적으로 조용하더라도 내적으로는 강한 욕망과 야심을 갖는다. 단조로운 일에 금방 싫증을 느끼고 감정의 기복이 심해 오해를 불러일으킨다. 생각이 많거나 매사에 냉담한 사람은 빨강을 기피하게 된다.

빨간색은 삶과 반항의 상징이다. 정열, 위험, 혁명 등을 상징하는 격렬한 색이다. 사랑과 증오, 연민과 전쟁 등을 동시에 나타내며 사람들을 흥분시키고 선동하는 효과가 있다. 고대에서부터 현대에 이르기까지 각종 주술에서 효험을 나타내는 신비의 색이다. 그래서 불행한 일을 예방하는 데 사용되는 부적에 빨간색을 쓴다.

이와 같이 빨간색은 큰 자극을 주는 색으로 강렬함과 적극적인 성향을 나타낸다. 그 외에 쾌활, 애정, 욕망, 구애, 희열, 흥분, 분노, 정지 등을 상징한다.

빨간색 연상은 태양, 피, 불 등이다. 서양에서는 같은 빨강 계통이라도 진한 빨강은 질투·학살·악마를 뜻하며, 연분홍은 건강을 상징한다. 한의학에서도 빨간색은 맥을 주관하여 흥분과 열을 의미한다.

주황색의 감정

붉은색에 노란색이 섞이면서 만들어지는 색이 주황색이다. 주황은 빨강(육체적 자극)과 노랑(정신적 자극)의 성격을 동시에 가지고 있다. 파랑, 초록과 매치하면 안정감과 침착함을 준다.

주황색은 사회적인 색으로 불리는데, 발랄함과 명예를 상징한다. 주황색을 선호하는 사람은 심성이 착하고 사교성이 뛰어나다. 매사에 솔선수범(약속 지킴)하며, 인정이 많고 성격이 밝아 유쾌하고, 디자인 센스가 있다. 청결하여 집이나 사무실을 깨끗이 정리해 놓는 스타일이다. 주황색은 오만, 야망, 성취, 힘, 온화, 약동, 초조, 번민, 수확, 가을, 황혼 등을 표현하는 색으로 인식된다.

파란색의 감정

파란색을 좋아하는 사람은 법(신의, 보수)을 중시하며 심사숙고하는 경향이 강하다. 감성(열정)이 풍부하지만 자기통제(자제심)를 잘한다. 따라서 교우관계가 좋다. 실현 가능한 꿈을 꾼다.

파란색은 행복, 희망을 나타내는 색이다. 서양에서는 고귀한 신분을 나타내기도 하며, 절망으로 슬픈 음악을 '블루 뮤직(Blue music)'이라고도 한다. 우리나라에서는 청년, 청춘, 풋나기 등으로 인생의 문턱에 있는 희망적인 세대를 말한다.

파란색은 차가운 느낌의 색으로 '하늘' 혹은 '물'을 연상하게 된다. 이 색은 후퇴색과 수축색의 성격을 동시에 지니고 있다. 파란색에 대한 일반적인 감정은 투명함과 물을 연상시키지만 심적인 반응은 냉정함, 차가움, 광활함, 침착함, 이지적, 신비함, 진리, 총명함, 소극성 등을 느끼게 한다.

자주색의 감정

빨강과 파랑을 섞은 색으로, 열정과 냉정을 동시에 지니고 있다. 자주색을 좋아하는 사람은 개성(허영심, 감수성 풍부, 변덕)이 강한 예술가 유형이 많다. 뛰어난 직관력을 가지고 있지만 소극적이며 섬세한 예술가적 기질의 소유자다. 권위를 갖추려고 노력하며 높은 지위를 동경한다. 대체적으로 위트와 선한 마음을 갖고 있고 종교 영역에 관심이 많다.

자주색은 고귀하고 장중한 색으로, 중국에서는 최고위 계급을 나타내는 의복색이고, 고대 그리스 시대에도 국왕의 의복색이었다. 우아함, 고귀함을 상징하지만 광란과 혼란, 질병을 나타내기도 한다.

노란색의 감정

노란색을 좋아하는 사람은 정신적 수용 능력이 뛰어나므로 정신적으로 불안정한 사람들에게 징밀로 큰 도움을 준다. 지적 영역에 대한 모험심이 많아 새로운 것과 자기 성취를 추구한다. 책임을 회피하려는 성향이 있고 질투심이 많기도 하다. 풍부한 표정과 자유로운 사고방식과 행동으로 유머 감각, 상업적 재능이 높은 편이다.

노란색은 우호적 감정을 나타낸다. 이 노란색은 고대 중국에서는 황제의 색으로, 로마에서도 고귀한 색으로 취급되었다. 그러나 그리스도교에서는 예수를 배반한 유다의 의복색이라 하여 최하등의 색으로 취급한 이후 제대로 대접을 받지 못하고 있다.

서양에서는 비겁하고 사악한 사람을 '옐로 도그(Yellow dog)'라고 한다. 우리나라에서도 지나치게 인색한 사람을 '노랭이'라고 부른다. 또, 독자의 관심을 끌기 위해 흥미 중심의 저속하고 선정적인 기사를 주로 보도하는 신문 등을 '옐로 저널리즘(Yellow journalism)'이라고 한다. 이처럼 노란색은 나쁜 이미지, 부정적 요소를 상징하기도 한다.

그러나 노란색은 모든 색상 중에서 아주 빛나는 밝은 색이다. 황색의 밝다는 감각은 '이해' 혹은 '지능'을 상징하며, 지성과 관련이 있고, 종교적 표현으로 '빛'과 '존경'과 '신앙'을 암시한다.

노란색에 대한 그 밖의 연상은 해바라기·병아리·개나리·봄 등이며, 이 색의 상징성은 영광·신성·쾌활·발랄·애교·부귀영화·교만 등이다.

녹색의 감정

녹색을 선호하는 사람은 도덕적이며 민주적인 생각을 가지고 있는 경향이 있다. 사회적 관습과 예의 범절에 민감한 편이다. 관대하며 편견이 없는 평화주의자라서 속을 알 수 없다. 성실하며 참을성이 강해 집단생활을 잘한다. 검손하고 차분하며 끈질긴 스타일로 때로는 혼자 있는 시간을 즐긴다.

대자연의 초목색으로 자연이나 성장을 의미하지만, 인간으로 미숙함을 나타내기도 한다. 서양에서는 어떤 일에 경험이 부족한 사람을 그린색으로 표현한다. 그러나 일반적으로 녹색은 평화와 안전의 표상으로 쓰인다.

녹색은 눈에 가장 편안함을 주는 색이기도 하다. 녹색은 한의학의 오관에서 눈에 해당하는 색인데, 이는 우연이 아닌 우주의 초자연적인 원리가 있다는 의미이다.

녹색은 사람과 가장 친한 색이면서도 소유색이 아닌 공유색이다. 즉 빨간색이나 청색, 혹은 노란색 계통에 비해 녹색으로 된 각종 소지품과 의상은 흔치 않다. 그러나 녹색을 싫어하는 사람은 드물다. 자연 환경에 대한 관심이 높아지면서 이 녹색은 인지도가 높은 색 가운데 하나이다.

녹색의 상징은 평화·풍요·청춘·신선함·이상·안전·유쾌·착실·미숙 등이며, 녹색의 연상은 숲·야채·보리밭·잔디·풋과일·5월 등이다.

무채색(흰색과 검정색)의 감정

무채색은 모든 것의 시작이며 끝이다. 무채색은 탄생과 죽음의 상징색으로 사용되며, 가장 숭고하고 경건한 색이다. 또 화려하고 장엄해 보이기도 하지만 가장 볼품 없고 드러나지 않는 색이기도 하다. 무채색의 사용은 다른 유채색의 사용보다 더욱 신중하게 그 효과를 고려하지 않으면 자칫 역효과를 나타낼 수 있다.

흰 색

흰색을 좋아하는 사람은 완전함을 추구하며 기품 있는 이상을 가지려고 노력한다. 이지적이며 냉철(시원한 감성)한 판단력의 소유자이다. 매사에 깔끔하고 정확하며 매너 있고 세련된 타입으로, 자존심(또는 고집)과 개성이 강한 성격의 소유자가 많다.

순수, 순결, 결백, 평화와 신성을 나타내는 색이다. 흰색이 갖는 의미로는 신성, 고귀, 청결, 청렴, 선행, 웃음, 진실, 영광, 불변, 위엄, 번영, 생명, 계시, 권위, 행운, 죽음, 이별, 권력, 평화, 원숙, 무기력, 패배 등이다. 흰색의 연상은 결혼, 출산, 구혼, 백의민족, 세탁, 쌀밥, 속옷, 겨울 등이다.

검정색

검정색을 선호하는 사람은 의지가 강하고 독립심이 투철하며 절제력이 강하다. 희망과 포부가 대단하고, 절대로 지는 걸 싫어하는 경향이 있다. 권위를 중요시하며 예의 바르고 의리가 있고, 남을 다룰 수 있는 재능도 있다. 명랑하지만 솔직한 면은 약하다.

중립 · 공허 · 애도 · 불길함 · 죽음 · 억압 · 권위 · 위엄 등을 나타내며, 검정색의 연상은 쓰레기 · 밤 · 재 · 불결함 · 석탄 등이다.

손쉽게 할 수 있는 컬러테라피(Color therapy) 방법들

여러 가지 천(실크)을 이용한 치료

원하는 색의 천을 신체 부위에 드리운다. 레드 스카프를 골반 또는 등에 드리우면, 레드 광선의 에너지가 관통해 신장 안에 있는 에너지를 증대시켜 면역체를 되살려 준다. 레드 양말은 발이 차가울 때 신으면 도움이 된다. 또한 복부 위에 옐로 스카프를 드리우면 마음을 편안하게 해 주고 강장제 역할을 한다. 상처 입은 곳에 블루 계열의 붕대를 감고 있으면 상처가 완화된다.

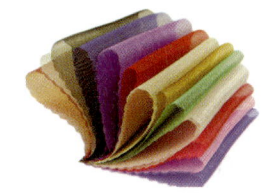

목욕

목욕물에 식용 물감을 몇 방울 떨어뜨리고 그 물에 몸을 담그고 편안히 눕는다. 블루·그린·바이올렛은 차가운 물에, 오렌지·옐로·레드는 약간 높은 온도의 물이 좋다. 아로마 오일, 겨자, 레몬, 꽃, 허브 같은 식물을 사용해도 좋다.

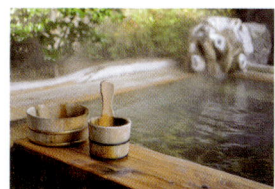

채색 광선을 이용한 치료

조명 노구를 이용해서 가정에서도 색채 치료를 할 수 있다. 적절한 색으로 칠해진 컬러 방에 들어가거나 채색 도구를 탁상 등에 끼워서 그 빛을 전신에 걸쳐 쪼인다.

그 외 바이오드레이너, 크로마펑쳐, 바이오스티뮬레이터, 크로마드레이저 같은 전문기구를 이용할 수 있다.

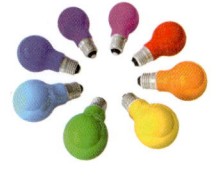

햇빛 진동수를 이용한 치료

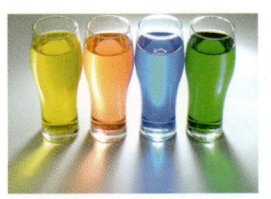

모든 빛은 햇빛에서 온다. 그 빛은 빨강, 주황, 노랑, 초록, 파랑, 감색, 보라 등 7색은 물론이고 더 많은 주파수대의 빛깔도 가지고 있다. 빛은 우리 몸의 진동수를 높여 주고 균형을 잡아 주며 단련해 준다.

색종이를 이용한 치료

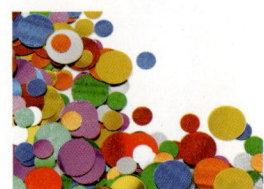

마른 기침을 할 때 왼쪽 가슴 밑의 갈비뼈 부위에 주황색 색종이를 붙이면 순식간에 멈추는 경우가 꽤 있다. 이처럼 신체의 좋지 않은 부분에 그에 상응하는 색종이를 붙이면 도움이 된다.

Tip

따라해보기
햇빛 진동수를 이용한 치료

① 물을 유리잔 속에 붓는다. 이때 가능한 한 가장 순수한 물을 사용한다.
② 유색 필터로 유리잔을 감싸고 테이프로 고정시킨다.
③ 유리잔을 30분 이상 햇빛에 노출시킨다.
cf) 자신이 원하는 색깔이 있는 컵에 물을 담아 사용해도 된다. 예를 들어 붉은색 컵에 물을 담으면 햇빛의 요소 중 붉은색의 진동을 가진 물이 된다. 그 물을 마시면 심장에 도움을 주어 어느 정도 치료 효과를 볼 수 있다.

컬러와 인테리어(Color & Interior)

컬러와 심리의 상관관계, 색채 치료 등 이제 우리 생활 곳곳에 색채의 활용 빈도는 상당히 높다. 집안 내부 인테리어도 사용하는 사람의 좋아하는 색에 맞춰 각 방별로 컬러를 달리하고, 그에 어울리도록 가구나 소품도 새롭게 리폼하여 사용하면 심리적으로 안정되면서 건강에도 유익하다. 페인트와 벽지는 그런 의미에서 상당히 유용하게 활용될 수 있는 제품이다.

가족 건강과 행복에 있어서 컬러의 영향이 얼마나 큰지 사람들은 그다지 신경 쓰지 않는다. 실제 외국에서는 페인트나 벽지를 통한 인테리어 문화가 일찍이 자리잡아 일반인들도 부담없이 집, 가구 등에 사용하고 있다. 색채를 이용하여 건강과 심리적 질병을 치료하는 컬러테라피는 이제 웰빙 인테리어의 물결을 타고 많은 관심을 받고 있다. 컬러를 이용한 인테리어는 고대부터 인간의 생활에 많은 영향을 주었다는 기록들이 남아 있다. 고대 이집트에서는 신전에 있는 각 방에 다른 색의 빛이 들어오도록 장치하여 그 빛으로 질병을 치료했고, 고대 중국에서는 삼라만상을 목·화·수·토·금의 오행으로 구분하여 각각의 녹색·빨강·파랑·노랑·흰색 등의 음양오행색의 에너지가 인간의 건강과 정서까지도 좌우한다고 여겼다. 또한 고대 인도에서도 인간의 본질이나 성격을 세 가지로 분류하고 그에 해당되는 색수나 색분을 사용한 치료법이 기록되어 있다.

이렇게 꾸준히 이어 온 컬러테라피는 현대에 와서 각 분야에서 과학적으로 활발히 연구되고 있다. 사람이 살아가는 데 있어서 컬러가 모든 분야에 중요하게 작용되고 있다는 사실은 매우 중요한 발견이 아닐 수 없다.

청색(Blue) 인테리어

블루 컬러 인테리어의 특징

청색은 스펙트럼상에서 빛의 파장이 짧은 편에 속해 색채 심리학에서는 에너지를 정제시키면서 집중력을 높여 주는 쿨 컬러로 인증되고 있다.

청색은 긴장이나 불안감을 가라앉히고 알레르기 및 피부 개선, 피로 회복 등에 효과적인 것으로 알려져 있다. 색채 병리학에서는 청색을 두통, 신경성 고혈압, 신경통, 히스테리 등의 치료에 이용한다. 마음을 차분히 가라앉히고 집중력이 향상되기를 원한다면 파란색으로 공간을 꾸미면 좋다.

블루 컬러가 건강에 미치는 영향

청색 파장은 근육과 혈관을 축소시키고 염증을 완화하며 가라앉히는 효과를 지니고 있다. 또한 혈압을 내려 주며 호흡수와 근육 긴장을 감소시켜 흥분된 신경을 가라앉혀 준다. 일본의 가네보 미용연구소의 실험에 따르면 파랑 조명 아래에서 5분이 지나면 피부 온도가 2도 내려가고, 정신 집중시 분비되는 알파성 뇌파가 증가했다고 한다.

블루 컬러 식물 인테리어

청색은 특히 화염성 질환에 효과가 있고 밸런스 회복과 흥분을 진정시키고 긴장감을 풀어 주어 불면증 환자의 편두통에 효과적이다. 아네모네·팬지 등이 대표적인 파란색 식물인데, 포인트로 인테리어에 적용시키면 효과적이다.

청색에 어울리는 컬러 인테리어

청색은 근면·자제력·인내력을 향상시키는 반면, 화이트는 잡념을 제거하고 집중력과 뚜렷한 목표 의식을 갖게 하는 데 도움이 된다. 따라서 집중력이 취약한 아이들의 학습 능률 향상과 정서 안정을 위해서는 단순미를 강조하고 정신력을 집중시키는 컬러를 선택해 주면 좋다.

배색 코디네이트 : 블루 & 화이트

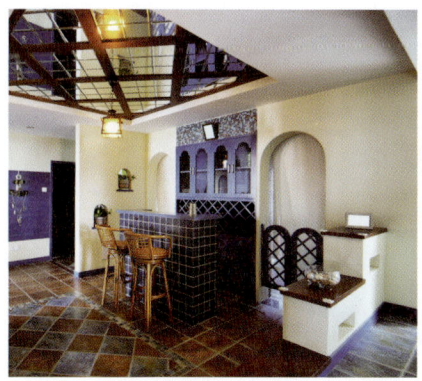
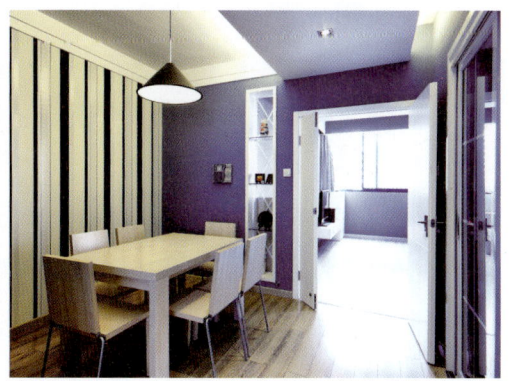

녹색(Green) 인테리어

그린 컬러 인테리어의 특징

녹색이 풍부한 환경은 인간에게 피로 회복 속도를 높여 줄 뿐만 아니라 심신의 안정감을 준다. 특히 자연과 생명의 색이라고도 하는 녹색에서 느끼는 유동감과 부드러움은 아름답고 인상적인 공간을 구성하는 데 큰 역할을 한다. 집중해서 일해야 하는 공간은 그린 컬러 벽지를 선택하거나 녹색 식물, 녹색 소품들을 놓아두면 효과적이다.

그린 컬러가 건강에 미치는 영향

녹색은 스트레스 해소, 집중력 강화, 안정, 혈액 순환 등에 도움이 된다. 심리적으로 자극을 주지 않기 때문에 신경과 근육의 긴장을 완화시켜 주고 마음을 평온하게 해 준다.

그린 컬러 식물 인테리어

실내 인테리어로 이용하는 그린 화초는 광합성 작용을 통해 신선한 공기를 공급해 준다. 식물의 증산 작용은 건조한 실내에 습기를 줌으로써 실내의 습도를 적절하게 유지할 수 있도록 도와준다.

녹색에 어울리는 컬러 인테리어

녹색은 눈의 피로를 덜어 줄 뿐 아니라 마음을 편안하게 만들어 준다. 싱그러운 초록빛 싹을 작은 커피잔이나 유리 그릇에 키워 베란다, 창가, 주방, 거실 테이블 등에 놓아두면 멋진 인테리어 소품이 된다. 또한 새싹은 자연과 풍성함의 상징인 그린을 주조색으로 사용하여 경제적 여유와 건강함을 함께 누릴 수 있도록 구성한다. 대지의 상징인 브라운을 활용하여 숲과 대지가 함께 어우러지는 자연스럽고 편안한 공간으로 연출해 본다. 이온을 발생시켜 정신을 맑게 해 주고 공기를 정화시켜 집안의 공기를 상쾌하게 해 준다. 레드 계열을 포인트로 사용하여 변화와 볼륨감을 살리고 가구는 내추럴하고 모던한 직선을 사용하여 그린의 자연스러움을 절제 있게 표현해 준다.

배색 코디네이트 : 그린 계열

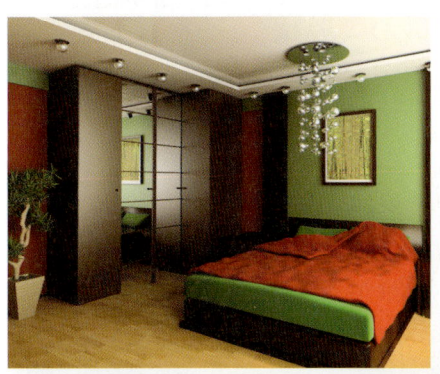
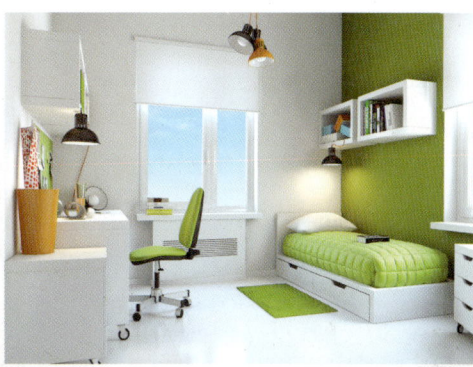
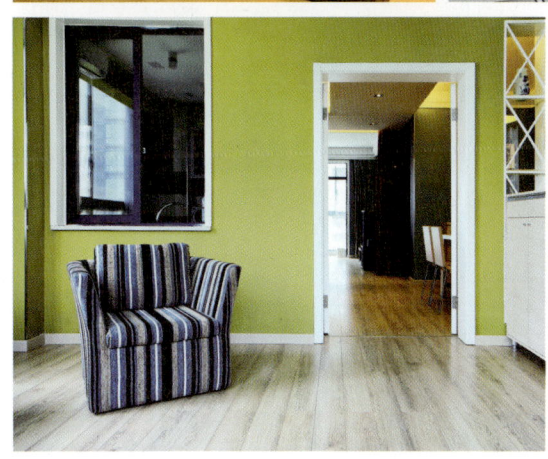
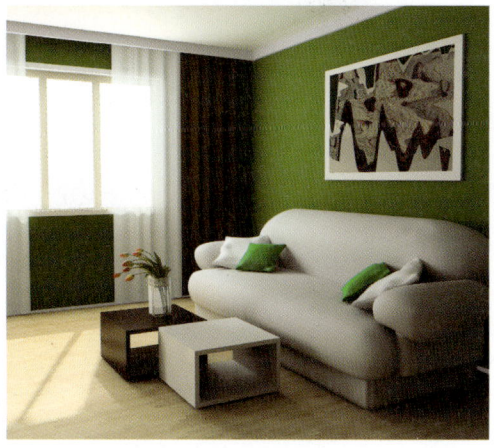

연두색(Yellow Green) 인테리어

연두색은 지식욕이 왕성해지고 통찰력과 정신력을 강하게 하며 도전과 의욕을 고취시키고, 청록은 독립심과 실천력을 향상시키는 데 효과적인 컬러이다.

연두색과 청록색의 배합으로 학습 의욕을 고취시킴은 물론 정서 안정을 동시에 꾀할 수 있다.

배색 코디네이트 : 연두 & 청록

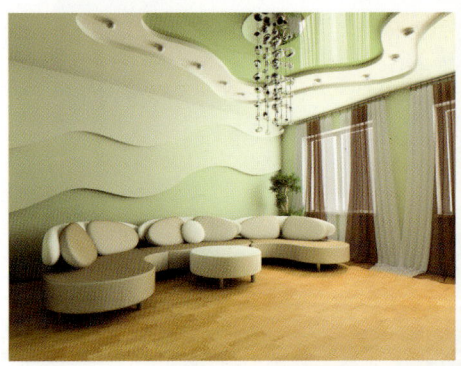
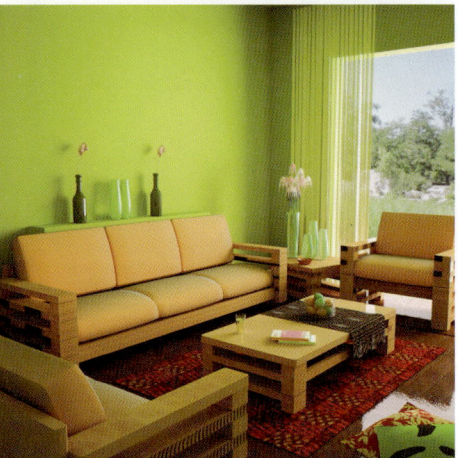
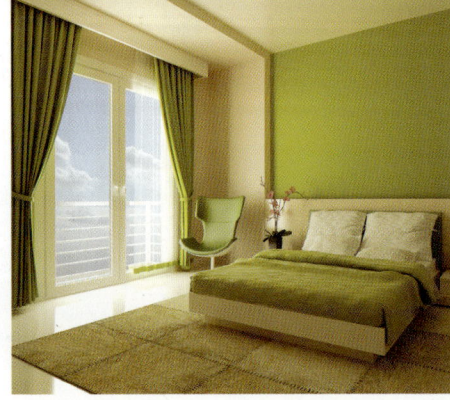
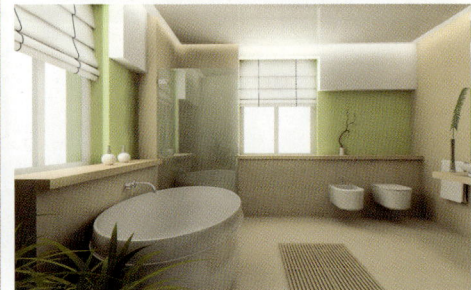

노란색(Yellow) 인테리어

옐로 컬러 인테리어의 특징

노란색 파장은 운동신경을 활성화시킨다. 또 정서적으로 기쁨·즐거움·지성·인식 등을 자극해 들뜨게 하며, 실망감을 없애 주는 역할도 한다. 또한 빨간색과 녹색 빛의 혼합으로 녹색의 회복 효과와 빨간색의 자극 효과를 함께 갖고 있다.

옐로 컬러가 건강에 미치는 영향

노란색은 교감·부교감신경을 자극하고 위벽을 자극하여 소화를 촉진시킨다. 또한 자아 형성과 뇌의 정보처리 기능을 촉진시키는 역할을 한다. 레드는 빛의 파장이 가장 긴 컬러로, 신체의 모든 활동을 왕성하게 하는 데 도움이 된다.

옐로 컬러 식물 인테리어

노란색의 대표 식물인 수선화, 민들레, 개나리, 해바라기, 나리, 스타티스, 유채, 장미, 칸나 등을 이용하여 인테리어 효과를 볼 수 있다.

노란색에 어울리는 컬러 인테리어

노란색은 영광과 부를 상징하며 자극과 활성의 근원이 되고 레드는 기(氣)가 왕성한 컬러이다. 옐로와 레드를 함께 사용하면 상호 시너지 효과를 일으켜 두뇌 활동을 활발하게 자극하게 된다. 엑센트 컬러로 소량의 블루와 그린을 활용하면 레드 계열이 갖는 왕성한 폭발력을 절제시킬 수 있다.

배색 코디네이트 : 옐로 & 레드

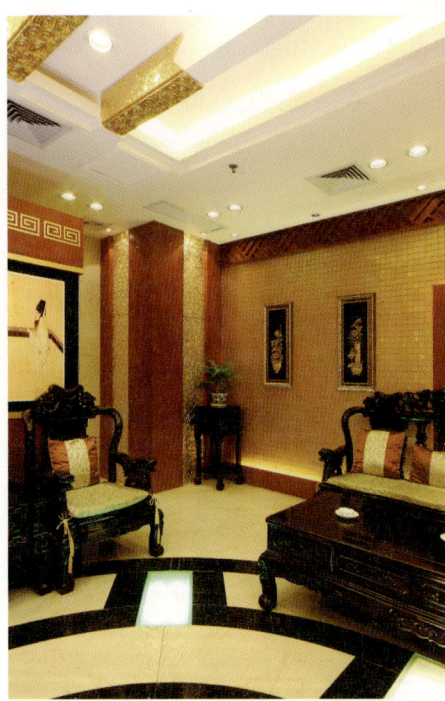
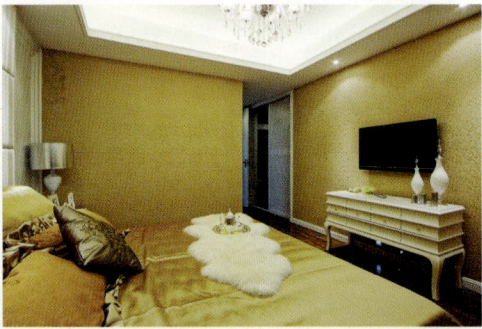
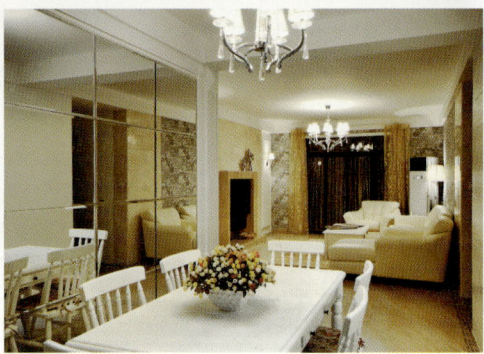
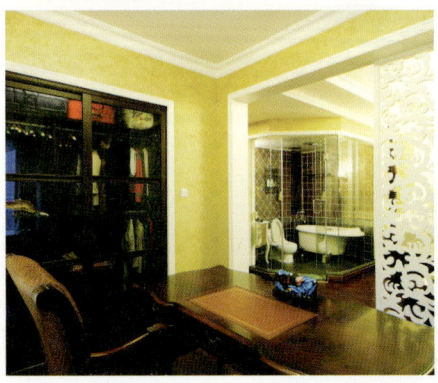
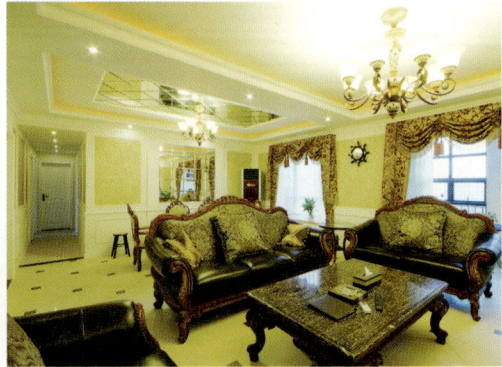

분홍색(pink) 인테리어

핑크 컬러 인테리어의 특징

마음을 안정시켜 주는 핑크색은 자궁 내부의 색상과 흡사해 편안한 기분과 희망의 느낌을 전해 준다. 따뜻하고 화사해 가족실이나 아이들 방에 좋다.

핑크 컬러가 건강에 미치는 영향

핑크나 빨간색의 파장은 감각신경을 자극하여 후각·시각·청각·미각·촉각 등 오감을 활발히 하며, 혈액 순환과 교감신경계를 활성화시킨다. 때문에 핑크는 우울증이 있거나 움직이기 싫어하는 사람에게 활력을 불어넣는 색이기도 하다. 단 빨간색은 감정 장애, 고혈압, 고열, 신경염, 정신질환자 등의 경우에는 지나친 자극이 되므로 피하는 것이 좋다.

분홍색에 어울리는 컬러 인테리어

부드러운 사랑을 연상시키는 핑크를 주조색으로 하여 로맨틱한 공간을 연출할 수 있다. 은은하고 달콤한 파스텔 계열의 퍼플과 옐로를 추가하여 부드러움을 강조하고 곡선 디자인의 가구로 부드러운 질감을 표현한다. 포인트 컬러로 강렬한 레드를 사용함으로써 로맨틱한 상상력이 발휘되는 열정의 공간으로 만든다.

핑크·레드 컬러 식물 인테리어

장미, 카네이션, 백일홍, 동백, 베고니아, 튤립, 제라늄 등으로 포인트를 주면 혈액 순환 및 교감신경계 활성화에 좋다.

배색 코디네이트 : 레드 계열

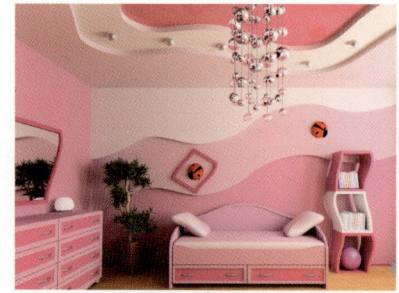
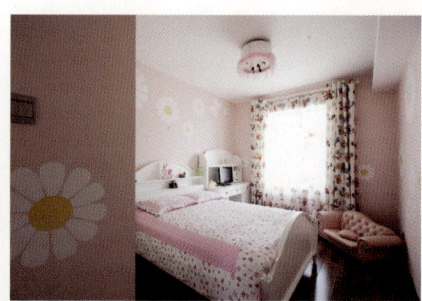
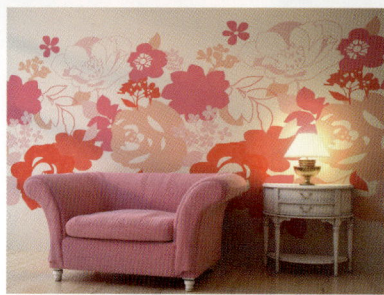
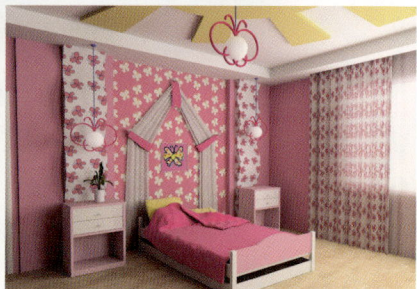

노란색과 주황색(Yellow & Orange) 인테리어

옐로 & 오렌지 컬러 인테리어의 특징

노란색은 우울하거나 초조한 기분을 완화해 준다. 또한 아이가 밥을 잘 먹지 않을 때 노란색과 오렌지색으로 주방을 꾸미면 식욕이 높아진다.

옐로 & 오렌지 컬러가 건강에 미치는 영향

욕실에 노란색 타일을 활용 또는 노란색 타월을 걸어 두면 마음이 밝아지고 변비 해소에 도움이 되며, 당뇨 · 소화 불량 · 신장 질환 등에 효과적이다.

노란색은 대뇌를 자극하므로 신경을 활성화시키는 화장실에 노란색 타월을 걸거나 노란색 그림을 붙여 놓으면 부교감 신경의 활동이 활발해져 장이 움직이기 시작한다. 따라서 변비가 있을 때는 노란색 소품을 이용해 보는 것도 좋다. 섭취가 목적이 아니더라도 노란색의 레몬, 파인애플, 옥수수 등은 주변을 청결하게 하고 조화로워 보이게 하는 효과가 있다.

노란색은 신선하고 기분 좋게 받아들일 수 있는 색깔로, 신경계 · 우울증 치료에 효과가 있으며, 어린이일 경우 지적 발달에 도움이 된다. 또 의기소침해 있거나 외로울 때 활력을 준다. 소화계를 정화시키고, 피로 회복에도 좋다.

옐로 & 오렌지 컬러 식물 인테리어

관음죽은 암모니아 등 냄새 물질을 잘 흡수해 화장실을 쾌적한 공간으로 만들어 주기 때문에 자연 방향 역할뿐만 아니라 인테리어에도 효과적이다.

노란색과 주황색에 어울리는 컬러 인테리어

항상 아늑한 느낌을 주는 브라운 컬러는 계절적으로 가을과 겨울에 특히 많이 활용하는 컬러이다. 차분한 안정감과 따듯함을 느끼게 해 주기 때문에 거실 등 넓은 공간에 사용하면 좋다. 브라운을 활용해서 꾸민 공간은 긴장을 완화시켜 편안함을 느끼게 한다. 특히 침대 머리에 옐로를 배치함으로써 부부간의 침실 대화가 원만히 이루어지도록 한다.

전개색으로는 오렌지와 브라운 등 유사색으로 선택하여 안락하고 따뜻한 공간이 되도록 구성한다. 포인트 컬러로 브라운과 골드를 더해 고급스러움을 강조하고 옐로의 보색인 바이올렛을 추가하여 안정감을 준다.

배색 코디네이트 : 옐로 계열

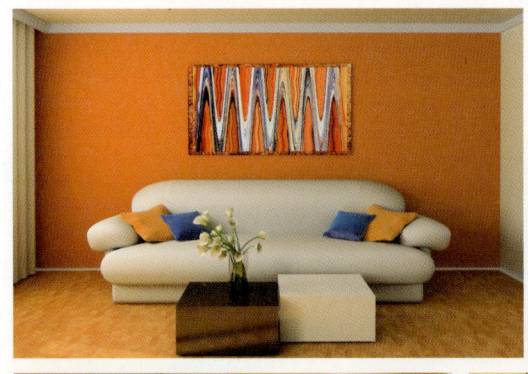
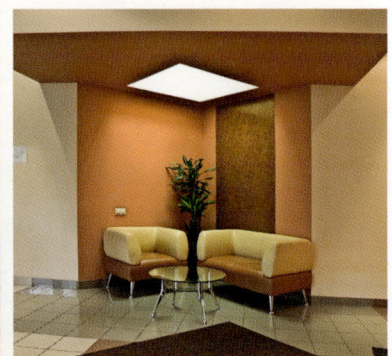
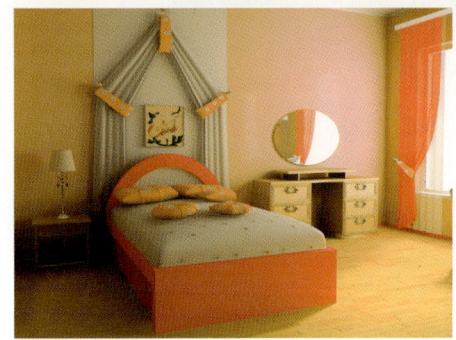
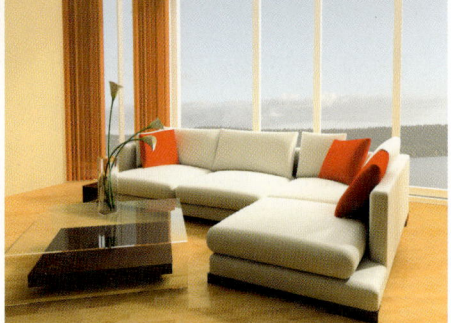

주황색과 보라색(Orange & Violet) 인테리어

오렌지 & 바이올렛 컬러의 특징

    오렌지는 레드 계열로 스펙트럼상에서 빛의 파장이 긴 편에 속해 에너지가 충만한 컬러이다. 오렌지색은 지도적이며 외향적·자주적 성격 형성에 도움이 된다. 바이올렛은 충만된 에너지를 조화시키는 역할을 한다. 내면적인 자기 컨트롤을 암시하고 상상력과 위엄을 높여 주며, 엄한 도덕관·정신적 통솔자로서의 재능을 키우는 데 도움을 준다. 바이올렛은 고뇌나 잡념을 없애고 높은 정신력을 배양하는 데 좋다.

오렌지 & 바이올렛 컬러가 건강에 미치는 영향

오렌지색은 한의학에서 '비장'을 뜻하는 컬러로 신체 활성화에 도움이 되며, 아드레날린 분비를 활성화시키고, 만성피로·무기력증 치유·에너지 분해를 촉진한다. 보라색 파장은 특히 정신질환을 완화시키며 감수성을 조절해 배고픔을 덜 느끼게 해 주고, 백혈구의 수를 늘려 주는 효과도 있다.

오렌지 & 바이올렛 컬러 식물 인테리어

붓꽃·라일락·도라지·수국·제라늄·팬지·아프리칸·바이올렛 등이 대표적인 식물로, 포인트 효과를 줄 수 있다.

배색 코디네이트 : 오렌지 & 바이올렛

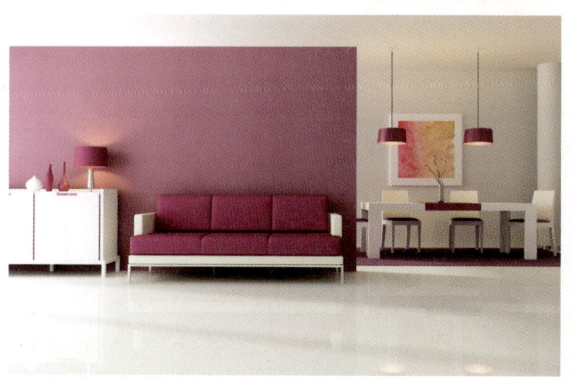
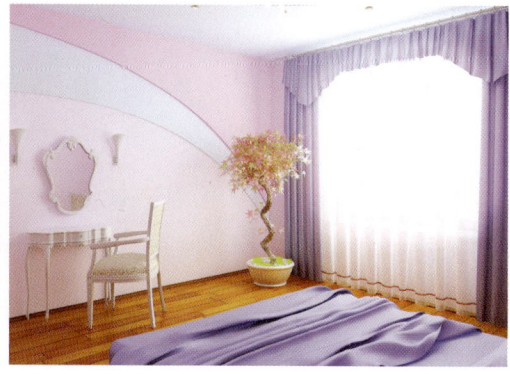

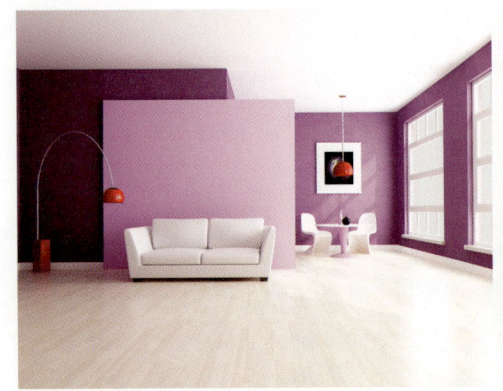 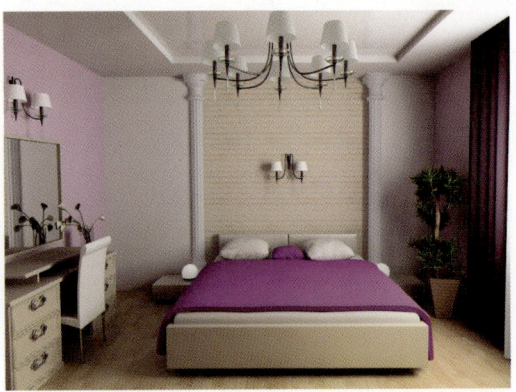

주황색과 보라색에 어울리는 컬러 인테리어

오렌지색을 주조색으로 하되 명예의 색인 황금색으로 포인트를 준다. 여기에 바이올렛을 함께 조화시켜 자존심과 리더십을 고취시킬 수 있다.

자주색(Purple) 인테리어

퍼플 컬러가 건강에 미치는 영향

우아한 느낌의 퍼플색 계열은 식욕을 저하시키는 역할을 하기 때문에 다이어트에 도움이 되며, 심장 활동을 편안하게 해 준다.

자주색에 어울리는 컬러 인테리어

불면증이 있다면 침구와 소품을 자주색으로 선택하여 편안한 휴식과 숙면을 취할 수 있도록 하는 것이 좋다. 영국 왕실을 연상시키는 퍼플 계열을 주조색으로 황금색 패브릭과 브라운톤의 가구는 장엄하고 화려한 클래식한 분위기를 연출한다. 포인트 컬러로 딥톤의 레드와 블루를 적극적으로 활용, 이는 웅장하고 클래식한 분위기를 한층 고조시켜 준다.

배색 코디네이트 : 퍼플 계열

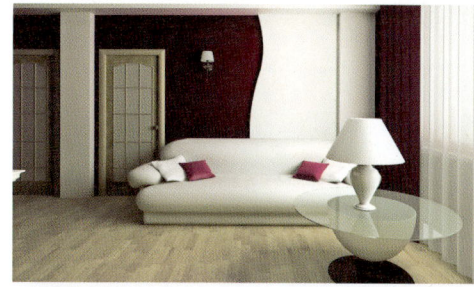
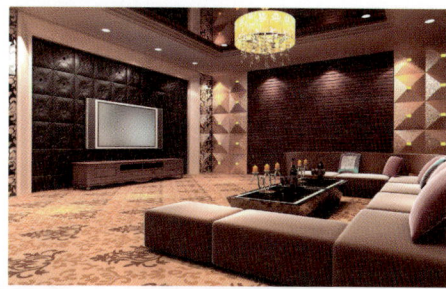
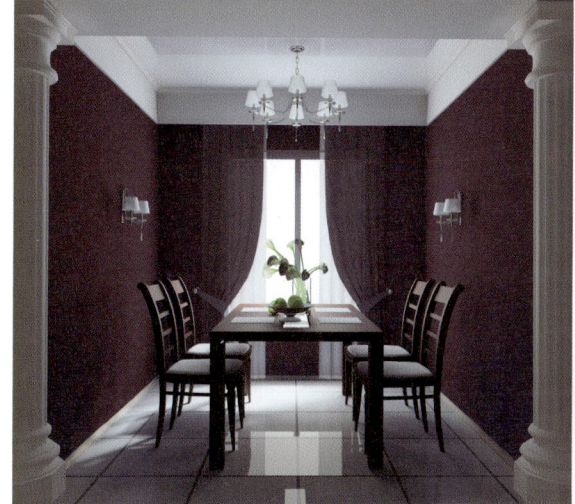
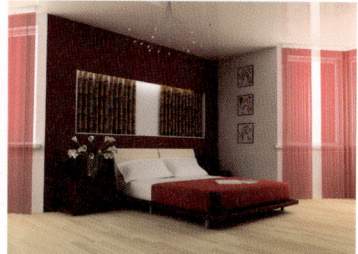
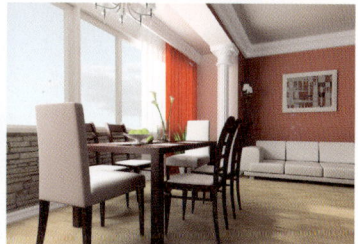

자주색과 초록색(Purple & Green) 인테리어

퍼플 & 그린 컬러의 특징

퍼플은 예술적 영감과 미적 센스를 자극하고, 그린은 자연 친화·조화·

심신의 균형·성장 등을 자극하는 컬러이다.

퍼플 & 그린 컬러가 건강에 미치는 영향

퍼플은 빛의 파장이 가장 짧은 컬러로서 자유로운 상상력을 자극하고 자외선 옆에 위치하여 과학적 작용이 크다. 뇌 속의 감각중추·뇌하수체에 작용하며, 정신적인 자극에 효과적이다. 뇌의 기저부와 관련, 신경의 부조화나 눈·귀·코의 트러블을 완화시키고, 내분비선과 호르몬의 기능 안정에 도움을 주는 컬러이다.

그린은 교감신경을 떨어뜨려 심신의 밸런스 유지에 도움이 되고 모세혈관 확장 및 혈액 순환에 도움을 준다.

자주색과 초록색에 어울리는 컬러 인테리어

상상의 색인 퍼플 마젠타 등 퍼플 계열을 중심으로 하되, 그린을 첨가하여 균형미를 추구한다.

배색 코디네이트 : 퍼플 & 그린

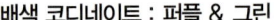

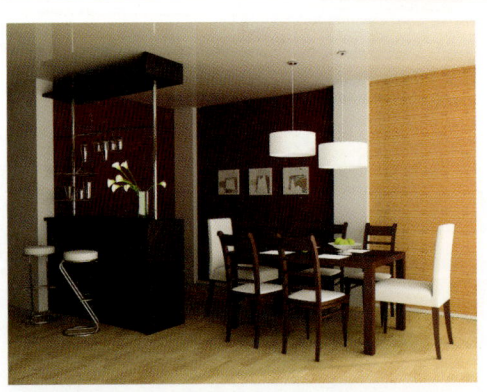

오가닉(Organic) 인테리어

웰빙 바람이 불면서 주목을 받고 있는 것이 바로 오가닉 컬러이다. 단숨에 눈길을 끄는 자극적인 원색보다는 베이지나 올리브 그린, 카키 브라운 등 은근하면서도 멋스러운 컬러가 사랑 받고 있다. 전반적으로 껍질을 벗기지 않은 통밀, 씨앗이 군데군데 박혀 있는 빵, 신선한 유기농 야채 등 웰빙 푸드를 연상시키는 컬러들은 있을수록 편안함이 느껴진다. 이런 컬러로 집안을 꾸밀 때는 가구를 최소한으로 줄인다. 침대를 없애고 매트리스만 놓는다거나 좌식 소파를 사용하는 등 가구의 높이를 낮추면 공간의 긴장감을 없앨 수 있다.

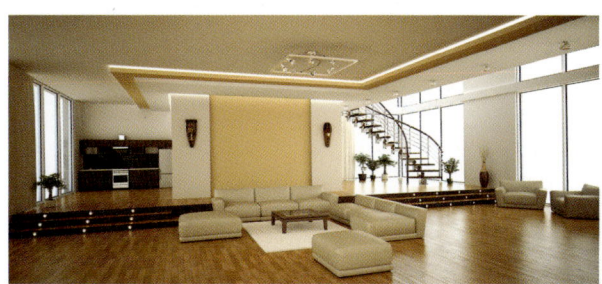
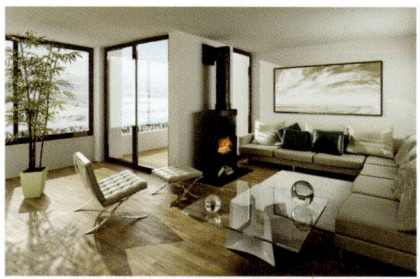
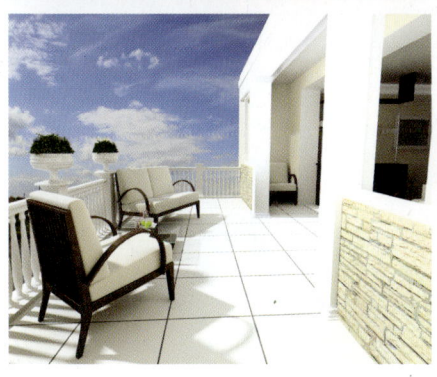
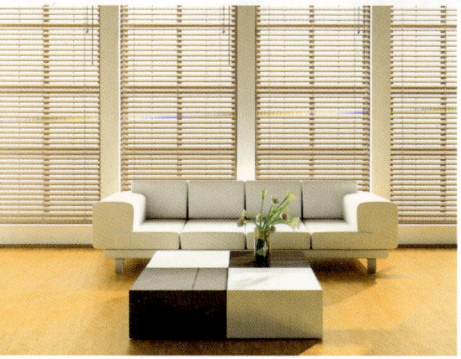

Aromatherapy &

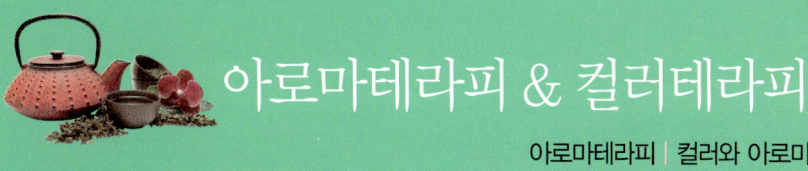

아로마테라피 & 컬러테라피

아로마테라피 | 컬러와 아로마

Color Therapy

아로마테라피

아로마테라피(Aroma therapy)는 'Aroma(향)'와 'Therapy(치료)'의 합성어로, 식물에서 추출한 방향성 정유인 에센셜 오일(Essential oil)을 이용하여 질병을 예방하고 치료하며 건강의 유지 증진을 도모하는 자연의학이다. 식물에서 추출한 아로마 오일에 함유되어 있는 생리 활성 성분을 마사지, 목욕, 증기 호흡 등을 통하여 체내에 침투시키거나 흡입시켜 생체 내 호르몬의 분비를 조절하고, 생체 리듬을 정상화하여 건강을 증진시켜 준다.

아로마테라피는 현대인의 스트레스 등 장기간에 걸친 불규칙적인 생활 습관에서 비롯되는 보이지 않는 질병 치료에 부작용이 없고 자연적 치유의 효과가 뛰어나 그 중요성이 점차 확대되고 있다.

아로마테라피는 아로마 오일을 흡수하는 신체 기관에 따라 여러 가지 방법이 있을 수 있다. 코로

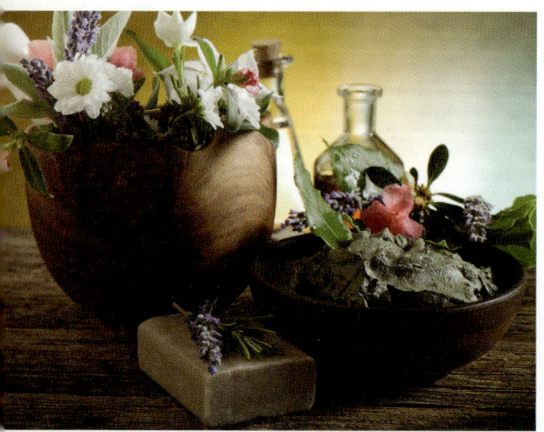

향기를 맡는 방법, 피부에 바르는 방법 그리고 오일에 첨가된 음식을 섭취하는 방법 등이다. 우리는 일상생활에서 항상 향과 색깔에 노출되어 있다. 공간상의 환경, 음식, 의상, 액세서리 등 우리는 아로마향과 컬러의 영향권에 놓여 있다고 볼 수 있다.

컬러테라피와 아로마테라피는 밀접한 관계가 있다. 신비롭고 놀라운 작용을 하는 에센셜 오일에다 적합한 컬러를 사용하면 오장육부의 시너지 효과는 더욱 크게 나타날 수 있다. 에센셜 오일은 오일 자체의 진폭과 고유의 성질을 가지고 있기 때문에 혼합시 균형 있고 밸런스가 맞아야 한다. 이처럼 컬러도 균형과 조화를 통해 우리 몸 안에 충분히 흡수되게 해야 한다. 컬러테라피와 아로마테라피의 혼합 치료법은 몸과 영혼, 감성까지의 균형과 조화로움을 이룰 수 있고, 이는 강력한 치유 방법이 될 수 있다.

아로마테라피의 기원과 유래

아로마를 사용하기 시작한 정확한 시기를 알아내는 것은 불가능하다. 그러나 역사적 자료를 바탕으로 아로마테라피의 기원을 거슬러올라가면 멀게는 인류가 이 땅에 탄생한 선사 시대로 볼 수 있다. 당시 원시인들은 자연 습득적 내지는 시행착오적인 경험을 바탕으로 주변에 산재한 특정 식물의 치유 효과를 알게 되고 이를 이용하는 방법을 알고 있었다.

'아로마테라피'라는 말은 20세기가 되어서야 쓰기 시작했다. 이 용어는 식물에서 추출한 에센셜 오일을 이용하는 향기 요법을 의미한다. 아로마테라피는 고대 문명인에 의해 발전된 전통 의학의 다양한 체계의 줄기라고 말할 수 있다. 고대 사람들은 종교 의식뿐만 아니라 치료에도 식물을 사용했다. 원시인들은 여러 종류의 나무를 태워 생기는 연기로 인해 졸립거나 행복한 감정을 가지는 다양한 효과를 알게 되었을 것이다. '나무 연기'의 사용은 치료의 초기 형태로 발전되어 왔다. 세계의 여러 지역에서는 아로마 연기의 치유 능력이 계속해서 사용되었으며, 최근에는 프랑스의 병원에서도 사용되고 있다.

현대의 과학적 연구에서는 오래 전에 이용된 나무 등에서 방부성이나 살균성을 증명하고 있다. 특별하고 마력적인 연기는 초기 종교적 신념의 기원을 고무시켰고, 오늘날에도 의식적·종교적 도구로써 여전히 사용되고 있다.

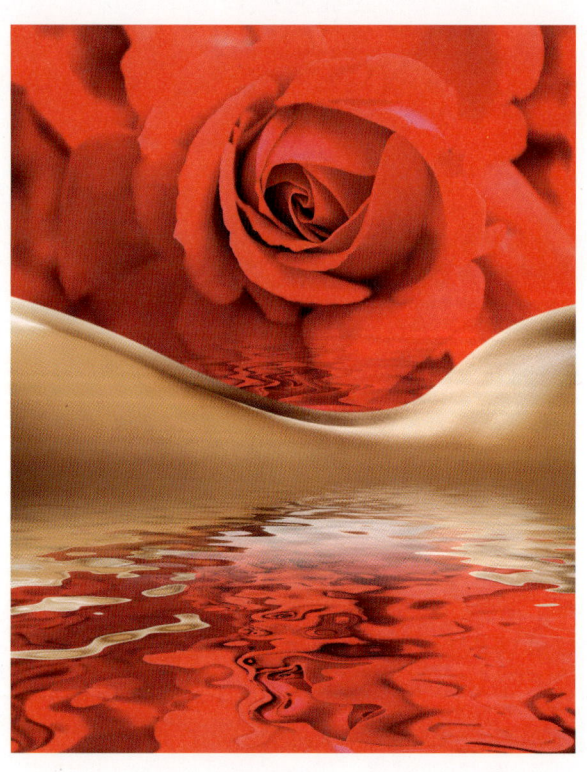

클레오파트라가 안토니우스를 유혹할 때 바닥에 46cm의 두께로 장미를 깔고 그 장미의 향기를 이용했다는 이야기는 지금까지도 전해지는 유명한 일화다. 또한 기원전 1320년에 세워진 투탕카멘의 묘에서 발견된 유향과 수지로 만든 향은 놀랍게도 발굴 당시까지도 그 향기가 남아 있었다고 한다.

아로마테라피는 대부분 고대로부터 인류의 치료 기술이 발명되기 수천 년 전부터 이미 사용되고 있었다.

기원전 3000년 전부터 이집트 인들은 이미 향료를 시체의 방부 처리 목적 이외에도 의학적 또는 미용 목적으로도 사용해 왔으나 에센셜 오일의 증류 방법에 대해서는 알지 못했던 것으로 여겨지며, 향 약초로 우려낸 오일이었던 것으로 보인다. 그들이 사용했던 것은 일종의 지방질 연고였는데, 주로 시다(서양 삼나무), 양파, 코리안다(고수풀) 등이었다.

고대 그리스 인들은 이집트로부터 향료 제조 기술과 의학 지식을 습득하였다. 또한 꽃잎과 풀에서 나오는 향기를 흡수하기 위하여 올리브 오일을 사용했으며, 향기로운 오일을 약용과 화장용으로 사용하기도 했다. 그리스 군사들은 전쟁터에 나갈 때 상처 치료를 위해 몰약으로 만든 연고를 구급약처럼 가지고 다니기도 했다. 당시 고대 로마 사회에 널리 퍼진 이 아로마테라피(향기 요법)는 2세기경 황제 마르크스 아우렐리우스의 주치의 '가렌'이 여러 가지 의학적 효능에 관하여 책으로 펴내기도 했으며, '의학계의 대부' 히포크라테스도 그의 저서에서 방대한 숫자의 약용 식물에 대해 언급한 일이 있다.

한편, 18세기와 19세기에는 수많은 화학자들이 약용 식물에 대해 좀 더 구체적인 연구를 하였으나 근세에 들어와 페니실린 등의 항생제가 발견됨으로써 에센셜 오일은 과거의 치료 방법으로 전락되면서 그 필요성이 줄었고 또다시 합성약품들에 의해 급속도로 대체되기에 이르렀다.

우리가 알고 있는 '아로마테라피'라는 말은 식물에서 추출한 에센셜 오일을 '트리트먼트의 형태로 사용함'을 표현하기 위해 1937년에 프랑스 인 르네모리스 가테포세에 의해 최초로 사용된 것이다. 이것은 가족들이 운영하는 향수 공장에서 실험 도중 손에 큰 화상을 입게 되었는데, 그 순간 우연히도 라벤더 에센셜 오일에 손을 담그게 되었고, 이때 별다른 상처없이 빠르게 치유된다는 사실을 알게 된 데서 비롯되었다.

여러 나라의 아로마 사용

인 도

인도 의학은 전통적으로 식물에 근거한다. 인도의 가장 오래된 종교적 문서에는 치료 식물에 능숙했던 기도자의 주문과 같은 처방전과 공식을 포함하고 있다. 기원전 3세기, 불교도의 왕 아소카(Ashoka) 시대에는 오늘날 사용되고 있는 많은 약용 식물의 경작이 조직화되고 항목별로 구분되었다.

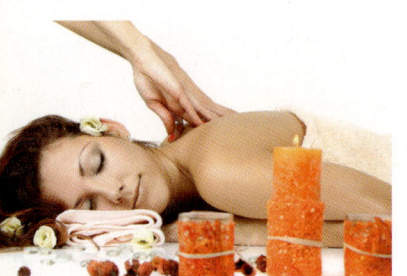

인도의 약용 식물은 아시아를 통행 유명해졌고, 이 중 많은 것들이 현재 서양의학 치료나 아로마테라피에 사용되고 있다.

인도의 오래된 아우르베딕(Ayurvedic) 의학 체계는 많은 사람들이 화학적 처방전에 환멸을 느끼고 있는 서양에서 점점 유명하게 되었고, 전통적 치료와 심신 관련 학문 형태로 발전하게 되었다.

중 국

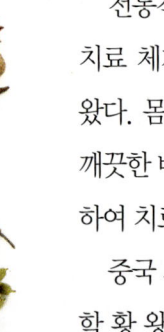

전통적 중국 의학은 현재까지 존속되어 있는 가장 오래된 치료 체계이다. 중국의 약초 의학은 침과 결합하여 사용되어 왔다. 몸의 에너지를 자유롭게 하기 위해 몸의 특정한 부위를 깨끗한 바늘로 삽입하고 몇천 년간 사용된 많은 약초들을 사용하여 치료하고 있다.

중국 최초로 알려진 기록은 기원전 2000년에 쓰인 '내과 의학 황 왕조의 책'이다. 중국 약초 의학의 최고 고전은 다른 어떤 의학 체계에서 사용했던 것보다 더 넓은 식물 범위로, 대부분의 식물을 기초로 한 8000개의 공식이 넘는 항목을 가진 『본초강목』이다.

이집트

이집트의 향유 요법은 6000년의 역사를 가지고 있다. 한 지역에서만 발전된 것이 아니라 희랍과 페르시아를 거치고 인도의 종교적 영향도 받으면서 로마 제국과 유럽 전역으로까지 퍼졌다. 향유 요법은 새로운 기술이 아니며 수천 년에 걸쳐 검증을 마친 완벽한 자연 치유법이다.

이집트로 수입된 '세다우드'나 '사이프레스'를 아로마 요법으로 사용하였다는 내용이 진흙판에 기록으로 남아 있다. 고대 이집트는 에센셜 오일의 국제적인 무대였다. 기원전 3500년경 이집트 사원의 무당들은 세다우드나 미르를 매우 효과적으로 미라 만드는 과정에 사용했다. 또한 오일들은 생활의 다른 부분으로도 사용되었다. 이집트의 사제가 파피루스 오일에 대해 기록하여 놓은 것이 현대 아로마테라피의 기초로 일부 형성되었다.

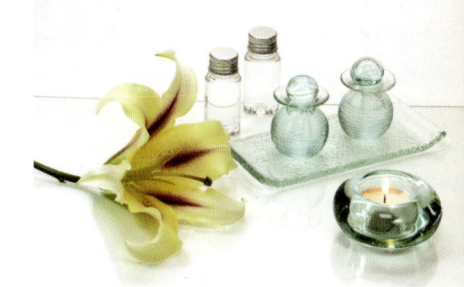

그리스

고대 그리스 인들은 이집트 인들로부터 에센셜 오일의 많은 지식을 얻었다. 또한 그들은 특정한 꽃의 향기가 사기를 북돋우고 안정을 준다는 것을 인정했다. 기원전 약 400년경에 그리스의 헤로도투스(Herodotus)와 데모크라테스(Democrates)는 이집트를 방문해서 이집트의 발달된 향기와 향수에 관해 공부하고 돌아와 그리스에 메디칼 학교를 설립했다.

그들은 에플루라쥐(efleurage) 과정에 올리브 오일을 사용했고, 의학의 아버지인 그리스 내과의 히포크라테스(Hippocrates, 기원전 460~377)는 그의 저서에 약용 식물의 방대한 수를 언급했다. 당시 히포크라테스는 다량의 에센셜 오일 사용법을 자료화했으며, "건강을 유지하는 최상의 방법은 아로마 목욕과 마사지를 일상화하는 것이다."라고 말했다. 데오파라투스(Theophratus)는 약 기원전 3000년경에『식물학의 조사(Enquiry into plants)』라는 책을 저술하여 오늘날 '식물의 아버지'로 불리고 있는데, 그는 재스민향이 낮보다 밤에 강하다는 것을 발견했다. 메갈러스(Megallus)는 자신의 이름을 따 그리스 의학 처방의 하나인 '메갈리온(Megaleion)' 이라는 향수를 만들어 상처 치료나 세균으로부터 감염을 줄이는 약으로 사용했다.

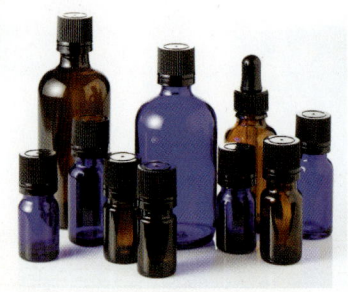

로마

로마 인들은 고통을 완화시키기 위한 것처럼 즐거움을 위해 머리, 몸, 그리고 옷에 향수로 사용하기 위해 에센셜 오일을 사용했으며, 목욕 후 마사지에 오일을 사용했다.

많은 그리스 내과 의사들이 로마 인에 의해 고용되었고, 그들을 통해서 약용 식물의 사용이 점차적으로 퍼져 나갔다. 네로가 가장 좋아했던 장미 오일은 그의 두통을 치료해 주고 소화불량을 덜어 주었다고 한다.

로마 인들은 약용 식물로 피부병을 고치거나 상처 치료를 돕기 위해 '카모마일'을 사용했다. 카모마일은 자연적 항염증 요소인 아줄렌을 함유하는 것으로 알려져 있다.

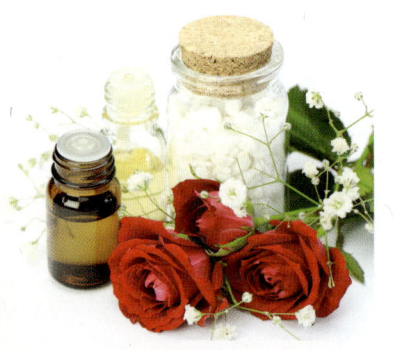

로마 몰락 후, 많은 내과 의사들이 콘스탄티노플로 옮겨 갔고, 갈렌이나 히포크라테스 같은 로마 내과의 업적이 아랍 어로 번역되어 그들의 지식이 아랍 세계를 향해 퍼져 갔다.

한 국

우리나라에서도 허브나 아로마의 활용은 고대부터 시작되었다. 예를 들어 "태백산에 신시가 열리고 사람이 되기를 염원하며 곰과 호랑이는 마늘과 쑥을 먹으며 100일간 기도해야 했다."는 『삼국유사』의 기록을 보면, 마늘과 쑥은 오래 전부터 사용했던 허브이다. 지금도 마늘과 쑥은 아로마테라피에 중요하게 쓰이고 있다. 또 예로부터 전해 내려 오는 창포를 이용한 머리 손질이나 출산 후 쑥을 이용한 좌욕, 여름철 쑥을 태워 그 향으로 모기를 쫓는 것 등 이외에도 우리가 알게 모르게 향을 이용한 많은 자연 요법은 우리 조상들의 생활 속에 적용해 온 허브와 아로마테라피의 대표적인 예라고 할 수 있다.

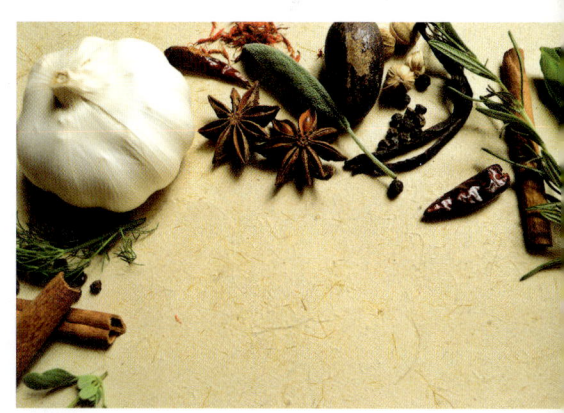

아로마향의 기능과 작용 원리

향기 요법은 각종 식물의 꽃, 열매, 줄기, 잎, 뿌리 등에서 추출한 100% 순수 자연 성분의 향유인 에센셜 오일을 흡입, 입욕, 마사지 등의 방법을 통해 심신을 건강하게 하는 요법이다. 이러한 방법은 인체의 특정 부분의 질환을 치료해 주기도 하며, 만족감과 행복감, 면역 기능의 강화 등을 가져다 준다.

현대에 들어오면서 각종 질병이 과거와는 달리 육체적 원인보다는 정신적 원인으로 시작된다는 새로운 사실이 발견되었다. 따라서 치료보다도 예방의학이 더욱 강조되고 있다. 이로 인해 아로마테라피는 최근 들어 새로운 치료법으로 부각되었다.

아로마테라피로 사용하는 에센셜 오일(정유)에는 노화 방지 성분(산화 방지 성분)을 대량 함유하고 있으며, 이 물질은 '활성산소 제거 효소'라 불린다. 우리의 인체가 활동을 하려면 에너지를 필요로 하게 되는데, 이 에너지는 세포 내에서 산소와 영양소의 결합으로 생성되며, 바로 이때 부산물로 생성되는 것이 '활성산소'이다. 이 활성산소는 우리 인체의 세포들을 산화시키게

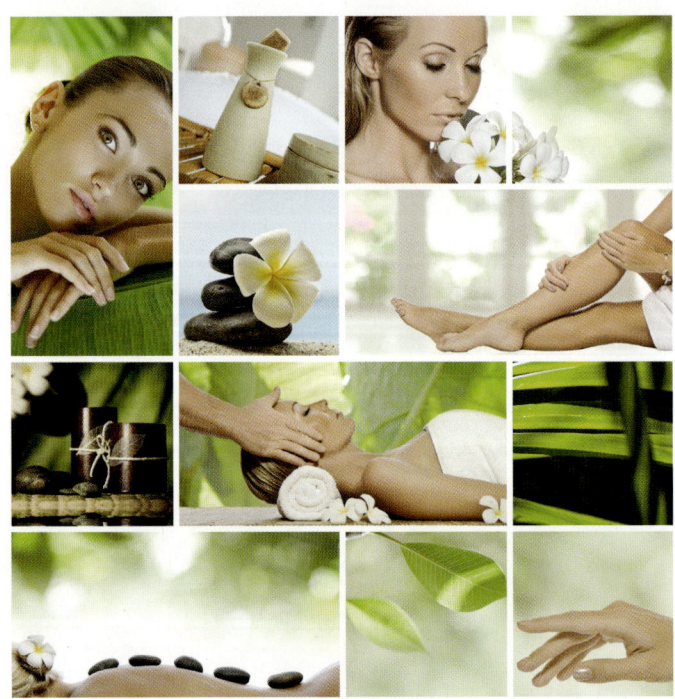

아로마향의 다양한 향기 요법은 치료뿐만 아니라 만족감과 행복감, 면역기능 강화에 도움을 준다.

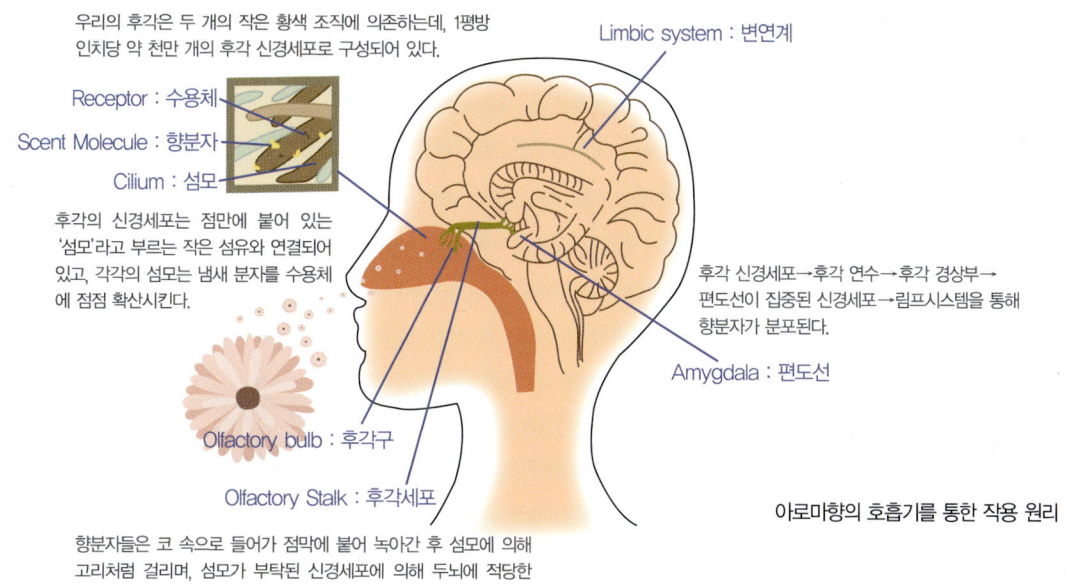

아로마향의 호흡기를 통한 작용 원리

되는데, 이러한 작용이 우리 몸을 노화시켜 여러 가지 질병으로부터 저항력을 떨어뜨리게 되며, 실제로 각종 질병의 원인으로 작용하기도 한다.

아로마테라피에 사용되는 수백 가지의 에센셜 오일에는 각기 특성 있는 성분을 함유하고 있지만, 대부분의 에센셜 오일은 공통적으로 이 '활성산소 제거 효소(노화 방지 성분)'를 대량 함유하고 있는 것이 특징이다. 현대 과학은 이 에센셜 오일의 특성을 인간의 수명 연장과 노화 방지의 중요한 열쇠로 보고 매우 다양한 연구와 실험을 하고 있다.

아로마테라피에 사용되는 에센셜 오일의 강력한 방향성 물질은 콧속의 후각 신경에서 두뇌까지 직접 뻗어 있는 유일한 통로를 이용해 가장 빠르면서 강력한 효과를 얻을 수 있도록 한다.

에센셜 오일의 강력한 방향 성분은 우선 코를 통해 흡수되어 후각 조직의 점막에 닿게 되며, 이때 점막에 있는 후각 신경을 통해 뇌에 작용하게 되는데, 이때 작용하는 뇌는 뇌 중에서도 가장 오래된 부분인 변연계(대뇌 안쪽에 있으며 인간의 감정과 정서 및 마음을 조절하는 역할을 한다. 인간의 원초적 욕망인 식욕 및 성적인 욕구 등을 담당한다.)에 직접적인 영향을 미치게 된다. 이와 같이 통신망처럼 연결된 후각 신경을 통해 변연계에 자극이 전해지면 대뇌 호르몬이 왕성히 분비되면서 소화기관 및 생식기관까지 도달하여 신체에 활력이 전해지고 인체의 면역 체계가 가동되는 것이다.

    여러 가지 아로마 오일이 있지만 실내 방향제로 사용하기에 좋은 오일에는 베르가못·유칼립투스·제라늄·재스민·라벤더·네롤리·페퍼민트·샌들우드·일랑일랑 등이며, 특히 실내에서 불쾌한 냄새가 날 때 환기 후 씨트로넬(citronell) 향을 2시간 정도 피우면 냄새도 없애 주고, 코를 통해 폐까지 수분을 느끼게 하는 향이 호흡에 큰 도움을 주면서 기분을 안정시킨다.

다양한 에센셜 오일의 특징

허브 식물에서 추출된 오일들은 식물이 함유하고 있는 성분에 따라 고유의 효능을 가지며, 대부분 저분자량의 탄수화수소, 알코올, 케론, 페놀알레이드 등으로 이루어져 있다. 효능이 비슷한 에센셜 오일끼리 적절하게 혼합하면 효과가 배가 되는 특성을 가지고 있다.

향에 대한 느낌을 나타내는 것으로 발향 순서에 따라 탑노트(상향), 미들노트(중향), 베이스노트(하향)로 구분되는데, 이는 액체인 오일이 향기로 퍼질 때까지의 속도와 방향이 지속되는지를 3단계로 구분해 놓은 것이다.

베르가못(Bergamot, 학명 : *Citrus bergamia*)

- 기원 : 감귤과 배의 잡종인 이탈리아산 감귤의 일종으로, 이탈리아의 도시 '베르가모(Bergamo)'에서 유래했다.
- 추출 : 베르가못 열매의 껍질을 냉각, 압착하여 얻는다.
- 향취 : 달콤한 과일향취(Citrus note), 탑노트
- 효능·효과 : 근육 이완, 모공 수축, 피지 제거 효과가 있다. 특히 지성 피부를 깨끗하게 해 주며, 모공을 말끔하게 해 준다. 상쾌하고 달콤한 향으로 우울증 해소, 마음을 진정시키는 효과가 있다.

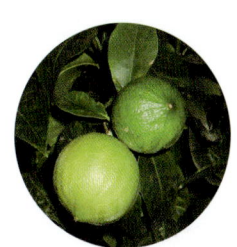

유칼립투스(Eucalyptus, 학명 : *Eucalyptus globulus*)

- 기원 : 'Eucalyptus'의 'Eu'는 'Weel', 'calytu'는 'cover'를 뜻하며, 상처를 낫게 한다는 의미를 가지고 있다. 유칼리나무는 높이 약 100m까지 자라는 세계에서 가장 큰 나무 중의 하나로, 호주산 상록수이다.
- 추출 : 유칼리나무의 잎을 수증기 증류한다.

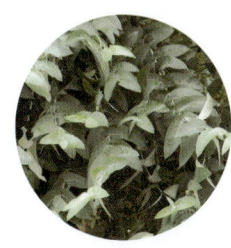

- 향취 : 장뇌와 비슷한 향취(green note), 탑노트
- 효능·효과 : 소염·살균·방부·소취·효과가 있다. 적혈구의 산소 운반을 도와 피부 호흡을 증가시킨다. 또한 겨울철 목욕과 마사지에 좋으며, 피부에 청량감·근육통 치유·여성 호르몬 에스트로겐(Estorgen)과 유사한 식물성 호르몬 효과가 있다. 또 맑고 강한 향으로 머리를 맑게 하고 집중력을 향상시키며, 항바이러스 작용으로 유행성 감기·기침·천식 등에 효과적이다.

레몬(Lemon, 학명 : *Citrus limonum*)

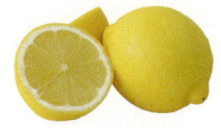

- 기원 : 아시아가 원산지였던 레몬이 현재는 캘리포니아 지역에서 대규모로 재배되고 있다.
- 추출 : 레몬 껍질을 냉각, 압착하여 얻는다.
- 향취 : 달콤한 과일향취, 탑노트
- 효능·효과 : 살균·미백 작용을 한다. 기미, 주근깨에 효과적이며 피부의 각질 제거, 혈색을 밝게 해 준다. 상처가 있는 조직을 연화, 파손된 모세 혈관을 튼튼하게 하며 부서진 손톱·갈라진 손톱·지성 피부(피지 과잉 분지 억제-수렴 작용)에 효과적이다. 여드름, 부스럼 치유에 효과가 있으며 감귤계 향으로 머리를 맑게 해 준다.
- 잘 혼합되는 오일 : 라벤더, 네놀리, 시다우드, 펜넬

레몬그라스(Lemongrass, 학명 : *Cymbopogon citratus*)

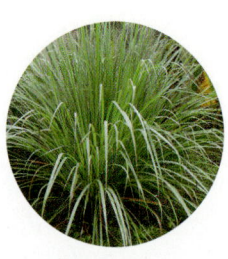

- 기원 : '레몬 향기가 나는 풀' 이라는 의미를 가지며, 레몬 향기가 난다.
- 추출 : 잎을 수증기 증류하여 얻는다.
- 향취 : 달콤한 레몬과 유사한 강한 향취(eitrus note), 탑노트

- 효능·효과 : 모공 수축, 피지 분비를 조절해 주며, 근육통 완화, 머리를 맑게 해 준다. 또한 이뇨 효과가 있으며, 방충제·비누와 향수제제에 사용된다. 수분이 흡수되지 않도록 건조한 장소에서 보관해야 한다.
- 잘 혼합되는 오일 : 제라늄, 라임, 재스민, 라벤더

오렌지(Orange, 학명 : *Citrus sinensis*)

- 기원 : 아시아가 원산지인 오렌지는 1520년 중국을 탐험하고 돌아가던 포루투칼 인에 의해 유럽에 전해졌으며, 콜롬버스에 의해 레몬과 함께 미국으로 전해졌다.
- 추출 : 열매의 껍질을 냉각, 압착하여 얻는다.
- 향취 : 달콤한 과일향취(Citrus note), 탑노트
- 효능·효과 : 콜라겐의 생성을 촉진시켜 노화 피부 방지, 셀룰라이트를 분해하여 비만 치유, 림프액의 순환을 촉진시켜 부은 피부 치유, 땀의 분비를 증가시켜 피부의 독성 배출, 배뇨를 촉진시켜 노폐물 제거를 도와준다.

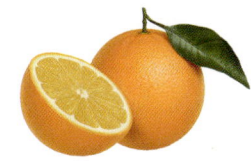

티트리(Tea-tree, 학명 : *Melaleuca alternifolia*)

- 기원 : 영국 쿡 선장이 호주에서 티트리나무(높이 약 7m)를 발견하여 영국으로 가져 가 차로 사용하여 '티트리'라 한다.
- 추출 : 티트리의 잎을 잘라 수증기 증류하여 얻는다.
- 향취 : 따뜻하고 싱싱한 장뇌향취, 탑노트
- 효능·효과 : 살균·소독 작용이 강하며, 여드름·성기·항문 가려움증 치유, 그리고 감염을 일으키는 여드름·뾰루지는 소독 작용으로 감소시키며, 비듬 치유, 두피의 건조 방지 작용이 있다. 또 상처, 질병의 통증을 완화시킬 뿐 아니라 청결한 느낌의 향으

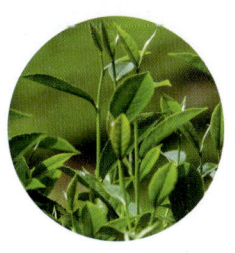

로 마음을 상쾌하게 한다.
- 잘 혼합되는 오일 : 라벤더, 베르가못, 유칼립투스

클라리세이지(Clary sage, 학명 : *Salvia sclarea*)

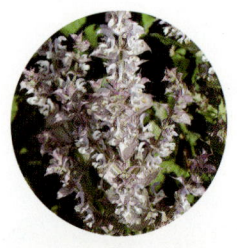

- 기원 : '클라리(clary)'는 라틴 어로 '맑다(clear)', '세이지(sage)'는 '구하다(save)', '치료하다(heal)'는 의미가 있는데, 눈의 질환을 치료하는 데 클라리세이지가 사용되어 붙여졌다.
- 추출 : 꽃봉오리와 꽃잎을 수증기 증류하여 얻는다.
- 향취 : 오리엔탈 노트(Oriental), 탑노트, 미들노트
- 효능·효과 : 살균, 피부의 재생 작용과 상처·거친 피부에 효과를 주고, 세포 재생 작용으로 주름을 완화시킨다. 또 심신 안정, 행복감 고취, 성욕 강화 작용을 한다. 특히 여성 호르몬 에스트로겐(Estrogen)과 유사한 작용으로 월경 주기를 정상화시키고, 두피의 과다한 피지 분비를 조절해 줌으로써 지루성 비듬의 치유에 효과적이다.
- 잘 혼합되는 오일 : 베르가못, 레몬, 라벤더, 로즈메리

펜넬(Fennel, 학명 : *Foeniculum vulgare*)

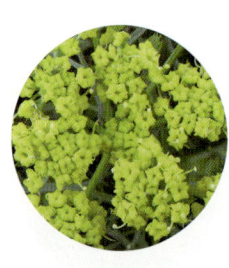

- 기원 : 펜넬을 '회향(茴香)'이라고도 한다. 즉 '마른 풀의 축소형'이란 뜻이다. 고대 그리스에서는 '마라트론(marathron)'이라고 불렀는데, 이것은 '마라노(marano, 여위다)'라는 말에서 유래된 것으로, 체중 감량에 효과가 있어서 붙여진 이름이다.
- 추출 : 회향의 열매(종자)를 수증기 증류하여 얻는다.
- 향취 : 달콤하고 자극적인 스파이시 노트(Spicy note), 탑노트, 미들노트
- 효능·효과 : 피부 건조 방지, 주름살 완화, 셀룰라이트 분해 작

용으로 비만 치유, 에스트로겐과 유사한 식물성 호르몬을 함유하여 갱년기 장애 치유, 모유의 생성을 촉진한다.

＊주의 : 1% 이상의 농도로 사용하면 안 된다.

제라늄(Geranium, 학명 : *Pelargonium graveolens*)

- 기원 : 아프리카가 원산지이며 17세기 후반에 유럽, 러시아 등에 전해졌다. '양아욱' 이라고도 한다.
- 추출 : 제라늄의 잎에서 얻는다.
- 향취 : 장미향취(Floral note), 탑노트, 미들노트
- 효능·효과 : 피부염·수렴·진통에 효과가 있고, 지성 피부에 정화 작용을 해 깨끗한 상태로 만들어 주며, 베이거나 상처로 인한 출혈 억제, 림프계와 순환기계의 활동으로 노폐물을 제거한다. 또 피지 생산의 균형 조절, 스트레스를 줄여 심신을 안정, 호르몬계의 활동을 정상화하는 데 도움을 준다.
- 잘 혼합되는 오일 : 모든 오일과 혼합, 바질, 스트러스계

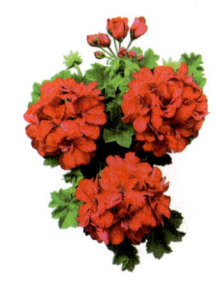

라벤더(Lavender, 학명 : *Lavendula officinalis*)

- 기원 : 라벤더는 라틴 어로 '씻다(wash)' 라는 의미로, 라벤더꽃은 방충제로서 모기나 파리 등의 해충을 쫓는 데 이용되었다. 살균·소독·방부 작용이 있어 모든 외상에 사용했는데, 가테포스가 화상 치료에 상용한 것으로 유명하다.
- 추출 : 라벤더꽃에서 얻는다.
- 향취 : 허브와 발삼향취, 탑노트, 미들노트
- 효능·효과 : 세포 성장 촉진·피부 미백 효과·중성 피부의 마사지용으로 사용되고, 소염 작용·항박테리아 작용이 있어 피부 질환, 일광 화상, 상처 치유에 효과적이다. 또한 진정 효과가 있어

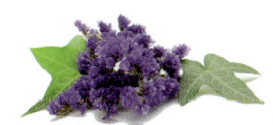

불면증, 정신적 스트레스, 긴장 완화에 좋아 심신의 안정과 밸런스를 유지시킨다. 그리고 피지 분비 조절 작용이 있어 지성 모발인 경우 샴푸에 첨가하여 사용하면 효과적이다.
- 잘 혼합되는 오일 : 로즈메리, 패출리, 클라리세이지, 시트러스계 오일

페퍼민트(Peppermint, 학명 : *Mentha piperita*)

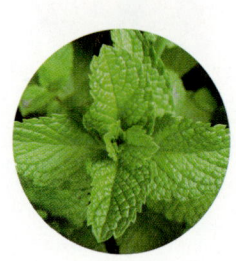

- 기원 : '박하(薄荷)'라고 부르는 것으로, 속명인 '맨타(Mentha)'는 '맨톨(Menthol)'의 성분이다.
- 추출 : 잎에서 얻는다.
- 향취 : 산뜻하고 시원한 박하향취(Green note), 탑노트, 미들노트
- 효능·효과 : 피로 회복, 졸음 방지 효과에 좋다. 항염증·항박테리아가 있어 여드름에 효과가 있고, 순환계의 흐름을 촉진, 비만 완화, 피부 활력을 부여한다. 상쾌한 박하향으로 전반적인 호흡기 질환, 감기에 효과적이며, 소화불량 해소, 냉각 효과·통증 완화 작용이 있어 발의 피로를 푸는 데 탁월하다. 또 피지 분비 조절 작용이 있어 여드름, 즉 지성 피부에 효과가 있다.

타임(Thyme, 학명 : *Thymus vulgaris*)

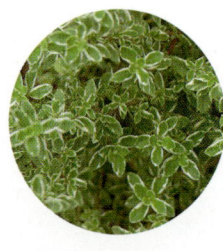

- 기원 : 달콤한 풀냄새의 타임은 '백리향(百里香)'이라고도 한다.
- 추출 : 타임의 잎과 꽃봉오리를 잘라서 추출한다.
- 향취 : 달콤한 풀냄새(Green note)
- 효능·효과 : 살균성이 강한 성분으로 세균 성장을 억제하여 전염병이나 해충을 예방하고, 피부를 맑게 하며, 신경을 진정시켜 주는 데 효과가 있다. 또 강한 방부 작용이 있다. 성모 마리아와 아기 예수의 침상에 깔려 있던 풀이라고 전해진다. 말린 꽃을 봉

지에 넣어 방충·방향제로서 모피나 겨울용 모직물 관리에 사용한다.

* 주의 : 1% 이상의 농도로 사용하면 안 된다.

카모마일 저먼(Chamomile German, 학명 : *Matricaria chamomilla*)

- 기원 : '블루 카모마일(Blue Chamomile)' 이라 하며, 1년초인 카모마일 저먼과 다년초인 카모마일 로만은 부인병에 효과가 있다는 데서 유래되었다.
- 추출 : 카모마일꽃에서 얻는다.
- 향취 : 사과향취, 미들노트
- 효능·효과 : 독성이 매우 적어 대부분의 질환에 효과적이며 어린이 질병 치료에도 좋다. 수렴·소염·살균·소독 작용이 있으며, 모세혈관이 파괴된 피부와 건조하고 가려움이 있는 피부를 정상화시킨다. 달콤한 과일향으로써 진정 작용, 신경정신과 치료, 건성, 가려운 피부 치료(민감성, 알러지), 노인성 간반(기미)을 치유한다. 또 금발을 염색하는 염색제로도 사용한다.
- 잘 혼합되는 오일 : 제라늄, 라벤더, 패츌리, 장미

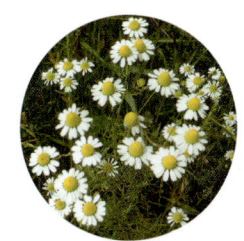

사이프러스(Cypress, 학명 : *Cupressus semperverens*)

- 기원 : 지중해에 널리 분포하며, '사이프러스' 라는 이름은 이 나무를 숭배한 사이프러스(Cyprus) 섬의 명칭에서 유래되었다.
- 추출 : 사이프러스나무의 잎에서 추출한다.
- 향취 : 달콤한 나무의 향취(Woody note), 미들노트
- 효능·효과 : 지성 피부, 지성 모발, 여드름, 비듬, 신체 균형 정상화, 혈액의 조성에 도움된다. 수렴과 혈행 촉진 작용, 스트레스 해소, 부종 해소, 림프 배액 촉진, 셀룰라이트 치유(셀룰라이트 분

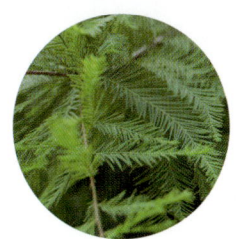

해 작용이 있어 비만 관리에 좋다.), 발한을 억제하는 작용이 있어 발에서 땀이 많이 나는 경우 족욕할 때 첨가하여 사용하면 효과적이다.
- 잘 혼합되는 오일 : 라벤더, 파인, 샌달우드

주니퍼(Juniper, 학명 : *Juniperus communis*)

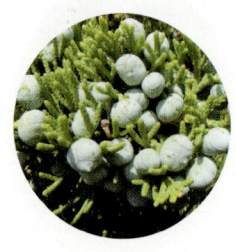

- 기원 : 주니퍼는 '노간주나무'라고도 한다.
- 추출 : 노간주나무(높이 약 12m) 열매에서 추출한다.
- 향취 : 신선한 발삼의 나무향취(Woody note), 미들노트
- 효능·효과 : 해독 작용, 여드름·비만 치유, 각질 제거에 효과적이다. 지방 분해 및 수렴 작용이 있어 셀룰라이트와 지성 피부에 좋으며, 수목향으로 신경을 자극해서 정신을 맑게 해 주고, 소화기 계통에 유익하다. 단, 염증에는 사용을 피해야 한다.
- 잘 혼합되는 오일 : 사이프러스, 라벤더, 샌달우드

마조람(Marjoram, 학명 : *Origanum marjorana*)

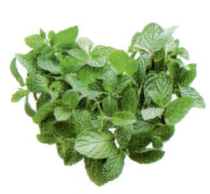

- 기원 : 고대부터 해독제로 사용되었으며, '스위트 마조람(Sweet marjoram)'이라고도 한다.
- 추출 : 잎과 꽃 핀 선단부에서 추출한다.
- 향취 : 허브향취(Spicy note), 미들노트
- 효능·효과 : 혈액의 흐름과 타박상 치유에 효과적이다. 동맥과 모세혈관을 확장시켜 따뜻한 느낌을 갖게 하며, 여성의 냉증에 효과적일 뿐 아니라 고혈압 완화와 진정 효과가 뛰어나다. 안정제, 진통제 등으로도 효과적이다.
- 잘 혼합되는 오일 : 오렌지, 티트리, 진저

멜리사(Melissa, 학명 : *Melissa officinalis*)

- 기원 : '꿀벌'이라는 의미로 '레몬밤(Lemon balm)'이라고 알려져 있다.
- 추출 : 멜리사잎에서 추출한다.
- 향취 : 레몬과 유사한 향취, 미들노트
- 효능·효과 : 항염증·진정 작용을 하고, 쇼크·히스테리·광란을 억제하고, 감정의 밸런스를 조절하여 기분을 밝게 해 준다. 갱년기의 피부에 일어나는 증상들을 호전시켜 줄 뿐 아니라 지루성 모발, 탈모 개선에 효과가 있다.
    * 주의 : 1% 이상의 농도로 사용하면 안 된다.
- 잘 혼합되는 오일 : 제라늄, 네롤리, 일랑일랑

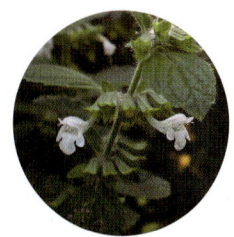

네롤리(Neroli, 학명 : *Citrus vulgaris*)

- 기원 : '오렌지 플라워 오일(Orange flower oil)'이라고도 한다.
- 추출 : 오렌지꽃에서 추출한다.
- 향취 : 오렌지꽃향취(Floral note), 미들노트
- 효능·효과 : 불안, 두근거림, 진땀, 호흡 과다, 스트레스에 의한 기미 치유, 노화 피부·튼살에 효과적이다. 꽃향기로 행복감과 편안함을 주어 우울증, 불면증, 스트레스를 완화시키며, 피부 세포의 재생 기능이 있고, 최음성이 강하며, 반흔(흉터)·임신선을 예방하거나 없애 준다.

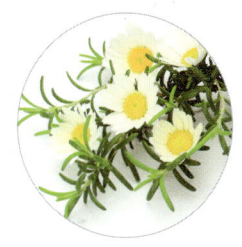

로즈메리(Rosemary, 학명 : *Rosmarinus officinalis*)

- 기원 : 로즈메리는 물을 좋아하는 성질이 있어서 '바다의 장미(Rose of the sea)'라는 의미가 있다.
- 추출 : 로즈메리꽃이 피기 전의 잎에서 추출한다.
- 향취 : 강하고 시원한 발삼의 우디향취, 미들노트
- 효능·효과 : 세포 재생 촉진·림프 배출 촉진 작용이 있고, 섬유

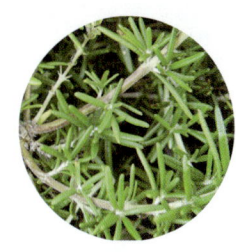

의 세포 생성 촉진 작용으로 노화 피부에 효과적이다. 혈행 촉진 · 항균 · 방부 · 진통 · 염증 완화 · 성욕 강화 · 배뇨 촉진 작용이 있으며, 강한 향으로 뇌세포에 활기를 주어 기억력 · 집중력 · 치매 예방에 좋고, 윤기와 탄력 유지 · 신경통 · 비듬 · 탈모 예방 · 저혈압 · 근육통 치유 등에 효과적이다.

시나몬(Cinnamon, 학명 : *Cinnamomum verum*)

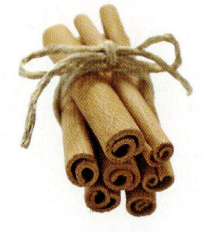

- 기원 : '계수나무' 라고 한다.
- 추출 : 껍질, 꽃잎, 잎에서 추출한다.
- 향취 : 예리한 사향을 느끼게 하는 향취(Warmspicynote), 미들노트, 베이스노트
- 효능 · 효과 : 부패 방지, 살균 · 소독 작용, 수렴 작용, 지혈 작용, 통증 작용, 최음 작용, 체온 상승, 체액 흐름 촉진, 근육의 경련 완화, 관절 통증 진정, 피부 수렴 효과를 나타낸다. 느슨해진 피부에 부드러운 수렴, 기력증, 고독감, 사마귀를 제거하는 효과가 있다.
- * 주의 : 피부에 심한 자극을 일으킬 수 있다.

클로브(Clove, 학명 : *Eugenia arornatica*)

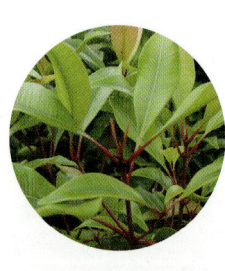

- 기원 : '정향(丁香)' 이라고 한다.
- 추출 : 꽃봉오리에서 추출한다.
- 향취 : 날카로운 향취, 탑노트, 미들노트
- 효능 · 효과 : 살균 · 소독 · 진통 작용이 있으며, 피부 자극성이 있다. 따라서 마사지에는 금물이며, 강한 살균 효과로 피부의 창상과 짓무름을 아물게 하고, 만성 피부질환인 낭창에 효과가 있다.
- * 주의 : 고농도 사용시 피부 자극을 일으킬 수 있다.

파인(Pine, 학명 : *Pinus sylvestris*)

- 기원 : 소나무는 우리나라 전역에서 자라는 상록 침엽수로, '솔' 혹은 '소나무'라고도 한다.
- 추출 : 솔잎에서 추출한다.
- 향취 : 나무향취(Woody note), 탑노트, 미들노트
- 효능, 효과 : 냄새를 제거하는 데 효과가 탁월하며, 감기와 기관지염·근육통·피로 회복에도 널리 사용, 정신적 피로에 좋다. 민감성 피부에는 자극이 있을 수 있다.
- 잘 혼합되는 오일 : 로즈메리, 세이지, 라임

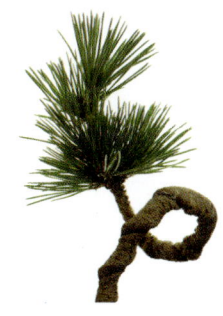

로즈(Rose, 학명 : *Rosa damascena*)

- 추출 : 장미꽃에서 추출한다.
- 향취 : 달콤한 꽃향(Floral note), 탑노트, 미들노트
- 효능·효과 : 분노하거나 우울한 감정을 조절해 주며, 피부 재생·소염 성분으로 피부의 염증·가려움증 등을 치유한다. 수렴·진정·성욕 강화·배뇨 촉진 작용이 있을 뿐만 아니라, 강렬한 꽃향기로 심신의 긴장과 피로·스트레스 완화·월경 장애 해소를 도와준다. 또 노화 피부, 건성 피부, 민감성 피부에 효과적이다(건조하고 딱딱한 피부에 특히 좋다.).
- * 주의 : 알러지성이 있다.

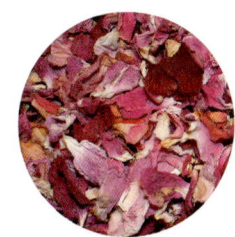

벤조인(Benzoin, 학명 : *Styrax benzoin*)

- 기원 : '벤조인 검(Benzoin gum)' 등으로 불리며, '안식향(安息香)'이라고도 한다.
- 추출 : 나무의 수지(resin)를 용매로 추출한다.
- 향취 : 발삼과 바닐라가 혼합된 달콤한 향취(Balsam note), 베이

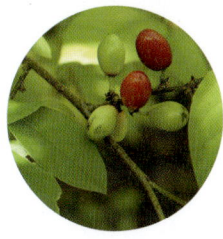

스노트
- 효능 · 효과 : 긴장과 스트레스 완화. 고독감을 없애 주며, 건조하거나 노화된 피부에 활력을 주어 피부 반점을 엷게 하는 효과가 있다. 염증과 세균 억제, 천식, 기관지, 목의 통증 완화에도 좋다.

시더우드(Cederwood, 학명 : *Cedrus atlantica*)

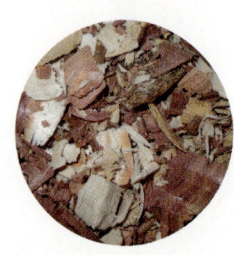

- 기원 : '히말라야 삼나무' 라고 불린다.
- 추출 : 시더나무 잎과 가지에서 추출한다.
- 향취 : 따뜻한 느낌의 나무향취(Woody note), 베이스노트
- 효능 · 효과 : 림프 배출(Lymp drainage)을 도와 주고, 셀룰라이트 분해, 지성 · 여드름 · 지성 모발 · 비듬 · 방부에 효과가 있고, 배뇨를 촉진시켜 주며, 수렴 · 살균 작용이 있어 지성 피부에 최고의 효과를 발휘한다. 신경 완화, 두피 세포의 해독 · 촉진 작용이 있어 헤어 토닉에 사용되며, 탈모 예방에도 효과적이다.

프랑킨센스(Frankincense, 학명 : *Boswellia carteri*)

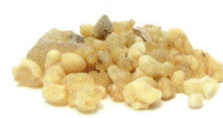

- 기원 : 유향나무(감람과)의 '유향' 이라 하며, '프랑킨센스 오일' 로 고급 향료로 쓰이는데, '레바논(Lebanon)의 오일' 이란 별명이 있다.
- 추출 : 유향에서 얻는다.
- 향취 : 엷은 발삼향취, 베이스노트
- 효능 · 효과 : 소염 · 수렴 · 진통 작용과 호흡을 느리게 하여 마음을 가라앉혀 주며, 세포 재생 작용이 있어 손상된 피부를 회복시킨다. 또한 정신 치료(Spiritual healing)에 효과적이다.

재스민(Jasmin, 학명 : *Jasminum officinale*)
- 기원 : 재스민은 '밤의 여왕' 이라 불린다.

- 추출 : 재스민꽃에서 추출한다.
- 향취 : 우아하고 고급스러운 향취(Oriental Floral note), 베이스 노트
- 효능·효과 : 호르몬의 밸런스를 조절하여 피부 상태를 정상화하고, 정서적 안정·긴장 완화·성욕 강화 작용이 있으며, 건성·지성·민감성 피부 질환을 치유하는 데 효과적이다. 또 자궁의 강장 작용, 모유 분비를 촉진한다.
  * 주의 : 자극과 알러지를 일으킬 수 있으므로 점막 부위에 사용해서는 안 된다.

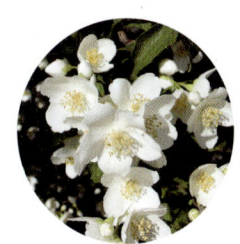

미르라(몰약, Myrrh, 학명 : *Commiphora myrrha*)

- 기원 : '맛이 쓰다' 라는 뜻의 'myrrha'에서 유래되어 '몰(沒)' 이라 표기한다. 나무 껍질 속에 있는 수지관에서 흘러나오는 유체는 점점 딱딱해지면서 방울들과 불규칙한 덩어리를 만드는데, 고대에는 미라 제조에 사용하였다.
- 추출 : 몰약을 수증기 증류하여 얻는다.
- 향취 : 약간 쓴 향취로, 사향류의 연기 냄새가 섞인 듯한 독특한 향취, 베이스노트
- 효능·효과 : 방부·항염증·항균·구내염·치내염·구치 예방·피부 궤양의 치유에 효과적이며, 주름이 생기는 것을 지연시킬 뿐 아니라 거친 피부·갈라진 피부·튼 살 피부를 보호해 준다.

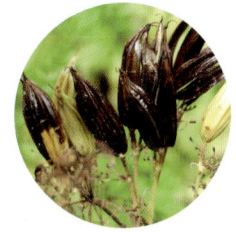

패출리(Patchouli, 학명 : *Pogostemon cablin*)

- 기원 : '곽향(藿香)' 이라고도 하며, 향기 나는 옷감과 어깨 걸치개(Shawl)에 사용된 'Pacholi'에서 유래되었다.
- 추출 : 패출리 잎에서 추출한다.

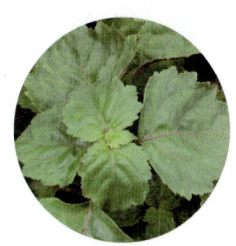

- 향취 : 나무향취(Oriental woody note), 베이스노트
- 효능·효과 : 불안과 우울한 감정을 조절해 주며, 항염증·충혈 완화·지정 작용·심적 고양, 성욕 강화·일광 화상과 피부염 치료 등에 사용된다. 아줄렌과 유사한 효과를 주며, 세포 재생으로 반흔 및 갈라진 피부·스트레스 해소·여드름 피부·노화 피부·상처 치료·독소 제거 등에 효과가 있고, 채취 방지 및 발안 억제에 좋다.
  * 주의 : 민감성 피부에는 알러지를 일으킬 수 있다.

샌달우드(Sandalwood, 학명 : *Santalum album*)

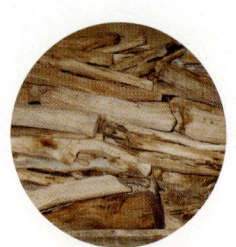

- 기원 : '샌달나무('백단향' 또는 '백단목')'라고 부른다.
- 추출 : 심재에서 추출한다.
- 향취 : 우디 발삼의 달콤한 나무향취(Oriental woody note)
- 효능·효과 : 이완과 회복 작용, 거친 피부 진정, 소염 작용으로 가려움·피부염에 효과적이다. 살균·방부·진정·수렴 작용이 있어서 건성 모발, 노화 피부, 피부 유연, 탈수 피부에도 도움된다. 또 이국적인 수목향으로 행복감을 고취시켜 명상시에 사용하면 좋다.
- 잘 혼합되는 오일 : 블랙페퍼, 사이프러스, 네롤리, 일랑일랑, 로즈우드

일랑일랑(Ylang-Ylang, 학명 : *Cananga cdorata*)

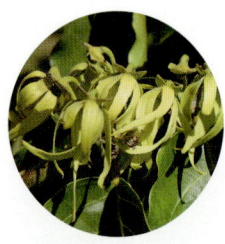

- 기원 : 일랑일랑은 '꽃 중의 꽃'이라는 뜻으로 말레이시아에서 유래한다. 최음성이 강해 꽃잎을 결혼식 첫날밤 침실에 뿌리는 풍습이 있다.
- 추출 : 일랑일랑나무 꽃에서 추출한다.

- 향취 : 달콤한 플로럴 발삼의 스파이시향취
- 효능 · 효과 : 아드레날린의 분비를 억제하여 기분 좋은 상태를 유지시키고, 긴장 · 분노 · 불안 상태를 완화(항스트레스 효과), 피지 분비 밸런스 조절, 건성과 지성 피부 모두에 사용한다(지성 피부에는 기름기를 없애 주고 건성 피부에는 보습 효과를 준다.). 또한 피부 정화 작용이 우수하며, 고혈압을 낮추어 주고, 성욕 강화 작용이 있으며, 정신적 긴장을 완화 · 호흡을 진정시켜 가슴이 뛰는 것을 억제해 준다.

  * 주의 : 알러지성이 있으므로 민감성 피부에는 사용을 피하는 것이 좋다.

만다린(Mandarin Green)

- 추출 : 만다린 오일은 citrus reticulata 껍질을 냉각, 압착하여 얻는다.
- 향취 : 오렌지향기의 탄제린 오일(Tangerine oil)과 같은 향
- 효능 · 효과 : 임신중 살이 트는 것을 방지, 지성 피부의 피지 제거를 위한 훼이셜 오일의 구성 요소로 많이 사용된다.
- 잘 혼합되는 오일 : 허니, 바닐라, 거의 모든 오일

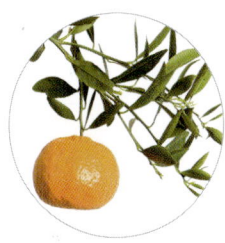

시트로넬라(Citronella)

- 추출 : 벼과 식물로, 줄기 · 잎을 증류하여 얻는다.
- 향취 : 레몬향
- 효능 · 효과 : 기분이 상쾌하고 맑아지는 효과가 있으며, 곤충이나 모기 퇴치에 탁월하다. 방부 · 수렴 · 소독 효과로 여드름 피부에 효과적이다. '내츄럴 살충제' 라는 별명이 있을 만큼 살충에 효과적이다.
- 잘 혼합되는 오일 : 오렌지, 라벤더, 재스민, 자몽

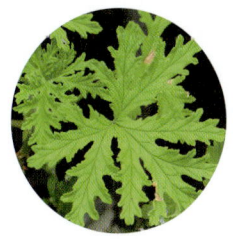

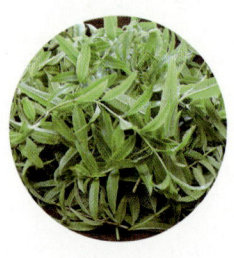

레몬 베베나(Remon verbena)

- 효능·효과 : 신체 컨디션 유지, 막힌 모공·피부 불순물 제거, 건강한 정신 유지에 도움을 준다.
- 잘 혼합되는 오일 : 레롤리, 재스민, 오렌지, 주니퍼베리, 시더우스

컬러와 아로마

녹색 아로마(Green Color Aroma)

　녹색은 자연의 색이다. 평화와 치료의 색이기도 하다. 간, 담낭을 다스린다. 녹색은 노란색과 파란색의 혼합색으로 구성된다. 노란색은 마음을 정화시키고, 파란색은 강직한 성질을 나타낸다. 녹색은 냉정한 반면에 안정감과 진정제 역학을 하기도 한다.

　녹색은 몸의 경직을 풀어 주고, 근육을 치료해 주며, 저혈압에 좋은 효과를 준다. 뇌하수체 선을 자극해서 감정의 균형을 잡는 데 도움을 줄 뿐만 아니라 신장·간장·위장 기능에도 도움을 많이 주고, 음식에 대한 알레르기 반응을 감소시키는 등 해독 작용도 강하다. 스트레스성 여드름이나 스트레스성 비만과 대장염에도 효과를 발휘하며, 신경과 근육의 긴장을 이완시키는 작용을 많이 한다. 또 코감기, 신경통, 피부염증 등을 경감시킨다. 감성적인 면에서는 안정감과 균형감을 준다. 또 근육의 조직을 나타내며, 대개 분홍빛과 어울려 사랑과 충만감을 전달한다.

에센셜 오일 멜리사, 로즈우드, 팔마로사, 제라늄, 타임(레드)

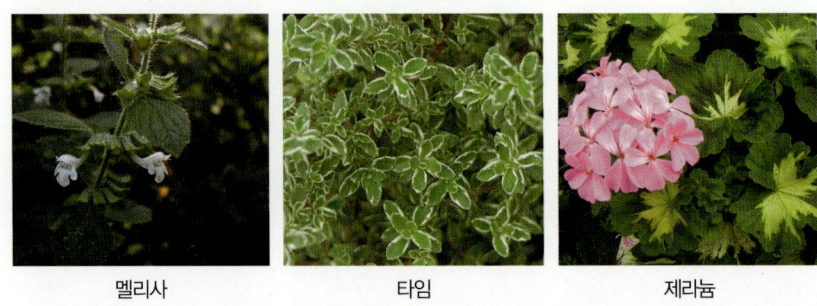

멜리사　　　　　타임　　　　　제라늄

청색 아로마(Blue Color Aroma)

청색은 마치 봄날의 시냇물처럼 신선하고 생명력이 넘친다. 간과 담낭을 다스린다. 청색은 블루와 녹색의 혼합된 색이다. 이 색깔은 인간의 감정을 표현한다.

청색은 피부 세포 재생에 뛰어나 햇빛에 그을린 피부 재생이나 새로운 세포를 빨리 재생시키는 촉진제 역할을 해 줄 뿐만 아니라 혈관도 튼튼하게 해 준다. 또한 흉선을 자극하여 T 세포 생산을 촉진하여 면역 체계에 도움을 준다. 진정 작용을 하는 청색은 치료 과정을 도와서 고통을 완화시켜 줄 뿐만 아니라 상처와 화상의 치료를 촉진시키며, 갑상선의 과도한 활동을 없애 주고, 목 주변의 상처 치료로 많이 이용된다. 해독·맥박 진정·불안감 해소에 좋으며, 감정을 억제시키고 창조성을 불러일으킨다. 갑상선 환자, 대장염, 일사병, 골격 치료, 고혈압과 스트레스, 불안, 근심 걱정을 완화시키는 데 도움을 준다.

에센셜 오일 머틀 니아놀리, 몰약, 프랑킨센스, 저먼, 로맨 카모마일, 마조람,

머틀, 파인, 히솝, 로즈메리, 블루 사이프러스, 만다린, 유칼립투스, 야로우, 블루 세이지

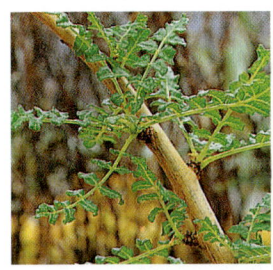
프랑킨센즈

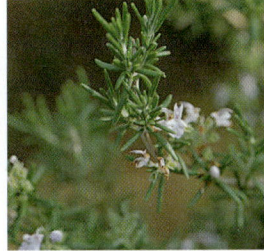
로즈메리

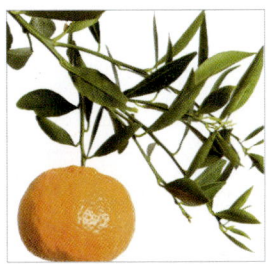
만다린

빨간색 아로마(Red Color Aroma)

빨강은 혈관, 순환계를 다스린다. 의지력을 나타내며, 육체적인 활동을 의미한다. 빨간색은 열을 생산하므로 활동력과 에너지를 나타낸다. 단점으로는 근육의 수축을 돕는다. 주로 혈액 순환과 맥박, 심장 박동을 증가시킨다. 빨간색은 동기, 힘과 강한 자극제가 되기도 한다.

피곤할 때나 혈액 순환이 되지 않을 경우, 그리고 혈압이 높을 경우에는 빨간색이 에너지 효과를 줄 수 있다. 또 빨강은 해독 작용을 하여 몸 안에 생기는 노폐물을 제거하고 마음을 안정시켜 순다. 빨산색은 강한 색깔이므로 짧은 시간만 노출한다. 빨간색에 너무 많이 노출될 경우 공격적으로 변할 수 있다.

빨강의 반대색은 청색이나 녹색이다. 빨간색은 흥분을 잘 하거나 열을 많이 가진 반면 반대색인 청색이나 녹색은 열을 내려 주고 안정시켜 주는 역할을 한다. 염증 상태, 고혈압, 감성적인 불균형, 신경성 염증을 가진 사람에게는 많은 시간을 빨간색에 노출시키지 않는 것이 좋다. 오히려 이러한 병증이

있는 사람은 청색이나 녹색으로 치유하는 것이 효과적이다.

에센셜 오일 블랙페퍼, 시다우드, 재스민, 벤조인, 클라리세이지, 몰약, 로즈, 타임

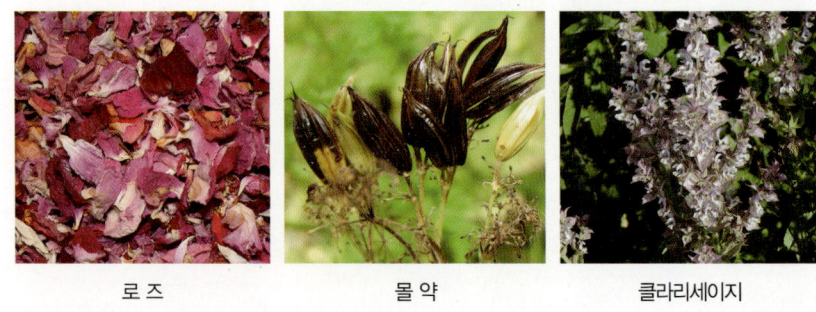

로즈   몰약   클라리세이지

오렌지색 아로마(Orange Color Aroma)

오렌지색은 빨강과 노랑 광선의 혼합 색깔이다. 오렌지 광선은 빨강·노랑 광선보다 치유 능력이 뛰어나다. 요추, 낮은 쪽 내장 기관, 신장, 복부를 다스린다.

항경련 작용으로 근육통과 근육 경련에 뛰어난 효과가 있다. 주기능은 림프계와 면역 기능을 강장시키는 것이다. 일종의 항진정제라고 할 수 있다. 정신을 고양시켜 주고, 몸을 따뜻하게 해 주며, 면역 체계를 강화시켜 주고, 소화에 도움을 준다. 비장·허파·췌장을 강화시켜 주며, 무기력증, 천식, 월경 불순, 빈혈, 신·대장암에 효과가 있다. 임파선을 많이 가라앉혀 주며, 순환기에 좋다. 맥박을 자극하나 혈압에는 영향을 미치지 않는다.

오렌지색은 몸 안에서 일어나는 칼슘 신진대사를 돕는다. 또한 폐를 강장시키며, 출산 후 수유를 촉진시킨다. 정신적으로 생각을 많이 하게 만들어

주고, 죽음으로 인한 슬픔을 줄여 줄 수 있으며, 또 공포감을 제거하는 데 도움이 된다.

외향적인 면으로는 명랑함과 건강 증진을 촉진시킨다. 정신적인 무장과 육체적인 에너지를 준다. 창조력에 방해되는 요소들을 없애고, 따스함과 번영의 상징이며, 에너지를 채우는 역할을 한다.

에센셜 오일 벤조인, 카다몬, 마조램, 네롤리, 베르가못, 캐롯시드, 칼렌듈라, 너트먹, 오렌지, 패출리, 파인, 만다린, 애니시드, 진저, 샌달우드, 사이프러스

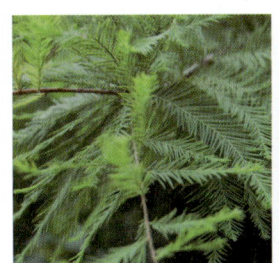
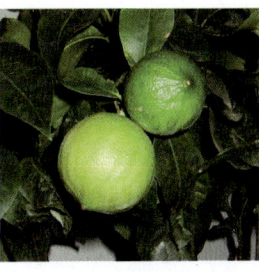
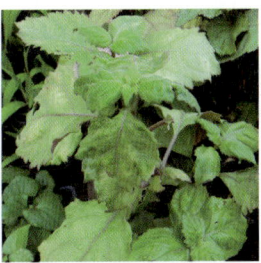

사이프러스　　　　　베르가못　　　　　패출리

노란색 아로마(Yellow Color Aroma)

황금색, 노란색은 태양의 색깔이기도 하다. 행복감과 즐거움을 주는 컬러이다. 인체 중에서 명치는 감성과 감정을 흡수하고 정화하는 기관이라고 볼 수 있다. 노란색은 비장, 췌장, 위 등 소화기관 신경계를 다스린다.

노란색은 감성과 자아의 컬러이기도 하다. 신경과 뇌의 운동을 자극하기도 한다. 노란색은 빨강과 녹색 광선의 혼용으로 나타난다. 빨간색의 잠재력을 자극하는 힘과 녹색의 잠재력을 회복하는 힘을 반반씩 가지고 있다. 이 두 가지의 색깔 혼합으로 상처 난 세포를 고치고, 세포 재생 기능을 강화시킨다.

노란색은 흙의 성질 때문에 간의 독소를 제거하며, 피부와 내장 기능을 좋게 한다. 면역력을 증가시켜 주는데, 주기능은 혈관을 깨끗히 하며 림프계의 문제인 셀룰라이트에 좋은 효과를 준다. 특히 몸 안의 독소를 정화시키는 기능이 뛰어나다. 변비에 좋으며, 췌장을 자극하여 인슐린 분비를 촉진시켜 당뇨병에도 효과적이다.

에센셜 오일 베르가못, 카다몸, 코린더, 카제풋, 시트로넬라, 레몬, 레몬그래스, 그레이프프르트, 바질, 펜넬, 캐롯시드, 샌달우드, 티트리, 시나몬, 베티버, 시다우드, 애니시드, 캐러웨이, 페티그린, 니아놀리, 진저

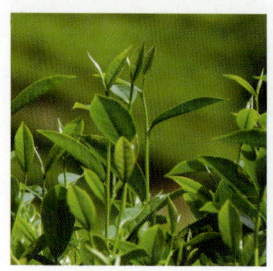
티트리

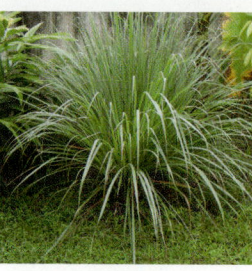
레몬그래스

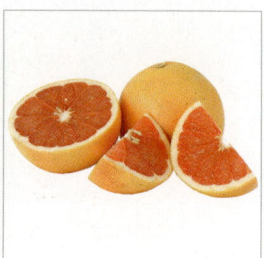
그레이프프르트

보라색 아로마(Violet Color Aroma)

보라색은 정신적인 면을 상징하는 색이며, 정신적인 헌신을 나타내는 색깔이기도 하다. 보라색은 빨강과 파랑색을 동시에 나타낸다. 위엄과 자신감, 자신을 자랑스럽게 생각하는 힘을 가지게 한다. 이 색은 지적이지는 않지만 직관력을 갖고 있다. 감성적인 혼란을 잠재우기 때문에 명상에 좋은 색깔이다. 가장 높은 진동을 가지고 있다.

보라색은 신진대사에 균형을 잡아주고, 심장 활동을 편안하게 해 주며,

식욕 억제로 비만 치료에 도움을 준다. 치료시에 강박관념과 두려움을 없애주며, 천식과 신경의 긴장을 풀어 주어 신경계에 많은 도움을 준다. 또 뼈 성장에 큰 도움이 되며, 피를 정화시킨다. 백혈구 생산을 촉진시키는 면도 있다. 정맥류와 염증, 통증에 좋다.

보라색은 어린이에게도 좋은데, 이 색을 어린이 방에 설치하면 공포를 없애고 감성과 사고를 자유롭고 깨끗하게 한다.

에센셜 오일 주니퍼베리, 라벤더, 프랑킨센즈, 페퍼민트, 히솝, 그레이프프르트, 바질, 패출리, 샌달우드, 세이지

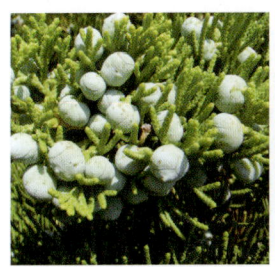
주니퍼베리

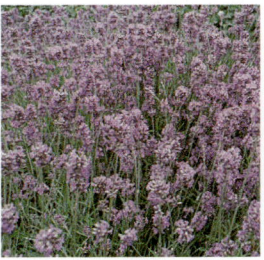
라벤더

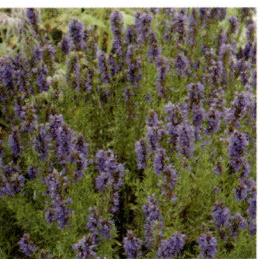
히 솝

컬러 & 아로마의 효과

컬러	효과	아로마	효과
노랑 (Yellow)	정신적으로 긴장하게 하고 기분(일시적)을 돋우고, 자극하며 청결과 해독해 준다.	베르가못, 카다몸, 애니시드, 카제풋, 시트로넬라, 레몬, 레몬그라스, 바질, 시나몬, 그레이프프르트, 캐롯시드, 샌달우드, 티트리, 캐러웨이, 시다우드, 페티그린, 니아놀리, 펜넬, 진저, 코린더, 베티버	정신적으로 긴장을 자극하고 활기를 돋우며 진정 효과를 주면서도 기분(일시적)을 올려 준다.
오렌지 (Orange)	생기를 회복, 순환을 자극, 긍정적인 활력과 생기를 창조한다.	벤조인, 카다몸, 캐롯시드, 네롤리, 베르가못, 칼렌듈라, 마조램, 너트멕, 사이프러스, 패출리, 진저, 파인, 만다린, 애니시드, 샌달우드, 오렌지	활력을 재생하고 순환과 명석한 판단을 하도록 자극하며 활력을 준다.
빨강 (Red)	원기 회복을 유도하고, 세포 회복을 자극하며, 자기 확신·열정·사랑의 느낌들을 야기시킨다.	블랙페퍼, 시다우드, 재스민, 벤조인, 세이지, 몰약, 로즈, 타임	사랑하는 느낌과 열정을 갖게 하고 세포 재생, 전반적으로 기분(일시적)을 상승시키고 로맨스를 품게 한다.
녹색 (Green)	감정·마음·심리를 균형되게 하고, 물질적·정신적으로 강점을 회복시키며, 조화를 창조하고 신경들을 진정되도록 도와준다.	멜리사, 로즈우드, 팔마로사, 제라늄, 타임(레드)	정신적·감정적·심리적 에너지의 균형을 이루게 한다. 산뜻하고, 회복되는 느낌을 주며, 신경을 안정, 진정되도록 도와준다.
보라 (Violet)	고요함을 주고 평화로움을 유발하며, 긴장을 완화하고, 스트레스를 줄여 주어 진정감을 주고 조용하게 하며 명상이 잘 되게 한다.	주니퍼베리, 라벤더, 패출리, 프랑킨센즈, 그레이프프르트, 샌달우드, 세이지, 페퍼민트, 히솝, 바질	진정감을 주고, 조용하게 하며, 로맨스와 관능성을 갖게 한다.
청색 (Blue)	감정 표현·맥박을 진정시켜 주며, 불안감 해소에 좋다. 고혈압과 스트레스, 근심 걱정을 완화시켜 준다.	머틀 니아놀리, 블루 세이지, 프랑킨센즈, 저먼, 로즈메리, 로맨 카모마일, 마저램, 머틀, 파인, 히솝, 블루 사이프러스, 만다린, 유칼립투스, 야로우, 몰약	피부 세포 재생, 진정 작용, 불안감 해소, 감정을 억제시켜 창조성을 불러일으킨다.

증상에 따른 컬러·아로마·뮤직테라피

아로마 오일과 컬러·음악은 물체에서 발산되는 기를 충전하고 신체의 미묘한 진동을 정화할 수 있다. 아로마테라피, 컬러테라피, 음악테라피는 이미 유럽에서 대체의학으로 꾸준히 사랑 받고 있는 질병 치료법이다. 약을 먹거나 주사를 맞는 등의 방법으로 질병을 치료하는 것이 아니라 향기를 마시거나 자신에게 맞는 색깔의 옷을 입는다거나 음악을 들음으로써 질병을 예방, 치료하는 효과가 있다는 것이다.

요즘 현대 의학에서도 치료가 어려운 스트레스, 불면증, 감기 등을 아로마·컬러·음악을 이용하여 실생활에서 쉽게 치료를 할 수 있도록 활용해 보자.

불면증

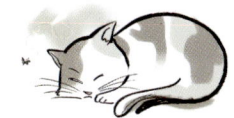

컬러테라피

파란색은 불면증에 효과적이다. 파란색은 붉은색과 반대되는 색깔의 성질로 마음을 차분히 가라앉혀 주고 해독시켜 주는 효과가 있다. 불면증에 시달릴 때는 파란색 이불을 사용하는 것이 좋다.

아로마테라피

신경 안정제로 유명한 라벤더는 불면증, 편두통, 신경 긴장 등 정신적·심리적 장애에 많이 쓰인다. 이런 이유로 향기 요법에서 라벤더는 가장 널리 사용되는 오일이기도 하다.

- 베개에 라벤더 오일을 1~2방울 떨어뜨린 후 잠자리에 든다.
- 라벤더 말린 꽃을 베갯속에 넣으면 마음이 편안해지고 머리를 맑게 해 주어 숙면을 취하는 데 도움이 된다.
- 라벤더 목욕은 상쾌하고 긴장을 풀어 주며 정서를 안정시켜 준다. 불면증에 시달리는 사람은 저녁에 라벤더 목욕을 하면 아주

효과적이다. 욕조가 없을 경우에는 발을 담그는 족욕도 좋다. 목욕법은 욕조에 따뜻한 물을 채운 후 자연 식초 또는 우유를 적당량 섞은 다음 라벤더 오일을 3~7방울 정도(강한 향은 3방울 이내, 부드러운 향이라면 7방울까지가 적당한 양이며, 노약자와 어린이는 성인의 반만 사용) 떨어뜨린 후 몸을 담근다. 최소한 10~15분 정도 휴식을 취해야 오일이 피부에 잘 흡수되어 전신에 좋은 영향을 미친다. 욕탕 안에 가득한 라벤더 향은 숙면을 취할 수 있게 한다.

뮤직테라피
음악 요법은 인간의 신체와 정신 활동을 음악에 통하여 긍정적으로 변화시켜 질병을 치유하거나 삶의 질을 향상시켜 준다.
- 멘델스존 가곡 '노래의 날개 위에'
- 고다르 '죠스랑의 자장가'

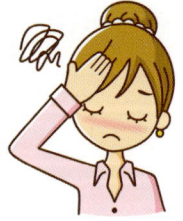

감기몸살

컬러테라피
노란색은 감기 치료에 효과적이다. 노란색에는 점액성 분비물을 제거하는 성질이 있기 때문이다. 천식이나 호흡기 질환, 근육 수축, 소화 장애, 궤양, 갑상선 기능 장애, 기타 의욕이 떨어졌을 때 효과를 발휘한다. 당뇨병을 치료할 때에도 옐로 계열인 오렌지색을 자주 대하면 인슐린 사용량을 낮출 수 있다.

아로마테라피
페퍼민트, 유칼립투스, 티트리, 타임, 라벤더 등은 감기, 기침, 독감, 유행성 감기를 예방해 주고 실내 공기를 살균하여 감기가 전염되지 않도록 한다.

- 취침 전에 라벤더 4방울, 티트리 3방울을 발향 램프(아로마 오일 전용 버너)에 떨어뜨려 침실에 놓고 숙면을 취하면 다음 날 아침 감기 증세가 호전된다.
- 알코올 50ml에 유칼립투스 10방울, 라벤더 10방울을 희석하여 실내에 뿌리면 나쁜 냄새를 없앨 수 있고, 감기 바이러스 등의 병원균을 70%까지 제거한다.
- 욕조에 따뜻한 물을 채운 후 페퍼민트 3방울, 라벤더 4방울을 떨어뜨려 목욕을 하면 발한 작용을 하여 열을 떨어뜨리고 감기 증세도 빠르게 회복되도록 돕는다.
- 타임은 몸을 따뜻하게 하는 보온 작용이 있다. 오한 증세가 있을 때 캐리어 오일 20ml에 타임 2방울, 라벤더 4방울, 스위트 오렌지 4방울을 섞어 마사지하면 오한이 사라지고 몸과 마음이 편안해진다.

뮤직테라피
- 하차투리안의 '칼의 춤'
- 헨델의 합주 협주곡 제5번 D장조
- 하이든의 황제 현악 4중주 제77번 C장조

스트레스 해소
컬러테라피

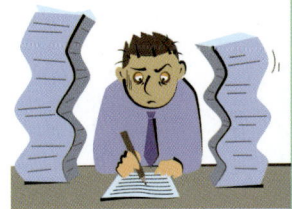

그린 컬러는 스트레스 해소와 집중력 향상에 효과적이다. 신경과 근육의 긴장을 완화시켜 주고 마음을 평온하게 해 준다. 실제로 관엽식물의 진한 그린 컬러는 혈압을 내려 주고 호흡을 편하게 해 주며, 근육의 긴장을 감소시킨다. 공간 하나를 그린 컬러로 꾸미는 것도 좋겠지만 집안 곳곳에 크고 작은 화분을 놓아두는 것만으로도 충분히 효과를 낼 수 있다.

아로마테라피

라벤더 · 프랑킨센스 · 베르가못 오일은 최고의 휴식 효과를 준다.
- 실내에 향을 확산시키는 발향법이 효과 있다. 발향 램프 용기에 물을 채운 후 에센셜 오일을 단독으로 또는 혼합하여 4~5방울 떨어뜨린 후 명상을 즐기거나 휴식 또는 수면을 취한다.
- 라벤더 · 프랑킨센즈 · 베르가못 오일을 블렌딩하여 5~7방울을 따뜻한 물이 담긴 욕조에 떨어뜨린 후 편안한 마음으로 휴식을 취한다.
- 캐리어 오일 10ml에 라벤더 2방울, 프랑킨센즈 2방울, 베르가못 오일 2방울을 잘 섞어 천천히 부드럽게 아래에서 윗부분을 겨드랑이 부위로 쓸어올리는 동작으로 등마사지(엉덩이 윗부분에서 목 부분까지)를 한다. 이때는 누군가의 도움이 필요하다. 부부 사이라면 서로가 함께 하는 것도 좋은 방법이다. 반드시 목욕 후에 마사지하도록 하고, 6시간 이내에 오일을 물로 씻어 내지 않도록 한다.

뮤직테라피
- 비발디의 바이올린 협주곡 '사계 중 제1곡 봄'
- 헨델 모음곡 '수상음악' 합주 협주곡집 제2번 F장조
- 하이든의 현악 4중주곡 제17번 F장조 '세레나데'
- 베토벤의 바이올린 협주곡 D장조
- 멘델스존의 바이올린 협주곡 e단조 서곡 '고요한 바다와 즐거운 항해'
- 슈만의 교향곡 제3번 Eb장조 '라인'
- 브람스의 바이올린 협주곡 D장조
- 생상스의 바이올린 협주곡 제3번 b단조
- 드뷔시 교향시 '물의 정', '바다', 모음곡 '베르가마스크', 피아노

소나타 '물의 반'
- 라수스 왈츠 '파도를 넘어서'
- 라벨의 피아노곡 '물의 유희', '고귀하고 감상적인 왈츠'

수험생 및 직장인의 집중력 강화

컬러테라피

집중해서 일해야 하는 장소는 페인트나 벽지를 그린 컬러로 선택하거나 녹색 식물, 녹색 소품 등을 놓아두면 효과적이다.

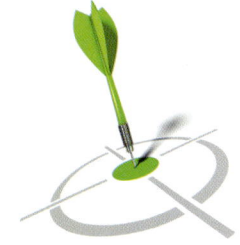

아로마테라피

로즈메리, 유칼립투스, 페퍼민트, 바질향은 머리를 맑게 하고 뇌 운동을 활발하게 해 주어 졸음을 쫓고 기억력과 정신력 집중에 뛰어난 효능을 발휘한다.

- 수험생 방 안에 발향 램프를 준비하고 로즈메리와 페퍼민트를 각각 2~3방울 떨어뜨려 주위를 환기시킨 다음 정신을 집중시킨다. 유칼립투스와 페퍼민트는 정신 집중은 물론 졸음 방지에도 도움이 되는 향이다.
- 위 오일 중 한 가지를 손수건이나 티슈에 1방울 떨어뜨려 수업 시간 도중 졸음이 오거나 집중이 안 될 때 사용한다.

뮤직테라피

- 모짜르트의 바이올린 소나타 22번 마단조

슬픔에 빠졌을 때

컬러테라피

보라색은 근심을 덜고 편안하게 휴식을 취할 수 있도록 해 주는 컬

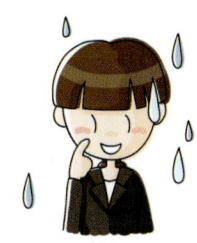

러이다. 뇌하수체의 기능과 연결되어 있어 호르몬의 활동을 정상화시키고, 강박관념과 두려움을 없애 주므로 신경의 긴장과 정신적 혼란을 겪는 사람에게 적합하며, 영적인 감성과 의식을 자극시키고 생각과 감정을 정화시켜 모든 일에 영감을 주는 역할을 한다.

아로마테라피
마조람 오일을 램프 확산 또는 흡입법으로 사용한다.

뮤직테라피
- 슈만의 피아노 협주곡 가단조
- 리스트의 헝가리 광시곡 제2번
- 시벨리우스의 교향곡 제2번 D장조 '슬픈 왈츠'

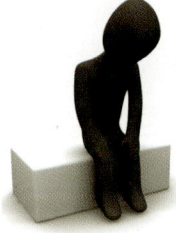

무기력감을 느낄 때

컬러테라피
　태양의 컬러 옐로는 의기소침해 있거나 외로울 때 활력을 불어넣어 주는 컬러로, 스트레스로 인해 발생하는 질병 가운데 가장 심각한 것 중의 하나인 우울증에 효과적이다.

아로마테라피
미르(미르헤)·재스민 오일을 램프 확산 또는 흡입법으로 이용한다.

뮤직테라피
- 베토벤의 피아노 협주곡 제5번 '황제'
- 바그너의 탄호이저 서가
- 엘가의 '위풍당당' 작품 39-1

- 생상스의 교향곡 3번 2악장
- 베르디의 오페라 '아이다' 제2막 중 '개선행진곡'

두려움을 느끼고 있을 때

컬러테라피

컬러테라피에서 목을 상징하고 있는 블루는 안정감을 주어 긴장을 풀어 주고 신경을 진정시켜 맥박을 느리게 하며 호흡을 깊게 한다.

아로마테라피

클라리세이지(무스카텔러잘바이)·만다린·일랑일랑·로즈제라늄(로즈제라니) 오일을 램프 확산 또는 흡입법으로 이용한다.

뮤직테라피

- 리스트의 콘솔레이션 제3번
- 루빈스타인의 F장조와 멜로디
- 보르딘의 '프린스 이골'
- 베토벤의 '피델리오 서곡'
- 비제의 '어린이의 놀이'
- 프랑크의 교향곡 D장조
- 블리스의 '고발즈의 기적'
- 보케리니의 가장조 교향곡

신경이 날카로울 때

컬러테라피

그린 컬러는 스트레스 해소와 집중력 향상에 효과적이다. 신경과 근육의 긴장을 완화시켜 주고 마음을 평온하게 해 준다.

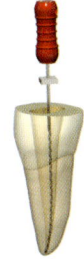

아로마테라피

클라리세이지(무스카텔러잘바이) 오일을 램프 확산 또는 흡입법으로 이용한다.

뮤직테라피

- 베토벤의 '프로메테우스의 창조'
- 브람스의 '마리아의 노래'
- 헨델의 '메시아'
- 쇼팽의 '발라드 제1번'

마음을 진정시킬 때

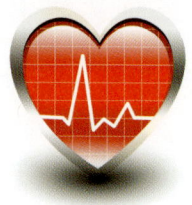

컬러테라피

녹색은 가슴을 상징하며, 차분함과 여유로움을 느끼게 하여 스트레스 감소 및 감정의 균형과 불안정감 해소에 도움을 준다.

아로마테라피

오렌지 오일을 램프 확산 또는 흡입법으로 사용한다.

뮤직테라피

- 비발디의 '사계'
- 멘델스존의 '무언가의 집'
- 베토벤의 '피델리오 서곡'
- 볼프페라리의 '마돈나의 보석 간주곡'

분노한 마음을 풀 때

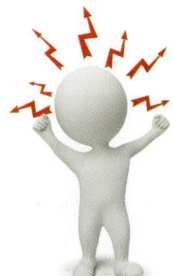

컬러테라피

핑크색은 마음을 안정시켜 준다.

아로마테라피

라벤더 · 파인 · 네롤리 · 사이프레스(지프레스) · 일랑일랑 오일을 램프 확산 또는 흡입법으로 이용한다.

뮤직테라피

- 알비노니의 '아다지오'
- 시벨리우스의 '핀란디아'
- 파헬벨의 '카논과 지그'
- 비발디의 플루트 협주곡
- 바하의 코카타와 푸가 라단조
- 바하의 칸타나 2번, 이탈리아 협주곡
- 베토벤의 '월광 소나타'
- 베토벤의 피아노 소나타 '열정'
- 하이든의 '시계' 교향곡

마음이 약해졌을 때

컬러테라피

보라색은 뇌하수체의 기능과 연결되어 있어 호르몬의 활동을 정상화시키고, 강박관념과 두려움을 없애 준다. 그러므로 신경의 긴장과 정신적 혼란을 겪는 사람에게 적합하며, 영적인 감성과 의식을 자극시키고 생각과 감정을 정화시켜 모든 일에 영감을 주는 역할을 한다.

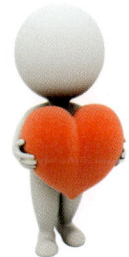

아로마테라피

로즈메리(로즈마린) · 마조람 · 재스민 · 시나몬(짐트린네) · 오렌지 오일을 램프 확산 또는 흡입법으로 이용한다.

뮤직테라피
- 생상스의 교향곡 3번 C단조 제2악장
- 헨델의 합주 협주곡 제5번 D장조
- 바그너의 탄호이저 서곡 '꿈(야상곡)'
- 베토벤의 호리오란 서곡
- 쇼팽의 '마주르카'
- 바하의 브란덴베르크 협주곡
- 바르토크의 헝가리 민요 차이코프스키 '우울한 세레나데'
- 알바니오의 '아다지오'
- 하이든의 오라토리오 '천지창조'
- 하이든의 교향곡 94번 '놀람'

Tip 기 타

아로마 오일을 물 또는 알코올로 희석한 후 스프레이로 뿌려 그 향기를 흡입하거나 솜이나 화장지에 오일을 적신 후 코에 직접 끼워 흡입하기도 한다. 또 가습기에 넣어 사용하기도 하고, 목걸이로 만들어 아로마를 넣고 다니면서 흡입하는 방법도 있다.

참고문헌
- 『경이로운 색채치료법』, 중앙 생활사
- 슈리 크리슈나다스, 『삶을 풍요롭게 하는 컬러 에너지』, 아쉬람, 2006
- 스에나가 타미오 저·박필임 역, 『색채심리』, 예경, 2003
- 엘리슨 콜 저·지연숙 역, 『Colour』, 도서출판 디자인하우스, 1997
- Willian Charies Libby, 『색채와 감성적 감각』, 미진사, 1988
- 고을환, 『디자인을 위한 색채계획』, 미진사, 1997
- 린다 홀츠슈에 저·윤희수 역, 『색채의 이해』, 미술문화사, 1999
- 한국색채학회, 『색색가지 세상』, 도서출판 국제, 2001
- Ingid Riedel 저·정여주 역, 『색의 신비』, 학지사, 2004
- 파버 비렌 저·김진학 역, 『색채의 영향』, 시공사, 1996
- 파버 비렌 저·김하중 역, 『색채심리』, 동국출판사, 2004
- 오희선·김숙희, 『재미있는 색 이야기』, 교학연구사, 2001
- Salvatore Battaglia /The complete guide to aromatherapy 2008
- Linda Harness School Work Book(London)